全国名中医
子宫内膜异位症
临证治验荟萃

李卫红
陈慧侬　主编
李　婧

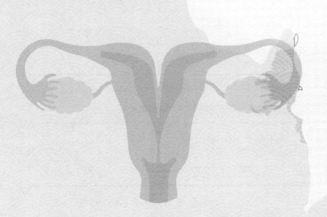

化学工业出版社
·北京·

内容简介

陈慧侬教授为首届全国名中医，从医50余年，运用中医药治疗子宫内膜异位症临床经验丰富。本书是陈慧侬教授的学术继承人在陈慧侬教授的指导下，对其行医50多年治疗子宫内膜异位症的医案及经验的整理和总结，既有辨证理论基础、理论体系，又有大量医案验证和参考。内容包括陈慧侬教授治疗子宫内膜异位症临证经验、学术思想，治疗子宫内膜异位症的法则、常用方剂、用药规律，还包括陈慧侬教授治疗与子宫内膜异位症相关的痛经、癥瘕、不孕、月经失调、经行综合征等的医案。本书素材均来源于临床实践，既有诊病思路、组方配药，又有临证医案总结、跟师医案以及按语分析，内容贴近临床，便于读者领悟辨病诊疗过程和用药特点。本书适合中医药及中西医结合专业的临床医师、教师、科研工作者参考阅读。

图书在版编目（CIP）数据

全国名中医子宫内膜异位症临证治验荟萃/李卫红，
陈慧侬，李婧主编. —北京：化学工业出版社，2023.6
ISBN 978-7-122-43272-8

Ⅰ.①全… Ⅱ.①李…②陈…③李… Ⅲ.①子宫内
膜异位症-中医临床-经验-中国-现代 Ⅳ.①R271.19

中国国家版本馆CIP数据核字（2023）第062576号

责任编辑：赵兰江　　　　　　　　　　　文字编辑：张晓锦
责任校对：张茜越　　　　　　　　　　　装帧设计：张　辉

出版发行：化学工业出版社（北京市东城区青年湖南街13号　邮政编码100011）
印　　装：三河市延风印装有限公司
710mm×1000mm　1/16　印张19¼　字数337千字　2023年9月北京第1版第1次印刷

购书咨询：010-64518888　　　　　　　　售后服务：010-64518899
网　　址：http://www.cip.com.cn
凡购买本书，如有缺损质量问题，本社销售中心负责调换。

定　　价：98.00元

编写人员名单

主　编　李卫红　陈慧侬　李　婧

副主编　李卫民　俸曙光　余丽梅

编　者　李卫红　陈慧侬　李　婧　李卫民　俸曙光

　　　　余丽梅　罗纳新　白　蕊　覃洁梅　秦琴琴

　　　　李宛蓉　刘　英　李文意　孟凤云　黄军铭

　　　　陈妙华　邓　晶　张　宇　谭淑莹　蔡裕娴

　　　　郑晓影　侯秋萍　郭沥晨　向红君　蓝鼎俐

前　言

子宫内膜异位症（EMs）是妇科的疑难病，以痛经、月经失调、盆腔包块和不孕等为主要临床表现，其难治愈、复发率高，一直是妇科的棘手难题。EMs近年来发病率明显增高，育龄期女性患病率6%～10%。中医药在子宫内膜异位症的研究和治疗中具有独特的优势和特色，全国名中医陈慧侬运用中医药治疗子宫内膜异位症具有其独特的优势和特色，并取得很好的疗效。

陈慧侬教授是广西中医药大学二级教授，首届全国名中医，硕士研究生导师、博士后导师，第三批、第六批、第七批全国老中医药专家学术经验继承指导老师，首批全国中医药传承博士后合作导师，全国名老中医药学术传承工作室建设项目专家、首批桂派中医大师，师从首届国医大师、妇科专家班秀文教授，从事临床、教学、科研工作50余年，长期坚守临床、教学和科研工作一线，她德艺双馨、技术超群，擅于运用中医药治疗各种妇科疑难病症，尤其对不孕不育症、子宫内膜异位症、更年期综合征、慢性盆腔疼痛症等方面有独到的见解，在全国中医妇科界享有极高声誉，被患者誉为善心妙手孕育新生命的"送子观音"。

陈慧侬教授在多年的临证实践中，善于学习、吸收历代名家和同道的宝贵思想和经验，博采众长，逐渐形成了自身独特的治疗子宫内膜异位症的学术思想和临床经验。几十年如一日，她一直坚持读经典、做临床，在其长期临床实践中积累的大量的临床验案中凝聚了其学术闪光点与思想精华，蕴含着治疗子宫内膜异位症的创新思维和创新成果。因此，对陈慧侬教授学术思想及临证精华进行系统学习、整理，具有较大的临床意义及学术价值。经过长期的临床实践和总结，陈慧侬教授认为，子宫内膜异位症的病理基础是"滞、瘀、包块"，其病机为肝郁肾虚血瘀，临证采用审因论治，治疗以补肾活血法为主，以通为用，病证结合，周期治疗，善用虫类药物以搜剔通络，活血化瘀，并创制其治疗子宫内膜异位症的经验方内异痛经灵，遣方用药独具特色，疗效显著。

多年的临床实践中，陈慧侬教授在子宫内膜异位症所导致的痛经、月经失调、不孕症、癥瘕等治疗中，注重辨病与辨证相结合，衷中参西，中医经典理论与临床实践相结合，充分发挥中医药优势，提出独到见解，获得了满意疗效。

陈慧侬教授在子宫内膜异位症诊治中，根据证候特点，提出瘀血阻滞为主要病机，结合其病症特点，痛经的病机为血瘀，并根据疼痛的特点分清寒热、虚实、在气在血，在活血化瘀的基础上，兼理气行滞、温经散寒、补益气血、清热利湿、补益肾气，在方选内异痛经灵的基础上结合辨证灵活加减。月经失调的病机关键为瘀、热、虚，治则为补肾益气养阴，活血化瘀止血，方选加减补血汤进行加减止血，止血后澄源复旧。不孕症的病机关键在于肾虚血瘀，并结合病症和现代医学的辅助检查，衷中参西，明确病因，辨清其不孕的原因在输卵管、卵巢、子宫内膜，在活血化瘀的基础上补肾填精、疏肝理气、清热利湿。癥瘕的病机为久瘀积聚，常夹虚夹痰夹湿夹热，治疗结合患者的年龄和需求，予以活血化瘀、化痰祛湿、清利湿热、软坚散结、疏肝理气等。这些珍贵的学术思想、临证思路，是陈慧侬教授学术成就的最高层次和学术核心，也为治疗子宫内膜异位症提供理论依据。

本书在编写过程中，由于时间仓促，编者的学识和水平有限，如有不当之处，恳请同行和读者指正。

编者

2023年1月

目　录

第一章　临证治验荟萃

第二章　临证医案举偶

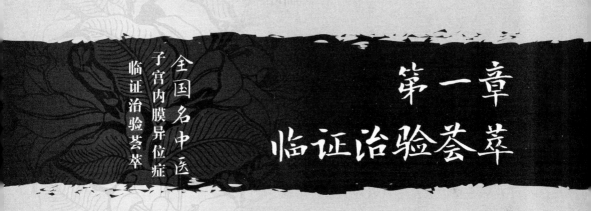

全国名中医
子宫内膜异位症
临证治验荟萃

第一章
临证治验荟萃

第一节　子宫内膜异位症的研究进展

　　子宫内膜异位症（简称内异症，EMs）是指子宫内膜组织（腺体和间质）在子宫腔被覆内膜及子宫以外的部位出现、生长、浸润，反复出血，继而引发疼痛、不孕及结节或包块等。内异症是生育年龄妇女的多发病、常见病，40%～60%的患者合并严重的疼痛或慢性盆腔痛，20%～30%的患者生育能力下降，影响其生理及心理健康。内异症病变广泛、形态多样，极具侵袭性和复发性，具有雌激素依赖的特点。

　　目前西医对本病的病因及发病机制仍不完全清楚，主要有经血逆流种植学说、体腔上皮化生学说、诱导学说、胚胎残留学说、在位内膜决定论、子宫内膜干细胞与干细胞学说、遗传学说等，但尚无一种学说可以完整解释EMs的发生。目前西医治疗EMs主要方法有药物、手术、手术联合药物和辅助生殖技术等，药物治疗主要以激素疗法为主，存在用药剂量大、副作用多、停药后易复发的弊端；手术疗法一般有保守性和根治性两种，前者术后复发率高，后者疗效较好，但不适合年轻且有生育要求的患者，且术后易出现绝经期症状，患者不易接受。从目前情况看西医尚缺乏对本病的理想疗法，而中医药治疗本病有明显改善患者临床症状和体征、受孕率高、副作用小、可较长时间服用、远期疗效好等特点，逐渐显示出治疗本病的独到优势。

1 古代中医医家对子宫内膜异位症的认识

中医学典籍中无子宫内膜异位症病名的记载，但依据相关症状如痛经、性交疼痛、月经不调、不孕、盆腔肿块等，当属中医学"痛经""不孕""月经不调""癥瘕""经行发热"等范畴。

1.1 古代医家对子宫内膜异位症证候的记载

早在《黄帝内经》中就有关于癥瘕病的记载。在《灵枢·卷之九·水胀》[1]第五十七对其病机及治疗作了简要论述，提出了"石瘕生于胞中，寒气客于子门，子门闭塞，气不得通，恶血当泻不泻，衃以留止，日以益大，状如怀子，月事不以时下，皆生于女子，可导而下"的病机，可以看出《灵枢》在当时已认识到"石瘕"乃寒凝气滞血瘀所致。《素问·骨空论》[2]第六十曰："任脉为病……女子带下、瘕聚。"其明确地提出了任脉为病易致瘕聚。《灵枢·百病始生》[1]第六十六："积之始生，得寒乃生……卒然外中于寒，若内伤于忧怒，则气上逆，气上逆则六输不通，温气不行，凝血蕴里而不散，津液涩渗，著而不去，而积皆成矣。"指出积之形成乃寒凝血瘀所致。在其后的古籍中亦有相关论述，《难经·五十五难》[3]曰："积者，阴气也。其始发有常处，其痛不离其部，上下有所始终，左右有所穷处。"可以看出积乃阴血为病。

关于痛经的记载，最早见于汉代张仲景《金匮要略·妇人杂病脉证并治》[4]："带下经水不利，少腹满痛，经一月再见者，土瓜根散主之。"其所描述的月经不调兼痛经的证候与子宫内膜异位症的临床表现相似。且以方测证，可知仲景认为痛经由血瘀所致。又有"妇人腹中诸疾痛，当归芍药散主之"。这些论述与子宫内膜异位症临床表现类似，方药对该病的治疗有指导意义。西晋·王叔和《脉经》[5]中记载："月水来，上抢心，胸胁满拘急，股里急也。"这些论述与子宫内膜异位症临床表现的痛经症状相类似。

隋代巢元方著《诸病源候论》[6]统以损伤冲任立论妇科诸病。对癥瘕有详细描述："八瘕者，皆胞胎生产，月水往来，血脉精气不调之所生也……若生血未尽而和阴阳，即令妇人血脉挛急，小腹重急……恶血不除，月水不时，或月前月后，因生积聚，如怀胎状……则不复生子。"巢氏除描述癥瘕的证候外，还阐明此病日久可导致不孕，指出："血癥者……若大饥寒，汲汲不足，呼吸未调，而自劳动，血下未定，左右走肠胃之间，留络不去，内有寒热，与月水合会，为血瘕之聚，令人腰痛，不可以俯仰，横骨下有积气，牢如石，小腹里急苦痛，背脊疼，深达腰腹下挛，阴里若生风冷，子门僻，月水不时，乍来乍不来，此病令人无子。"又云："血瘀于内，时时体热面黄，瘀久不消，则变成积聚癥瘕也。"与子宫内膜异位症患者经期发热的症状相符。

唐·孙思邈《千金要方》[7]曰："带下无子，皆是冷风寒气，或产后未满百日，胞络恶血未尽，便利于悬圊上及久坐，湿寒入胞里，结在小腹，牢痛为之积聚，小如鸡子，大者如拳。按之跳手隐隐然，或如虫啮，或如针刺，气时抢心……少腹苦寒，胞中创。"此论亦与子宫内膜异位症的症状相符。

宋·陈自明的《妇人大全良方》[8]记载："妇人寒热失节，脏腑气虚，风冷在内，饮食不消，与血气相结，渐生块，不移动，皆因血气劳伤，月水往来，经络痞塞，恶血不除，结聚所生，久而不瘥，则心腹两胁苦痛，碍于饮食，肌肤羸瘦。"又有："产后余秽未尽，因而乘风取凉，为风冷所乘，血得冷则成瘀血也，血瘀在内，则时时体热面黄，瘀久不消，则变成积聚癥瘕矣。"又曰："凡女人天癸既至……不调则旧血不出，新血误行，或溃而入骨，或变而为肿，或虽合而难子。夫妇人月水不断者，由损伤精血，冲任虚损也……凡月水不止而合阴阳，则冷气上入于脏……亦令绝子不产。"

文献中关于本病对女性生殖健康的影响也有深刻的认识，除巢元方和陈自明所述外，如明·朱橚编撰的《普济方》[9]也记载："……积聚癥瘕，脐下冷痛，小便白浊，以上疾证，皆令孕育不成。"明代医家王肯堂《证治准绳》[10]中关于本病证候的描述为："经事来而腹痛者，经事不来而腹亦痛者，皆血之不调故也。"

《柳选四家医案》[11]谓："痛经数年，不得孕育，经水三日前必腹痛，腹中有块凝滞……询之闺阁之时无是病，既嫁之后有是疾。"所描述的症状与子宫内膜异位症的痛经、不孕症状相接近，且指出痛经发生在经前。清·吴谦在《医宗金鉴·妇科心法要诀》[12]中也提出："女子不孕之故，由伤其冲任也……或因宿血积于胞中，新血不能成孕……"成书于1804年的《古方汇精》中将继发性痛经称为"逆经痛"，书中记载："凡闺女在室行经，并无疼痛。及出嫁后，忽患痛经，渐至滋蔓，服药罔效。此乃少年新娘，男女不知禁忌，或经将来时，或行经未净，遂尔交媾，震动血海之络，损及冲任，以致瘀滞凝结，每致行经，断难流畅，是以作疼，名曰逆经痛。患此难以受孕。"此段描述的主要表现为继发性痛经，进行性加重，且伴不孕的"逆经痛"一病与EMs"进行性加重的痛经"的临床特点颇为相符，并明确指出"患此难以受孕"。现代医学研究发现，EMs是不孕的主要病因之一。

《景岳全书·妇人规》[13]提出"瘀血留滞作癥，唯妇人有之"。又曰："若寒滞于经，或因外寒所逆，或素日不慎寒凉，以致凝结不行，则留聚为痛。"《证治准绳·女科》[10]中言："妇人癥瘕并属血病……瘀血停凝，结为痞块。"清代《竹林女科证治》[14]中有"经水将来，而脐腹绞痛，此血涩不行以作痛也"的记载。清代王清任所著《医林改错》[15]少腹逐瘀汤条下说："此方治少腹积块疼痛，或有积块不疼痛，或疼痛而无积块，或经血见时，先腰酸少腹胀，或经血一月见三五次，接连不断，断而又来，其色或紫，或黑，或块，或崩漏，兼少腹疼痛，或粉红兼白带，皆能治之，效不可尽述。"王清任在该条所描述的症状与EMs典型症状痛经、月经不调（可见经间期出血或经前点滴出血）、盆腔包块及不孕相类似。而且EMs因内膜异位位置不同，而症状体征上也各不相同，有少腹积块而无疼痛的，有少腹剧痛而无块物的，也有少腹块物与剧痛同时存在的，在这些方面，二者描述得颇相近。

在中医学典籍中，除可见到"经来腹痛""经行脐腹痛""不孕""癥瘕"等记载外，明·戴思恭所述的"因经候不调，血不循故道，从粪后出，腹或痛或不痛，勿作寻常便血治，宜顺其经，四物汤去地黄加阿胶、香附各一钱，仍以黑神散和调气散开汤点服"与EMs引起的便血有相似之处，并提出了治疗原则、方药，可供后世参考。在清代《宁坤秘笈》[16]中还有"经来小便痛如刀割，此乃血门不通……急服牛膝汤"的描述，颇似子宫内膜异位至膀胱、尿道的症状。

1.2 古代医家对子宫内膜异位症病因病机的记载

古代医家对EMs病因病机没有统一的认识，但纵观各代相关文献的描述，"血瘀"被视为EMs的主要病机。在此基础上又衍生出种种具体的病因病机。主要有以下几种类型。

寒凝。隋·巢元方《诸病源候论》[6]曰："妇人月水来腹痛者，劳伤血气，致令体虚，受风冷之气，客于胞络，损冲任之脉。"指出寒邪侵袭可致妇人腹痛，为后世研究痛经奠定了理论基础。"八瘕者，皆胞胎生产，月水往来，血脉精气不调之所生也。"并指出经期性交及过度劳动可导致经血留络不去，进而出现小腹疼痛、癥瘕、不孕等症状，对癥瘕的病因的论述与子宫内膜异位症的病因有相似之处。宋·王怀隐等编纂的《太平圣惠方》[17]云："夫妇人月水来腹痛者，劳伤血气，致令体虚，风冷之气，客于胞络，损冲任之脉……其经血虚则受风冷，故月水将下之际，血气动于风冷，风冷与血气相击，故令痛也。"宋代《圣济总录·妇人血气门》[18]亦云："室女月水来腹痛者，以天癸乍至，荣卫未和，心神不宁，间为寒气所客。""月事乃经血之余，和调则血下应期，无过与不及之患。若冲任气虚，为风冷所乘……"

气滞。宋·陈自明《妇人大全良方》[8]曰："夫妇人小腹疼痛者，此由胞络之间夙有风冷，搏于血气，停结小腹，因风虚发动，与血相击，故痛也。"认为妇女经期冲任气虚，为风冷所乘，气脉不顺，所下不调，是导致痛经的关键所在。又曰："凡女人天癸既至……不调则旧血不出，新血误行，或溃而入骨，或变而为肿，后虽合而难子。夫妇人月水不断者，由损伤精血，冲任虚损也，凡月水不止而合阴阳，则冷气上入于脏……亦令绝子不产。"对本病的病因病机的认识在前人所总结的基础之上，又有所发展，新增了"气逆""虚热""冲任亏损"致病。且对积聚癥瘕的病机做了进一步的阐述，指出"夫妇人腹中瘀血者，由月经瘀涩不通，或产后余秽未尽，因而乘风取凉，为风冷所乘，血得冷则成瘀血也，瘀血在内，则时时体热而黄，瘀久不消，则变成积聚癥瘕也"。

血瘀。宋代严用和《严氏济生方》[19]云："七情感伤，遂使血与气并，心腹作痛，或连腰胁，或引背膂，上下攻刺，甚作搐搦，经候不调。"宋·陈素阉在其所著《陈素阉妇科补解》[20]中曰："妇人经欲来而腹痛者，气滞也""妇人经正来而腹痛者，血滞也""妇人经行后腹痛者，气血两虚也"，结合了腹痛时间，判断其虚实及在气、在血。元·朱丹溪的《丹溪心法》[21]中记载"经水将来作疼，血实也"。明·虞抟在《医学正传》[22]中云"经水未行，临经将来作疼者，血实也，一曰瘀血郁滞也""凡妇人腹中有块，多属死血"。明·武之望《济阴纲目》[23]认为"经事将行，脐腹绞痛者，气滞血涩故也"。明·龚廷贤《寿世保元》[24]中认为"经事欲行，脐腹疼痛临经者，血涩也"；认为多在"行经时，忽作气恼，后得心腹腰胁痛不可忍……乃瘀血作痛也"。

血虚。明·宋林皋《宋氏女科秘书·经候不调门》[25]曰："经水将来作疼者，血瘀气滞也，腹中阵阵作疼，乍作乍止，气血俱虚，治当以行经顺气。""经水行后作疼者，气血虚也，治当调养气血。"

血热证。《傅青主女科·经水未来腹先疼二十一》[26]提出："妇人有经前腹疼数日，而后经水行者，其经来多是紫黑块，人以为寒极而然也，谁知是热极而火不化乎。"

阴虚证。《竹林妇科证治》[14]曰："有血癥气痕，子脏不收，月水不通者，皆真阴之病也。夫真阴既病，则阴血不足者不能育胎，阴气不足者不能摄胎。"

癥痕。宋·陈言《三因极一病证方论》[27]云："多因经脉失于将理，产褥不善调护，内作七情，外感六淫，阴阳劳逸，饮食生冷，遂致营卫不输，新陈干忤，随经败浊，淋露凝滞，为癥为痕。"清·张锡纯在《医学衷中参西录》[28]中云："女子癥痕，多因产后恶露未净，凝结于冲任之中，而流走之新血。"又曰："凝滞其上，以附益之，逐渐积而为癥痕矣。"沈金鳌在《妇科玉尺》[29]中提出："积聚癥痕者，本男女皆有之病，而妇人患此，大约皆胞胎生产，月水往来，血脉精气不调……积于腹中之所生。"

明·张景岳《景岳全书》[13]论述最为详细，其认为"经行腹痛，证有虚实，实者或因寒滞，或因血滞，或因气滞，或因热滞；虚者有因血虚，有因气虚。然实痛者多痛于未行之前，经通而痛自减；虚痛者多痛于既行之后，血去而痛未止，或血去而痛益甚。大都可按揉者为虚，拒按拒揉者为实。但实中有虚，虚中亦有实，此当于形气禀质兼而辨之，当以察意，言不能悉也……瘀血留滞作癥，惟妇人有之，其证则或由经期，或由产后，凡内伤生冷……气弱而不行，总由血动之时，余血未净，而一有所逆，则留滞日积而渐以成癥矣。……妇人久癥宿痞，脾肾必亏，邪正相搏，牢固不动，气联子脏则不孕，气联冲任则月水不通"。这段论述不仅归纳了病因病机，且提出了根据疼痛时间、性质、程度辨虚实的方法，对于当代中医判定EMs病因病机及证之虚实有指导意义。同时指出癥痕形成的病机为经期或产后，外邪乘虚入侵，与体内余血浊液相搏，致气血凝滞，渐成癥痕，癥痕日久损伤脾肾，不能摄精成孕而致不孕。

总结各家的论述，可见，瘀血既是本病的病理基础，又是新的致病因素。经期产后，感受寒邪，客于冲任、胞中，与瘀血相搏结，血为寒凝，胞脉阻滞，不通则痛；或素性抑郁或怒伤肝，气滞血瘀；经期产后，余血内留，蓄而成瘀，瘀阻冲任，血行受阻，经前、经时气血下注冲任，胞脉气血更加瘀滞，不通则痛，而发为痛经。瘀血停滞，新血不能归经，冲任瘀阻，可致月经过多、不孕。瘀血阻滞冲任、胞宫、胞脉、胞络，日久则结为癥痕。不难看出，瘀血既是产生本病症状和体征的关键，又是其病理实质，故阻止瘀血的形成和发展，消除瘀血的存在是治疗本病的主要目的。

1.3 古代医家对子宫内膜异位症治则治法及方药的记载

历代医家均制定了本病相应的治则治法及方药，早在《灵枢·水胀篇》[1]云："恶血当泻不泻，衃以留止。"《金匮要略》[4]记载："带下经水不利，少腹满痛，经一月再见者，土瓜根散主之。"指出用调营破瘀的土瓜根散治疗，土瓜根散由土瓜根、芍药、桂枝等组成。《金匮要略·妇人杂病脉证并治》[4]指出"妇人腹中诸疾痛，当归芍药散主之""妇人腹中痛，小建中汤主之""妇人六十二种风，及腹中血气刺痛，红蓝花酒主之"。而癥瘕者采用活血化瘀的桂枝茯苓丸治疗，桂枝茯苓丸由桂枝、茯苓、赤芍、牡丹皮、桃仁组成。

唐代《千金要方》[7]中曰："治月经不通，心腹绞痛欲死，通血止痛方。"多用水蛭、虻虫等破血逐瘀药，更兼桃仁、大黄等攻下药治疗。

宋代《妇人大全良方·调经门》[8]治妇人久冷，气滞血刺，小腹疼痛，用威灵散；有用温经汤治疗风冷所致"经来腹痛"的记载，此外，还用桂枝桃仁汤、万病丸等治疗本病。宋代《太平圣惠方》[17]以麒麟竭散方（麒麟竭、芫花、川芎、肉桂、延胡索、当归、琥珀、麝香）治妇人月信来，脐腹痛如锥刀所刺。宋代《圣济总录》[18]以赤芍药丸方（赤芍、大黄、吴茱萸、干姜、厚朴、生姜汁、细辛、牡丹、川芎、当归等）治疗脐下结块，痛如锥刺。李杲认为："内伤脾胃，百病由生。"治病应着重脾胃。对于癥瘕的治疗，认为："善治癥瘕者，调其气而破其血，消其食而豁其痰，衰其大半而止，不可猛攻峻施，以伤元气。"现在这些治疗原则仍具有指导意义。

元代《丹溪心法》[21]中指出痛经由血实、郁滞、血瘀所致，曰："经血将来作痛，血实也，四物加桃仁、黄连、香附；临行时腰腹疼痛乃是郁滞，有瘀血，宜四物加红花、桃仁、莪术、玄胡、香附、木香。"

明·武之望《济阴纲目》[23]以八物汤（当归、川芎、芍药、熟地黄、延胡索、苦楝子、木香、槟榔）治疗"经事将行，脐腹绞痛者，气滞血涩故也"，以琥珀散（京三棱、蓬莪术、赤芍、刘寄奴、牡丹皮、熟地黄、蒲黄、当归、肉桂、菊花）治妇人月经壅滞，每发心腹脐绞痛不可忍。明·张介宾《景岳全书》[13]记载："血瘀作痛，或成形不散，在脐腹之下，若暂见停蓄而根盘未固者，只宜五物煎，或决津煎加减主之。"并指出若妇人经行作痛"若血瘀不行，全滞无虚者，但破其血，宜通瘀煎主之；若气血俱滞者，须行气化瘀，宜失笑散主之"，为后世医家采用活血化瘀法治疗本病提供了有力的理论依据。

清·傅山认为痛经与肝、肾等关系密切，结合疼痛的性质、部位、经色、经质，进行辨证治疗。《傅青主女科》[26]指出：经水忽来忽断，时疼时止，属肝气不舒，治法宜补肝中之血，通其郁而散其风，方用加味四物汤；经水未来腹先疼，属热极而火不化，治法宜大泻肝中之火，兼解肝之郁，方用宣郁通经汤；行经后少腹疼痛，治法必须以舒肝气为主而益之以补肾之味，方用调肝汤；经水将来脐下先疼痛，治法利其湿而温其寒，方用温脐化湿汤。可见傅氏对痛经的诊治非常重视肝肾，疏肝与滋肾相结合。

《医宗金鉴·妇科心法要诀》[12]归纳为："经后腹痛当归建，经前胀痛气为殃，加味乌药汤乌缩，延草木香香附榔，血凝碍气疼过胀，本事琥珀散最良，棱莪丹桂延乌药，寄奴当归芍地黄。"方用大温经汤、吴茱萸汤等。《医碥》[30]中亦云："盖瘀败之血，势无复返于经之理，不去则留蓄为患，故不问人之虚实强弱，必去无疑。"清《古方汇精》以荞脂丸（荞麦、画边胭脂）治疗逆经痛；清《竹林女科证治》[14]以通经汤（熟地黄、当归、川芎、白芍、川楝子、小茴香、槟榔、延胡索、木香）治疗等。《女科正宗》[31]中有言："妇人月水将来，而先腰腹疼者，乃血滞而气逆不通也，用四物加木香、枳壳等。"《女科指要》[32]指出血瘀者治以八珍汤，以赤芍易白芍，并再加桃仁。清·沈金鳌《妇科玉尺·卷一月经》云："至如痛经一症，乃将行经而少腹腰腿俱痛，此瘀血，当于临经时血热气滞也，宜以通利活血药调之。"

清代王清任所著《医林改错》[15]少腹逐瘀汤条下说："此方治少腹积块疼痛或有积块不疼痛，或疼痛而无积块，或经血见时，先腰酸少腹胀，或经血一月见三五次接连不断，断而又来，其色或紫、或黑，或块，或崩漏，兼少腹疼痛，或粉红兼白带，皆能治之，效不可尽述。更有奇者，此方种子如神。"其针对该证所立的少腹逐瘀汤至今仍在临床上广泛应用。总之，历代医家对该病的认识不断发展深入，提出了相应的治疗原则，并创立了大量有效方剂，为后世学者研究其病因病机及寻找有效方药奠定了理论基础。

综上所述，古代医家从不同的角度论述了子宫内膜异位症的病因病机、证候及治法，在治法和方药上做了大量探索，尤其是认识到血瘀是本病发病的主要病机，并采用"活血化瘀"的治疗方法，为后世医家对此病的认识和深入研究奠定了深厚的理论基础，也为临床辨证论治积累了宝贵经验。至此，中医对子宫内膜异位症的认识，无论是病因病机，还是理论方药都日臻完善。

2 现代中医医家对EMs的研究和探索

2.1 现代中医医家对EMs病因病机的研究

根据中医学理论及现代研究，现代医家多认为子宫内膜异位症之发病原因多是经期或经期前后、产时或产后（特别是小产和人工流产后）摄生不慎，外有所感，内有情志所伤；或有某些先天性缺陷和畸形；或因盆腔手术不慎损伤等因素导致冲任损伤及胞宫的藏泄功能异常，出现月经期经血虽有所泻，但不循常道而行，导致"离经之血"蓄积盆腔而成瘀血。

众医家均认为本病的病机为瘀血阻滞，辨证用药均从瘀立论，但又根据病因、患者素体气血阴阳寒热虚实的不同，以及自身临床经验，临床上对EMs瘀血形成的原因又有不同的观点。

① 寒凝血瘀：岳开琴等[33]、肖承悰等[34]认为本病因经行产后，摄生不慎，感受寒邪，血遇寒则凝，致寒凝血瘀，宿血停滞于冲任胞脉，渐成癥瘕，导致痛经、不孕、月经不调等症状发生。

② 湿瘀内阻：班秀文[35]认为湿瘀是内异症的常见和重要致病因素。胞宫位于下焦阴湿之地，主月经；湿为阴邪，其性重浊趋下，易袭阴位。若经行产后，胞脉空虚，或人工流产、放环、取环手术创伤，或起居不慎，或经期性交，或冒雨涉水，湿浊之邪浸淫于胞宫胞脉，损伤脉络，与离经之血搏结成湿瘀，湿瘀二邪互为因果，则渐成积且反复难消。

③ 肾虚肝郁痰瘀：高月平[36]认为内异症的病机特点可概括为本虚标实，即以肝肾亏虚为本，瘀痰湿邪为标。生殖内分泌功能失调与免疫功能异常是导致子宫内膜异位症的主要因素，结合"肾主生殖"的理论，以上两个因素是肾虚的表现，可见内异症的产生是由肾阳不足使然。由于该病病程长，"久病及肾"，肾虚又为其结果，患者腰酸怕冷、性欲冷淡皆由此而生。肝主疏泄，具有促进受孕、排泄月经、分泌乳汁的作用。内异症患者可有高泌乳素血症以及排卵功能障碍的病理变化，临床表现为溢乳、不孕、月经失调、乳房胀痛等，均与肝郁有关，为肝之疏泄不及或太过所致；肝郁克伐脾土，脾虚不运，故见周期性的肠道刺激症状。审证求因：患者经血色紫夹块，舌紫，脉涩或舌下静脉曲张，实验研究证实，其血液呈现出不同程度的浓、黏、凝、聚状态，皆为血瘀之征兆。患者平素带下量多，舌苔腻，病情复杂，缠绵难愈，均为痰湿致病特点。痰瘀交阻，凝结

成块，则瘕生矣。肾虚、肝郁、痰瘀之间有着内在联系，肝气的疏泄有赖于肾阳的温煦，阳虚则肝郁。肝气郁结，气机失调，水津失布，凝而为痰，离经之血蓄而为瘀。可见，本病以肾虚为本，痰瘀为标，肝郁为痰瘀形成的中间环节。

④ 瘀热互结：裘笑梅[37]认为本病多为七情所伤，气机失宣，血行不畅，经产余血滞于胞脉；或多次小产损伤冲任，离经之血不能及时消散，瘀阻胞脉，瘀血阻滞，气机不畅，日久积而成癥则出现盆腔包块结节；瘀血停留久无出路必化为热，致瘀热互结之证。

⑤ 气滞血瘀：司徒仪等[38]认为本病的病机多为情志不畅，肝气不舒，冲任气血运行不畅，瘀血阻滞胞宫、胞脉，"不通则痛"。瘀血这一病理产物形成，又作为有形实邪，成为新的致病因素，瘀阻于冲任、胞宫、胞脉，阻碍气血运行，出现痛经、癥瘕、不孕、月经不调等症状。

⑥ 湿热瘀结：魏绍斌等[39]认为瘀与湿皆是人体疾病过程中形成的病理产物，瘀血为有形之邪，积聚留着，难以速消，湿为阴浊之邪，重浊黏滞，"湿性趋下，易袭阴位"，盆腔位于下焦，瘀血留着，湿浊留滞，瘀血与湿邪互结，蕴久化热合而致病则胶结难解，缠绵难愈。湿瘀互结所致的宿积，又可反果为因，阻滞气机，加重血瘀气滞、水停湿阻的病理过程，如此因果交织、反复难解的病理机转，与子宫内膜异位症复杂的发病机制和难以治愈的临床症状是相吻合的。与瘀血形成密切相关的其他病因，如气滞、寒凝、气虚、肾虚等在导致瘀血内阻的病理机转中，都与湿邪的内生有着密不可分的关系。因气滞可致水停，寒凝可阻遏阳气，气虚可致脾失健运，肾虚则温化失职，均可影响机体的津液运行和蒸腾气化，最终导致水聚湿阻和瘀血互结的病理改变。由于湿瘀相关、湿瘀同源、湿瘀内结、郁久化热则形成湿热瘀结之证。

⑦ 气虚血瘀：邱业健等[40]认为本病因饮食不节，思虑、劳倦过度或大病久病，损伤脾气，气虚运血无力，血行迟滞，冲任瘀阻，日久形成瘀血，故而发生诸症，病机为气虚血瘀。

⑧ 肾虚血瘀：李广文[41]认为，现代医学认为其病因有两种学说。一种是种植学说，二是化生学说，但是Sampson提出的种植学说被广泛接受。中医理论则认为在于经产之余血浊液流于子宫冲任脉络之处，气血失常，以致蕴结而为血瘀。结合中医肾主生殖和肾主骨生髓的理论，以上两个因素是肾虚表现。所以认为本病是由于肾虚而致血瘀。夏桂成[42]认为本病是肾气不足为本，痰瘀互结为标，夏老发现子宫内膜异位症患者多有黄体功能不健，表现为基础体温高相不稳定或偏短，并且经量偏多，多夹大量的内膜样组织。他认为本病主要是由于肾阳

虚弱，经行感寒或者经期行经不畅，瘀血蓄积，逆流于子宫之外，蕴结于脉络肌肉之间；或由于体质不足、脾胃虚弱，或流产后，正气虚弱，气虚下陷，痰浊郁结于子宫之外所致。

⑨ 肾虚热毒血瘀：马中夫[43]提出内异症发病的"三因致病学说"：瘀血是内异症的基本病理产物，热毒是内异症趋化发展的重要因素，肾气虚、冲任失司是内异症发生的内在特异基质。这三个因素，连锁互动而致病。倡导规范"三原组方治疗模式"，即活血化瘀是组方的基础，清解热毒是活血化瘀的促动力，补肾调冲任是改善内异症的关键。

综上各家论述，本病的发生主要由于血瘀所致，其发生的机制为气滞、气虚、寒邪、邪热、湿瘀、手术、产伤等原因，导致脏腑功能失调、气血不和、血不循经而离经外溢为瘀。瘀血阻于胞络，不通则痛，故致痛经；瘀血内阻，瘀积日久则成癥瘕；瘀血阻滞冲任、胞脉，不能摄精成孕而致不孕；瘀血内阻，新血不得归经故而经期延长，经血量多，故血瘀是其病机关键。

2.2 现代中医医家对EMs治疗方法的研究

子宫内膜异位症以"瘀血阻滞胞宫、冲任"为基本病机，"血实宜决之"，根据该病的病机特点，决定了活血化瘀的治疗大法。故治疗本病须坚持以"活血化瘀"为主要方法，同时根据"血瘀"之因，辅以相应的理气、温经、补肾、益气、凉血诸法。加减用药须照顾主症，如经期疼痛者，经前、经期宜配用相应的止痛药，经血量多，当调经止血。见结节、包块，又当于活血化瘀之中，伍以软坚散结消癥之品。因本病病程较长，且用药多属攻伐之类，故又应根据患者素体情况、病程、疗程诸因素综合考虑，酌情选加补肾、益气、养血药以培其损。也可根据经期、平时的不同阶段，灵活掌握化瘀、止痛、散结、消癥、补益药物的配伍比例，主次分明地施治。

2.2.1 药物内治法

（1）辨证论治

① 气滞血瘀证

因素常精神抑郁，怒伤肝，肝郁则气滞，气滞则血也滞，乃滞留成瘀；或因经期、产后，余血内留，离经之血，内蓄于胞中而成瘀，"不通则痛"。症见：经行下腹坠痛，拒按，甚或前后阴坠胀欲便；经血或多或少，经色暗夹有血块；盆腔有结节、包块；胸闷乳胀，口干便结；舌紫暗或有瘀斑，脉弦或涩。

治法：理气行滞，化瘀止痛。

蔡小荪[44]教授认为，子宫内膜异位症辨证以肝郁气滞、瘀血阻络者为多数，正如《血证论》中指出："癥之为病，总是气与血胶葛而成，须破血行气，以推除之。"治疗以活血祛瘀，疏肝散结，可以使瘀血得化，癥瘕缩小；气血流畅，痛经减轻；冲任调和，摄精成孕；能改善子宫微循环，促进血肿、包块吸收，促进异位内膜病灶周围的血液循环，抑制异位内膜的增生、分泌和出血，吸收和消散异位内膜及结节粘连，修复因组织纤维化而引起的瘢痕，从而改善和消除临床症状和体征。治疗遵循经行期间须控制症状，经净以后以消除病灶之原则。研制出治疗子宫内膜异位症如下基本方。内异Ⅰ方：炒当归、川牛膝、赤芍、制香附、五灵脂各10g，川芎、制没药各6g，丹参、延胡索、蒲黄（包）各12g，血竭3g。内异Ⅱ方：炒当归、生地黄、制香附、大黄炭、丹参、白芍各10g，蒲黄（包）30g，花蕊石20g，震灵丹12g，三七2g。内异Ⅲ方：茯苓、莪术各12g，桂枝3g，赤芍、牡丹皮、桃仁各10g，皂角刺30g，石见穿20g，穿山甲（炮）（已禁用）9g，水蛭6g。临床按患者的禀赋差异、受邪性质、病机转归、症状特点进行辨证施治。对体虚邪实者，如气虚阴亏者，可以攻补兼施，扶正散结，加用滋阴和补气之剂，以宗前人"养正积自除"之法；寒凝血瘀者，临床特征常表现为剧烈腹痛，用经痛方加重温经散寒之剂，痛势多能缓解。

② 寒凝血瘀证

阴寒之邪客于胞宫，邪与血结，阻滞脉络，冲任之气不利，不通则痛，主症见：经前或经期小腹绞痛、冷痛、坠胀痛，拒按，得热痛减；经量少，色暗红，经血淋漓难净，或见月经衍期、不孕，畏寒肢冷；舌质淡胖而紫暗，苔白，脉沉弦或细。

治法：温里散寒，化瘀止痛。

王维昌[45]认为，内异症的中医病机本质虽然为血瘀，但发病的原因主要是沉疴痼冷导致寒凝血瘀。根据少腹冷痛、拒按、得温则缓、手足欠温、平素怕冷、乏力、气短、大便溏薄、舌质淡暗等临床表现，认为本病以寒凝血瘀最为常见。病因多为新产（人工流产后）或经行之时受风寒侵袭，或与劳伤、房事不节、手术创伤等因素有关。瘀血阻滞下焦，局部气血不畅导致痛经。寒凝互结，血脉为之收引，经脉拘急，故表现为剧痛难忍，甚则昏厥，血得寒则凝，脉因寒而收引，阳气不布，故见腹部冷痛，手足不温。因此认为证型以寒凝血瘀为主。

沉疴痼冷为因，寒凝血瘀为果，寒多则气涩，气涩则生积聚也，阴寒内盛，邪客于胞宫，寒与血结，阻滞脉络，最终结为癥瘕。王教授主张以温中散寒兼以活血化瘀、理气止痛、软坚散结立法。经前期选用四温汤治疗。四温汤由吴茱萸、肉桂、小茴香、炮姜、延胡索、五灵脂、没药、白芍药组成。经间期选用复位汤治疗。复位汤由肉桂、麻黄、延胡索、卷柏、马鞭草、制草乌、三棱、莪术、当归、赤芍、炙水蛭组成。

③ 肾虚血瘀证

肾亏精少则冲任胞脉失于濡养，冲任气血不足，气血易滞而瘀阻，则血不归经而成瘀。主症见：经行腹痛，腰脊酸软；月经先后无定期，经量或多或少，不孕；神疲体倦、头晕耳鸣，面色晦暗，性欲减退；盆腔有结节包块；舌质暗淡，苔白，脉沉细。

治法：补肾益气，活血化瘀。

李祥云[46]采用补肾祛瘀法，以自拟内异消方（三棱、莪术、水蛭、地鳖虫、穿山甲、菟丝子、淫羊藿等），治疗内异症患者258例，结果痛经的有效率为92.64%，不孕的治愈率为62.39%，包块的缩小率为75.31%，治疗后血液流变学、内分泌功能、体液免疫等方面的异常指标也得到了显著的改善。

钱静等[47]认为本病以瘀血为本，多夹肾虚的病理特点，采用温肾化瘀治法，以桂茯消异汤（淫羊藿15g、血竭粉15g、桂枝8g、茯苓10g、赤芍10g、牡丹皮10g、桃仁10g）治疗内异症患者31例。痊愈3例，显效11例，有效12例，无效5例，总有效率83.87%；治疗前抗子宫内膜抗体阳性者20例，治疗后11例转阴，转阴率为55%。

④ 气虚血瘀证

饮食不节，思虑过多，劳倦过度或大病久病，损伤脾气，气虚血运无力，血行迟滞，冲任瘀阻，日久形成瘀血，瘀血停滞，积瘀更不去，新血不生，气血更弱。主症见：经行腹痛；量或多或少，色暗淡、质稀或夹血块，肛门坠胀不适；面色无华，神疲乏力，纳差便溏；或见盆腔结节包块；舌淡胖边尖有瘀点，苔白或白腻，脉细或细涩。

治法：益气温阳，活血化瘀。

王刘英[48]以自拟益气化瘀汤为基本方：黄芪30g、茯苓15g、白术15g、丹参15g、当归15g、川芎12g、香附12g、莪术12g、陈皮12g、甘草6g，于经间期煎汁内服，两日一剂，至经期加牛膝12g、延胡索12g，连服3个月为1疗程，连服两个疗程后进行疗效判定。治疗30例气虚血瘀证EMs患者，临床痊愈6例，显效8例，有效13例，无效3例，总有效率90%。

⑤ 瘀热互结证

经行腹痛加剧，月经先期、色暗红、质黏或淋漓不断。可伴见下腹疼痛，有灼热感，低热，心烦易怒，大便不畅或干，带下量多、色黄，舌红苔薄黄，边尖有瘀点，脉滑。

治法：清热凉血，活血化瘀。

潘爱珍等[49]认为瘀热是引起内异症气血阴阳失调的根本。临床将60例内异症患者随机分为治疗组和对照组各30例，治疗组采用蒲归汤（蒲公英、连翘、三棱、莪术、乳香、没药、当归、白芍、首乌、炒穿山甲、香附、皂角刺）治疗，对照组给予丹那唑治疗，3个月为1疗程，观察两组血液流变学和CA125的改变。结果：两组治疗后血清CA125水平均明显下降，蒲归汤组血液流变学指标明显下降，丹那唑组治疗后未见下降。

⑥ 痰瘀内结证

症状为经行腹痛，经期延长，白带量多，质黏腻，月经后期，经量或多或少，色淡暗或有血块，舌淡暗苔白腻或厚腻，脉细濡。

治法：消痰散结，活血化瘀。

顺惠芳[50]认为本病的病理实质为"血瘀痰凝"，将115例患者分为2组，治疗组70例采用活血祛瘀、消痰散结法（处方：当归、赤芍、夏枯草、川芎、血竭、三七粉、桃仁、浙贝母、枳壳、生牡蛎、橘核、荔枝核）治疗；对照组45例采用丹那唑治疗，连服3个月为1疗程。结果治疗组患者临床症状及体征明显改善，总有效率为85.7%，高于对照组42.2%的有效率。其中痛经症状改善尤为显著。

徐兆宪等[51]认为EMs的病理表现就是中医所指的"瘀"，但子宫内膜异位症的包块往往不是很坚硬且患者的舌象也有痰湿的表现，故子宫内膜异位症患者多是痰瘀互见。临床研究显示：治疗组服中药消异方（由三棱15g、莪术15g、五灵脂15g、生蒲黄15g、续断20g、苍术20g、香附15g、海藻15g、昆布15g组成），以此消异汤为基础，若包块较大者加鳖甲15g、炮穿山甲10g；兼有寒象者加小茴香15g、肉桂5g；病程长肾虚明显者加熟地黄15g、杜仲15g。水煎服，日1剂，早晚2次分服，连用3月为1疗程。对照组服丹那唑。每次200mL，3次/天，月经第1天开始服用，3月为1疗程。治疗1疗程后观察疗效。临床研究结果表明，两组患者临床疗效比较无显著性差异，治疗组中医证候疗效优于对照组；治疗组愈显率高于对照组，两组比较有显著性差异。治疗组患者经量或多或少、经色暗红或暗淡、经行不畅夹有血块、腰腹疼痛、舌苔等症状改善优于对照组，两组比较有显著性差异；提示消异汤在改善中医证候方面较丹那唑具有一定优势。消异汤可显著降低内异症患者血清糖类抗原125（CA125）水平，治疗内异症有较好疗效。

⑦ 湿瘀互结证

少腹及小腹坠痛，痛点固定，疼痛缠绵难愈，伴小腹绵绵作痛，或腰骶胀，不能久立，性交尤甚，四肢乏力，大便溏烂，舌暗红或边有瘀点，苔白腻，脉细。

治法：温阳祛湿，活血化瘀。

李卫红等[35]在总结全国名老中医班秀文教授学术思想和临床治疗经验的同时，对部分患者进行治疗观察，发现湿瘀是子宫内膜异位症的常见和重要致病因素。根据子宫内膜异位症湿瘀致病的特点，在治疗中兼顾湿瘀两方面因素，将利湿药和活血化瘀药有机结合，以解除湿瘀胶着之病势，使有形之癥积缓消于无形之中。并自拟蠲痛饮（丹参15g，鸡血藤20g，当归10g，赤芍10g，补骨脂10g，白术10g，土茯苓20g，泽兰10g，川芎6g，血竭6g，三七10g，炙甘草6g）温肾化瘀助孕、行气止痛散结治疗本病，取得较好疗效。

（2）分期治疗

① 按年龄段论治

陈芊等[52]将内异症分为青春期、生育期、更年期三个生理时期进行论治。认为青春期病机以肾虚血瘀为主，故治以补肾活血，在活血基础上加用补肾温阳之品，如淫羊藿、鹿角片、菟丝子、炮姜、巴戟天、续断、肉苁蓉、桑寄生等。生育期在活血化瘀基础上注意调理肝脾肾等脏腑功能，以活血调经（种子）为大法，用药可在桃红四物汤、桂枝茯苓丸、少腹逐瘀汤等活血剂中加入疏肝、健脾、益肾之品，或合逍遥丸、二陈汤、地黄丸等。更年期在活血化瘀基础上调节阴阳、抑制排卵、促进平稳停经，使经停后异位的子宫内膜受到限制，失去周期性变化而逐渐萎缩。

② 按月经周期论治

近年来很多医家认识到内异症疼痛的治疗与月经周期密切相关，主张根据月经周期气血盈亏状态调治。利用月经周期用药对卵巢功能恢复、子宫发育、内膜正常增生、宫内组织的排出及缓解子宫收缩都有一定的作用。

裘笑梅[37]认为行经为动态周期，在月经周期的不同阶段分别采用不同治法：行经期以活血祛瘀为主，兼行气止痛，以解除经期腹痛、肛门坠胀等主要症状，药用香附、木香、泽兰、苏木、延胡索、川楝子、续断、狗脊等随证加减。经后期以清化逐瘀为主，兼软坚散结，药用半枝莲、忍冬藤、大血藤、夏枯草、白花蛇舌草、白毛藤、制延胡索、丹参、大麦芽、炒山楂、香茶菜、山海螺。经前期（来前7天）以养血活血、温肾通络为法，药用当归、川芎、白芍、延胡索、川楝子、鹿角片、杜仲、桑寄生、鸡血藤、柴胡。现代药理证实：温补肾阳药可激发皮质激素释放，改善子宫内膜异位症患者免疫功能，提高疗效；清热解毒药能消炎止痛，解除盆腔粘连；活血化瘀药能使血管扩张，改善微循环，抑制异位子宫内膜增生，并促其吸收消散，达到治病求本的目的。

夏桂成[42]治疗内异症提倡补肾调周法，即按月经周期中四个时期进行调治。行经期以活血化瘀为主法，用膈下逐瘀汤；经后期滋阴养血，归芍地黄汤加减，由于内异症是血瘀所致，因此在滋阴养血的方药中常常需要加入山楂、五灵脂等品；经间排卵期以补肾调气血为主法，用补肾促排卵汤，服药的剂数按"7，5，3"的数律服药。经前期当以补肾助阳为主，再加入化瘀消癥之品，常运用助阳消癥汤，自基础体温（BBT）高温相后即服，直至经行即停，恢复和维持正常的高温相。据夏老多年来的临床体会，助阳消癥汤对控制症状和抑制内异症的发展还是有效的，但根治内异症尚有待进一步研究和发掘。

周惠芳[53]分三期给药，经后期益气养血、化瘀消癥，以归芍地黄汤加减；经间期、经前期补肾疏肝、化瘀消癥，自拟温化汤加减；经期行气活血，化瘀消癥以加味失笑散加减。治疗34例，腹痛、基础体温、月经不调症状改善有效率分别为93.1%、86.7%、70.3%。妊娠率60%，盆腔结节缩小率86.3%。

2.2.2　药物外治法

（1）保留灌肠法

保留灌肠的目的是使药液保留在直肠内，局部浓度升高，吸收更完全，利用肠壁的渗透作用，使药物逐渐渗透到邻近子宫后壁及附件区域而使病灶好转或消失，起到"软坚散结，活血消癥"的作用，该疗法避免了胃肠和肝脏的"首过效应"，减少"药害"和患者痛苦，值得临床推广。

梁丽琴等[54]采用红藤汤（大血藤、败酱草、三棱、莪术、赤芍、桃仁、丹参、桂枝、延胡索、香附）保留灌肠治疗内异症经期疼痛72例，显效30.6%，有效55.6%，无效10.6%，总有效率为86.1%。杨渐[55]认为内异症为瘀血内停、经脉阻滞所致，临床运用自拟妇块消保留灌肠比口服中药疗效显著。药物组成：赤芍、三棱、莪术、桃仁、郁金、鸡内金各10g，大血藤20g，败酱草15g，土鳖虫6g。加水500mL煎至150mL，放置35℃左右时，直肠灌注，保留30min以上，每日1次，20次为1疗程，经期停用。总计治疗患者50例，其中治愈41例，有效7例，无效2例，总有效率96%。

（2）直肠滴注法

孔桂茹[56]认为，本病的病理实质为"血瘀凝结"，选用活血化瘀、清热解毒之中药（大血藤、败酱草、蒲公英、鱼腥草、制香附），配合部分抗炎西药，以直肠滴注法治疗子宫内膜异位症50例，于经净后3天开始，每晚1次，10天为1个疗程，连续使用3个疗程后，痊愈15例，显效20例，有效9例，无效6例，总有效率88%；该治疗方法筛选之中西药物具有扩张血管，改善微循环，促进局部组织出血、炎症、粘连和包块的吸收、消散，病变周围纤维组织溶解，病灶体积逐渐萎缩消失而获愈。

傅友丰等[57]对术后复发的31例患者用化瘀消癥剂直肠滴注治疗，药用化瘀消癥剂：当归、皂角刺、三棱、莪术、制香附各10g，生贯众、鬼箭羽、透骨草各12g。偏肾虚者加续断、菟丝子、女贞子等；偏气虚者加黄芪、党参等。药物配制方法：将上述中药加水400mL浸泡30min后，煮沸，再小火煎30～40min，取汁后，再加水200mL继煎20min再次取汁，将两次药液合并，若药液较多则需再浓煎1次，使药液量在200mL左右。结果：痛经8例明显好转（66.7%），盆腔痛19例好转（67.9%），性交痛7例好转（41.2%），并指出直肠滴注治疗必须注意"五个度"。深度：一次性导尿管缓缓插入肛门内深度为15～20cm。高度：患者左侧卧位臀部垫高的高度为30°。浓度：中药煎剂2次煎煮共加水600mL浓煎取汁150～200mL。温度：药液直肠滴注时温度保持在35～40℃。速度：滴注速度以每分钟60～80滴为宜。

2.2.3 针灸疗法

针灸治疗不但能温通经络，活血化瘀，起到止痛效果，且能调节机体内分泌功能，提高免疫力，改善局部盆腔微循环，起到抑制内膜异常增生和出血，消散异位内膜结节的作用。

（1）针刺法

① 传统体针疗法：孙远征等[58]采用俞募配穴法针刺30例患者，穴取肝俞、脾俞、肾俞、期门、章门、京门，毫针快速进针，斜刺行针得气后，留针30min。每

日1次，20天为一周期，停针10天，3个周期为一疗程。治疗1个疗程，总有效率90.0%，显著优于常规针刺组和西药对照组。虽然3组总疗效相似，但俞募针刺组在痛经、月经不调、腰骶痛、肛门坠胀等症状的改善方面显著优于其他两组（$P < 0.01$），且俞募针刺组治疗后血清CA125值较治疗前显著降低（$P < 0.01$），其不良反应明显低于西药对照组。

② 腹针疗法：腹针是薄智云教授根据传统经络理论结合自身长期针灸临床实践提出的通过刺激腹部穴位调节脏腑失衡来治疗全身疾病，以神阙布气假说为核心形成的微针系统。他认为以神阙为轴心的腹部存在一个全身高级调控系统，它既可调节外周又可调节脏腑。现代医学认为，腹部是人体的一个重要部位，在腹腔内集中了人体许多内脏器官，生命活动的许多功能均是在这些重要器官的正常生理活动下得以运转。而从中医的角度看来，腹部不仅包括了内脏许多重要器官，同时分布着大量的经脉，为气血向全身输布、内联外达提供了较广的途径，因此腹针治疗内脏疾病或慢性全身性疾病具有脏腑最集中、经脉最多、途径最短的优点。同时现代医学研究也提出人类的腹部存在着"第二大脑"即"肠脑"，它位于食管、胃、小肠与结肠内层组织的鞘中，是含神经细胞、神经传导递质、蛋白质的复杂环行线路。"肠脑"中几乎能找到颅脑赖以运转和控制的所有物质。而腹针通过针刺腹部先天经络系统，其所产生的治疗作用，可能与直接刺激腹部的"肠脑"，分泌神经递质作用于靶器官有关。因此腹针的治疗就明显减少了中间环节，使其调节脏腑功能的途径最短化，调节效果最大化。另外由于腹针在解剖学上的优势，使之对脏腑失衡的调节更为有利，可提高内脏在应激状态下相对稳定的能力。临床上主要用于治疗内因引起的疾病或久病及里的慢性病。由于腹针具有痛苦小、见效快、疗效稳定、适应证广等优点，目前已在临床上广泛应用，通过众多的研究我们发现腹针对痛症（包括炎症性的疼痛、神经性疼痛等各类痛症）疗效显著。由于子宫、附件均位于盆腔，在下腹部，是任脉所行之重要部位。任脉乃是腹针取穴的中心标记，而任脉经穴又为腹穴的重要组成部分，因此，腹针疗法治疗妇科慢性盆腔疼痛更具优势。

朱志强等[59]采用腹针疗法，选取引气归元、腹四关、双侧大横穴，随机配取双侧上、下风湿点1～2穴位治疗子宫内膜异位症所致痛经30例，总有效率90.0%。林芸等[60]、陈丽娜等[61]进行了腹针组和药物组治疗子宫内膜异位症痛经的对照观察，结果腹针组有效率达90%，药物组有效率80.8%。

③ 电针法：熊运碧等[62]选择关元、中极、三阴交穴位电针刺激治疗内异症

所致的痛经70例，结果总有效率为95.71%，随访6个月，其中无复发者37例。金亚蓓等[63]将患者分为体电针组和耳电针组，体电针组以气海、关元、三阴交、地机、天枢、子宫为主穴，耳电针组选取子宫与皮质下或者神门与内分泌（均为双侧）作为主穴，都给予频率50Hz的连续波刺激，刺激强度为0.5～0.8mA，各治疗内异症所致痛经者40例，总有效率分别为85%、92.5%。

④ 温针法：曾睿等[64]选取关元、中极、天枢、足三里、三阴交、太冲，除关元、中极外，均取双侧。针刺得气后点燃艾条，插在针柄上直到艾条燃尽，治疗内异症所致痛经40例，有效率为95%。

⑤ 耳穴疗法：孙占玲等[65]采用毫针针刺双侧子宫、皮质下或神门、内分泌等耳穴配合辨证加减治疗子宫内膜异位症痛经，痊愈8例，显效12例，有效10例，无效2例，总有效率93.75%。向东方等[66]采用耳埋针法治疗子宫内膜异位症痛经患者37例，资料显示，对于轻度、中度EMs痛经患者，中药内服与耳穴埋针法的疗效相同，但对于重度EMs痛经患者，耳埋针法的疗效优于中药组（P＜0.01）。由此可见，耳埋针能升高中、重度子宫内膜异位症痛经患者降低的内源性阿片肽β-内啡肽（β-EP）这一镇痛物质的水平。

丁哲等[67]用王不留行籽敷贴耳穴内生殖器、内分泌、肝、肾、神门、交感区，经前3～5天开始治疗，治疗3～5个月经周期，有效率97%。李媛枫等[68]采用耳压配合中药治疗子宫内膜异位症痛经，取穴为皮质下、内分泌、交感、神门、肝、肾、内生殖器、庭中，在行经前5日开始，以王不留行籽埋压，每日按压3～5次，每次30min，每2日换药1次，两耳交替治疗共5次，每2个月经周期为1个疗程，临床疗效较好。

⑥ 穴位注射：张丽蓉[69]用神农注射液2mL，选取子宫穴和次髎穴（双侧），隔日1次，交替使用，取得了很好的疗效，痛经症状消失或缓解，有效率达97%以上。

阮继源等[70]认为，水针疗法可以改善异位内膜的粘连和组织纤维化，临床运用复方丹参注射液注射足三里、血海和次髎、三阴交两组穴位，隔日交替，每次2mL，2个月为1个疗程，可以达到消除临床症状的目的。

（2）药灸疗法

刘亚欣等[71]用温通药灸散30g，放入一直径4cm铜制容器中，底部有多个微小孔，加入10%姜酊湿润后点燃。取双侧水道、四满穴，单侧三阴交穴，熏灸每穴10min，每天1次，10次为一疗程，总有效率88.16%，疗效显著优于艾条灸对照组。

汪慧敏等[72]将中成药七厘散1g，用少量黄酒调和，敷贴在患者神阙穴，并加艾条灸20min，用麝香止痛膏外贴。每次月经干净后第10天开始治疗，到第2次月经干净时结束，治疗临床分型为Ⅰ期内异症患者，对痛经、月经不调、肛门坠胀痛、性交痛等症状改善明显。

汪慧敏[73]将中药附子、鹿角霜、肉桂、乳香、五灵脂按5:2:1:1:1的比例混合，用粉碎机打粉（过60目筛），再以20%乙醇调制后，用模具压成直径3cm、厚0.5cm的药饼。再将细艾绒用模具做成直径2.5cm、高2cm、重2.5g的艾炷。将药饼放置于神阙穴上，艾炷置于药饼上，点火燃烧艾绒，药饼温度慢慢升高。一般药饼和体表接触部位的温度可达45～50℃，在46℃以下患者能耐受，如患者感觉太烫，则在药饼下面垫1～2层纱布，灸至局部皮肤红晕为度。在神阙穴上施行隔药饼灸时，辛温芳香之气容易直入少腹胞中及经脉气血壅滞之处，随着药饼温度的升高，温热透达之力增强，使经脉舒缓，气机畅达，经血流畅，从而起到治疗的作用。

2.2.4 敷贴疗法

敷贴疗法治疗内异症主要通过经络传导和皮肤渗透吸收发挥作用，由于药物敷贴局部后较长时间停留在皮肤表面直接刺激皮肤感受器，使药物不间断地向病变组织及血液释放，从而使病变部位保持均衡的药物浓度，以便更好地发挥治疗作用。

陈林兴等[74]将云南峨山彝族民间验方开发研制成痛经帖（由当归、雪上一枝蒿组成），月经来潮前2天将痛经帖贴于神厥穴，每帖用2天，疼痛缓解后停用。每个月经周期为1个疗程，连用3个疗程。治疗痛经146例，原发性痛经102例、继发性痛经44例；其中重度48例，中度63例，轻度35例。结果，治疗重度痛经总有效率为87.5%，中度为92.1%，轻度为100%。证明疼痛程度越轻，治愈率越高。彝族验方痛经帖经民间长期临床验证，具有良好的活血化瘀、行气止痛之功效。方中当归味甘辛温，具有补血活血、调经止痛之功效，为妇科调经要药；雪上一枝蒿味苦辛温，具有止痛、活血、散肿之功效，镇痛作用快而持续时间长。民间验方辅以新型制药工艺制作而成的中药巴布剂-痛经帖，从制作工艺上来说，具有良好的涂展性和保湿性，黏性适度，载药量大，透气性、稳定性好，无渗药现象，对人体无致敏及刺激性，使用方便；从临床疗效来看，不仅具有较好的止痛效果，而且能够改善月经的量、色、质，从而达到从根本上治愈痛经的目的。

姚玉荣等[75]认为EMs病理本质为血瘀。下焦血瘀发展到一定程度,会影响下焦腑气通畅,腑气失畅反过来又可加重下焦血瘀。神阙穴为任脉的一个重要穴位,与全身经络相通,与脏腑相连,神阙穴用药既可激发经络之气,又可通过药物在局部的吸收发挥明显的药理作用。遂即予克异种子丹,药物组成(自拟):水蛭30g,炒穿山甲30g,蜈蚣4条,延胡索30g,制没药30g,制乳香30g,大黄35g,炒桃仁30g,川芎25g,木香25g,肉桂20g,淫羊藿30g,菟丝子30g。制用方法:上药共为细末,瓶装备用,临用时取药末10g,以温开水调和成团涂于神阙穴,外盖纱布,胶布固定。3天换药1次,10次为1个疗程。治疗113例中临床痊愈40例,显效45例,有效22例,无效6例,总有效率为94.7%。

2.2.5 其他治法

(1)熏蒸疗法

熏蒸疗法属温热疗法的一种。温热可使病变部位组织的温度升高,使血管扩张,血流加快,可以提高分子的扩散性,从而促进药物转运,而高热又可增加药物的深解度,这些都有利于药物透过皮肤吸收,发挥药效。热还能使药物活血化瘀作用进一步加强。治疗过程舒适、无痛苦、无副作用、效果显著、方法简便。结果表明:熏蒸疗法独具特色,疗效显著,具有内服药所不能达到的效果;给药途径独特,由皮肤给药,避免胃肠和肝脏的"首过效应",减少"药害"和患者痛苦。

杨汉梅等[76]用侗药熏蒸治疗子宫内膜异位症,收效较好。药用:海藻15g、白芥子12g、三棱10g、莪术10g、薏苡仁20g、夏枯草12g、桃仁10g、南星6g、赤芍6、甘草6g。

(2)足底按摩

孟强等[77]依据足底反射原理,取穴肾上腺、输尿管、脑垂体、甲状腺、甲状旁腺、生殖腺、子宫、肝脏、卵巢等足底反射区。行足底按摩,每日1次,1次每足40min,10次为1个疗程,治疗3个疗程后评定疗效。结果显效21例,有效15例,无效2例,有效率94.74%。

2.2.6 综合治疗

杨敏等[78]采用内服、外敷、灌肠加理疗综合治疗35例内异症患者,内服方以桂枝茯苓丸合失笑散加减（桂枝、茯苓、夏枯草、赤芍、桃仁、红花、枳壳、五灵脂、土鳖虫、薏苡仁、延胡索、香附、甘草），外敷双柏散（大黄、侧柏叶各1000g，薄荷、泽兰、黄柏各250g，共研细末备用）50～100g，开水蜜调，外敷下腹部痛处，每天1～2次，月经期停用，配合复方毛冬青灌肠液（毛冬青、败酱草、忍冬藤各6000g，大黄、枳壳各3000g，煎液配成20%浓度装瓶用）100mL，每晚保留灌肠1次，月经期停用。同时采用TDP灯或红外线、微波、周林频谱仪等局部照射理疗，直接照射盆腔局部痛处，每次30min，每天1～2次，经期可继续使用（月经量多者除外），治疗3个月经周期为1疗程。结果痊愈4例，显效17例，有效9例，无效5例，总有效率85.71%，且未发现明显毒性及过敏反应。

黄剑美等[79]采用内服、外敷、灌肠加理疗综合治疗25例内异症患者，内服中药补肾活血方（仙茅10g，淫羊藿10g，三棱10g，莪术10g，香附10g，鸡血藤20g，丹参15g。山药20g，熟地黄15g）水煎服，日1剂，分2次服。配合灌肠中药（败酱草20g，三棱10g，延胡索10g，牡丹皮10g，莪术15g，三棱10g）浓煎100mL，每晚睡前保留灌肠。外敷双柏水蜜膏（黄柏、侧柏叶、大黄、泽兰、薄荷各等量，水：蜜以1：1调制成膏），外敷双下腹。每次用100g，1次/天，保留2h以上。敷药后用周林频谱仪照射下腹部30min。上述治法在月经期停用，月经干净后3天开始施行，每月连用14天为1个疗程。以3个月经周期为1个疗程，共观察治疗3个疗程，随访1年，结果有效率72%。

沈姚琴等[80]将114例患者随机分成两组，研究组非经期给予自拟化异定痛饮口服（赤芍、花蕊石、香附、川芎、当归、延胡索、刘寄奴、皂角刺、石见穿、水蛭），痛经者经期加用维生素K_3针剂做双侧三阴交穴位注射，每穴各4mg，每次经期可注射1～3次，治疗3个月查肝功能。对照组予内美通口服。治疗6个月后评定疗效，显示两组有效率分别为：研究组92.6%，对照组93.5%，但研究组副反应发生率低于对照组。

王丽英等[81]采用三联疗法治疗子宫内膜异位症痛经。治疗组55例采用推拿、药敷、隔药灸三联疗法治疗，于月经前10天开始治疗，选取气海、关元、中极、子宫（双）为主穴。治愈40例，未愈1例，总有效率为98.18%。对照组53例根据临床辨证予以化瘀止痛汤及血府逐瘀汤化裁，于月经前20天开始服药。治愈20例，未愈10例，总有效率为81.13%。两组总有效率比较，差异有非常显著性意义（$P < 0.01$）。

3 评价与展望

本病为临床难治性疾病，在治疗上，多根据患者的年龄、症状、病变部位、范围及对生育的要求等方面全面考虑，西医治疗本病多应用激素疗法，如症状严重者可考虑手术治疗，因其毒副作用、复发率及创伤性损害，多使患者难以接受。因此寻求中医的治疗方法为当今公认的途径。中医通过辨证论治，针对不同个体，采用不同的治疗方法，可缓解症状、改善体征，使包块缩小，解除粘连，使治疗的有效率大大提高，从而使广大的女性患者从中受益。

参考文献

[1]　灵枢经[M].赵府居敬堂刊本.北京：人民卫生出版社，1956.

[2]　黄帝内经素问[M].北京：人民卫生出版社，1963.

[3]　难经集法[M].影印本.北京：人民卫生出版社，1956.

[4]　张仲景.金匮要略方论[M].北京：人民卫生出版社，1963.

[5]　王叔和.脉经[M].上海：商务印书馆，1940.

[6]　巢元方.诸病源候论[M].周氏医学丛书本影印.北京：人民卫生出版社，1956.

[7]　孙思邈.备急千金要方[M].江户医学影宋本影印.北京：人民卫生出版社，1982.

[8]　陈自明.妇人大全良方[M]北京：人民卫生出版社，1985.

[9]　朱橚，等.普济方[M].北京：人民卫生出版社，1959.

[10]　王肯堂.证治准绳·女科[M].影印本.上海：上海科学技术出版社，1959.

[11]　柳宝治.柳选四家医案[M].北京：中国中医药出版社，1997.

[12]　吴谦，等.医宗金鉴[M].影印本.北京：人民卫生出版社，1956.

[13]　张景岳.景岳全书[M].岳峙楼藏版影印.上海：上海科学技术出版社，1959.

[14]　竹林寺僧.竹林女科证治[M].上海：上海卫生出版社，1957.

[15]　王清任.医林改错[M].北京：人民卫生出版社，1976.

[16]　竹林寺僧.宁坤秘笈[M].北京：中医古籍出版社，1993.

[17]　王怀隐，等.太平圣惠方[M].北京：人民卫生出版社，1958.

[18]　宋政府编辑.圣济总录[M]北京：人民卫生出版社，1962.

[19]　严用和.严氏济生方[M].北京：人民卫生出版社，1957.

[20]　陈素庵.陈素阉妇科补解[M].上海：上海科学技术出版社，1983.

[21]　朱震亨.丹溪心法[M].金元四大家医学全书.天津：天津科学技术出版社，1994.

[22] 虞抟. 医学正传 [M]. 北京：人民卫生出版社，1981.

[23] 武之望. 济阴纲目 [M]. 上海：上海科技出版社，1958.

[24] 龚廷贤. 寿世保元 [M]. 上海：上海科学技术出版社，1959.

[25] 宋林皋. 宋氏女科秘书 [M]. 上海：中医书局，1955.

[26] 傅山. 傅青主女科 [M]. 上海：上海科学技术出版社，1959.

[27] 陈言. 三因极一病证方论 [M]. 北京：人民卫生出版社，1957.

[28] 张锡纯. 医学衷中参西录 [M]. 石家庄：河北人民出版社，1977.

[29] 沈金鳌. 妇科玉尺 [M]. 上海：人民卫生出版社，1958.

[30] 何梦瑶. 医碥 [M]. 上海：上海科学技术出版社，1982.

[31] 何松庵，浦天球. 中医妇科名著集成·女科正宗 [M]. 北京：华夏出版社，1997.

[32] 徐灵胎. 女科指要 [M]. 上海：锦文堂书局民国间石印.

[33] 岳开琴，曹葱娟. 活血祛瘀扶正固本治疗子宫内膜异位症50例临床观察 [J]. 中国实验方剂学杂志，2001，7（5）：51-52.

[34] 潘芳，肖承悰，林立佳. 温通法治疗子宫内膜异位症痛经32例 [J]. 中国中医药信息杂志，2005，12（3）：65-66.

[35] 李卫红，李莉. 从湿瘀论治子宫内膜异位症 [J]. 中国中医药信息杂志，2008，15（3）：86.

[36] 侯建峰. 高月平治疗子宫内膜异位症经验 [J]. 中医杂志，2007，48（5）407.

[37] 吴燕平. 裘笑梅教授内膜异位症性不孕症治验浅谈 [J]. 福建中医药，2008，39（2）：18-19.

[38] 司徒仪，沈碧琼，梁雪芳，等. 子宫内膜异位症瘀证本质及活血化瘀疗效机理探讨 [J]. 北京中医，1998，（3）：11-13.

[39] 魏绍斌，曹亚芳. 从"湿热瘀结"论治子宫内膜异位症探讨 [J]. 中国中医基础医学杂志，2006，12（10）：757.

[40] 邱业健，刘志辉，王忠轩. 益气化瘀法治疗子宫内膜异位症临床疗效观察 [J]. 吉林中医药杂志，2004，24（3）：23-24.

[41] 李广文. 山东省第九届妇科学术交流会议文集 [C]. 1995：95，101.

[42] 夏桂成. 中医妇科理论与实践 [M]. 北京：人民卫生出版社，2003：4.

[43] 李秀英，刘爽. 马中夫治疗子宫内膜异位症的三三理论 [J]. 辽宁中医杂志，2003，30（2）：105.

[44] 王隆卉. 蔡小荪教授治疗子宫内膜异位症经验介绍 [J]. 新中医，2007，39（6）：7-8.

[45] 张英蕾. 王维昌诊治子宫内膜异位症经验 [J]. 上海中医药杂志，2007，41（1）：7-8.

[46] 李祥云. 补肾祛瘀法治疗子宫内膜异位症 [J]. 中国临床医生，2003，31（8）：50-52.

[47] 钱静，郑陆骅. 温肾化瘀法治疗子宫内膜异位症的临床研究 [J]. 南京中医药大学学报（自然科学版），2000，16（5）：277-279.

[48] 王刘英. 自拟益气化瘀汤治疗子宫内膜异位症30例疗效观察 [J]. 云南中医中药杂志，2003，24（5）：22.

[49] 潘爱珍，赖慧红.蒲归汤治疗瘀热型子宫内膜异位症60例临床分析[J].中药材，2007，30（5）：625-626.

[50] 顺惠芳.化瘀消痰法治疗子宫内膜异位症痛经70例疗效观察[J].新中医，2003，35（10）：17-18.

[51] 徐兆宪，于美华，林玲，等.消异汤治疗子宫内膜异位症临床研究[J].中华中医药学刊，2007，25（6）：1289-1290.

[52] 陈芊，邰国香，赵淑荣.子宫内膜异位症子宫腺肌症中医治疗思路初探[J].光明中医，2007，22（3）：34-35.

[53] 周惠芳.补肾化瘀法治疗子宫内膜异位症34例[J].吉林中医药，1997，17（5）：17.

[54] 梁丽琴，张丽.中药灌肠治疗子宫内膜异位症痛经72例[J].中国中医药科技，2004，11（4）：252.

[55] 杨渐.中药保留灌肠治疗子宫内膜异位症50例[J].陕西中医，2001，22（6）：326.

[56] 孔桂茹.中药直肠滴注治疗子宫内膜异位症[J].青海医药杂志，2006，36（7）：74.

[57] 傅友丰，李健美.化瘀消症剂直肠滴注治疗子宫内膜异位症术后复发31例[J].实用中医药杂志，2002：18（2）：46.

[58] 孙远征，陈洪琳.俞募配穴治疗子宫内膜异位症的对照研究[J].中国针灸.2006,26（12）：863-865.

[59] 朱志强，吕春燕，蒋华民，等.腹针治疗子宫内膜异位症所致痛经疗效观察[J].中国民族民间医药，2010（13）：156-156.

[60] 林芸，陈丽娜.腹针治疗子宫内膜异位症痛经30例[J].河南中医，2010，30（5）：500-501.

[61] 陈丽娜，林芸，袁丽萍，等.腹针治疗子宫内膜异位症痛经35例[J].湖南中医杂志，2010，26（6）：75-76.

[62] 熊运碧，祝育德.低频治疗仪治疗子宫内膜异位症所致痛经的疗效观察[J].北京中医药大学学报，2006，13（3）：23-24.

[63] 金亚蓓，孙占玲，金慧芳.耳穴电针治疗子宫内膜异位症痛经的随机对照研究[J].针刺研究，2009，34（3）：188-192.

[64] 曾睿，洪文.温针灸治疗子宫内膜异位症40例[J].中医学报，2010，25（147）：342-343.

[65] 孙占玲，金亚蓓.耳针治疗子宫内膜异位症致痛经32例疗效观察[J].浙江中西医结合杂志，2007，17（12）：738-739.

[66] 向东方，司徒仪，梁雪芳，等.耳埋针法治疗子宫内膜异位症痛经37例临床研究[J].中医杂志，2001，42（10）：596-597.

[67] 丁哲，丁岩.耳穴贴压治疗痛经68例[J].中国民间疗法，2004，12（11）：18-19.

[68] 李媛枫，李幼萍，陈术梅.耳压配合中药治疗子宫内膜异位症痛经8例[J].辽宁中医杂志，2002，29（3）：144.

[69] 张丽蓉.张丽蓉治疗子宫内膜异位症经验[J].天津中医，2000，17（2）：2-3.

[70] 阮继源，汪慧敏. 隔药饼灸配合六位注射治疗子宫内膜异位症46例[J]. 实用中医药杂志，2001，17（3）：19.

[71] 刘亚欣，曹银香，王荣英，等. 温通药灸治疗子宫内膜异位症致痛经76例疗效观察[J]. 新中医，2003，35（5）：55.

[72] 汪慧敏，王幸儿. 七厘散穴位敷贴治疗Ⅰ期子宫内膜异位症的临床观察[J]. 浙江中医学院学报，2003，27（2）：62.

[73] 陈光盛. 汪慧敏治疗子宫内膜异位症经验[J]. 中医杂志，2006，47（5）：342-343.

[74] 陈林兴，马伟光，熊磊，等，彝族验方痛经帖治疗痛经的临床观察[J]. 中华中医药杂志，2006，21（12）：784-785.

[75] 姚玉荣，路印香. 克异种子丹敷脐治疗盆腔子宫内膜异位症113例[J]. 国医论坛，2001，16（2）：5.

[76] 杨汉梅，杨忠华. 侗药熏蒸治疗子宫内膜异位症[J]. 中国民族医药杂志，2009：（7）：38.

[77] 孟强，张悦. 足底按摩治疗子宫内膜异位症之痛经38例[J]. 按摩与导引，2001，10（2）：55.

[78] 杨敏，张旭宾. 中医综合疗法治疗子宫内膜异位症35例疗效观察[J]. 新中医，2004，36（4）：22-23.

[79] 黄剑美，林慰欣. 中医综合治疗子宫内膜异位症合并不孕25例[J]. 河南中医，2008，28（8）：65-66.

[80] 沈姚琴，陆金霞，陆文彬. 自拟化异定痛饮结合穴位注射治疗子宫内膜异位症68例[J]. 中医药临床杂志，2007，19（3）：233.

[81] 王丽英，刘莉，于荣艳. 三联疗法治疗子宫内膜异位症痛经55例[J]. 新中医，2009，41（4）：80.

第二节　陈慧侬教授治疗子宫内膜异位症的临证经验

子宫内膜异位症（简称内异症）是指具有生长功能的子宫内膜（腺体和间质）出现在子宫腔被覆内膜及宫体肌层以外的部位。该病是激素依赖性疾病，临床表现多种多样，组织学上虽然是良性，但却有增生、浸润、转移及复发等恶性病理，是生育年龄妇女最常见的疾病之一。异位子宫内膜可以侵犯全身任何部位，但绝大多数位于盆腔，其中宫骶韧带、子宫直肠陷凹及卵巢为最常见的受侵犯部位，其次为子宫浆膜、输卵管、乙状结肠、腹膜脏层、直肠阴道隔。

子宫内膜异位症的主要临床表现有盆腔疼痛、月经异常、不孕、急性腹痛等。盆腔疼痛：70% ～ 80%的患者有不同程度的盆腔疼痛，与病变程度不完全平行。主要表现为痛经、性交疼痛和大便困难三联征。月经异常：15% ～ 30%的患者有经量增多、经期异常或经前点滴出血。若卵巢表面受累，可引起排卵性疼痛及排卵期阴道出血。不孕：不孕与内异症关系密切。内异症患者不孕率高达40%。不明原因不孕的患者40% ～ 50%是由内异症所致。内异症引起不孕的病因复杂，临床表现也呈现多样化特点。急性腹痛：直径＞9cm的卵巢子宫内膜异位囊肿，因为张力较大或囊肿壁厚薄不均，可在围月经期或性交时发生囊肿破裂，引起急性腹痛。往往是妇科急腹症中导致腹痛症状最剧烈的一种，与巧克力囊肿（简称巧囊）液体对腹膜刺激较大有关。这些症状及合并疾病都会对育龄期妇女的身心健康造成极大危害，是妇科常见的疑难病种。中国古代医学典籍中并没有对"子宫内膜异位症"的具体论述，但综合其临床表现可散见于"痛经""不孕症""月经不调"和"癥瘕"等病的范畴之中。

1 痛经

1.1 病因病机

由于异位的子宫内膜在女性激素的周期性作用下，产生局部病灶的出血与坏死，中医称为"离经之血"，离经之血蓄积下焦而致病，"积聚成为瘀血形成癥瘕"，因此"瘀血"是产生子宫内膜异位症状及体征的主要原因。

若经行产后，调摄失宜，感受外邪（寒、热、湿），与血相搏，或内伤七情，气机郁结，或体虚过劳、气血亏虚、房事不节（洁）、多孕多产（含医源性），总致冲、任二脉受损，胞宫泄溢失职，经血不循常道，离经而出，阻滞胞脉、胞络，停蓄成瘀，瘀积下焦，气血不畅，"不通而痛"，发为痛经。

进行性痛经是内异症的主要表现，其周期性发作和疼痛的程度均与瘀血有着密切的关系。一是痛经的周期性发作与瘀血有关。在各种致病因素的作用下，在经前期以及经行时邪无出路，经期血海盈满，冲任壅滞更甚，离经之血不断蓄积，阻滞胞宫胞脉，不通则痛，行经后邪有出路，瘀血随经血排出，疼痛减轻；月经干净后，冲任气血平和，致病因素尚不足引起胞脉瘀阻，故平时无腹痛等其他不适。二是疼痛的程度与瘀血的部位有关。若瘀血阻滞的部位面积较大，其气血可运行的部位较多，阻滞相对较轻，出现的痛经较轻；若瘀血阻滞的部位面积较窄，其气血运行不畅，瘀滞较重，则容易出现痛经较为剧烈，如卵巢的巧克力囊肿痛经的程度较轻，而在宫骶韧带、子宫肌层的内异灶多表现痛经较重。如病因不除，疼痛伴随月经周期而反复出现；离经之血去无出路，越积越多，故痛经渐进加重。

1.2 辨证要点

1.2.1 气滞血瘀型

证候特点：腹坠胀剧痛、拒按，肛门坠胀，经行不畅，色暗有块，块下痛减。婚久不孕，胸胁、乳房胀痛，性情抑郁或易怒。舌暗有瘀斑，脉弦或弦涩。

症状辨析：肝郁不舒，气机郁滞，血行不畅，瘀阻冲任、胞宫，经期血欲下不能下，故经前或经期小腹坠胀剧痛、拒按，经行不畅，色暗有块，甚则肛门坠胀；瘀阻胞脉，不能摄精成孕故不孕；胸胁、乳房胀痛，性情抑郁或易怒；舌暗有瘀斑，脉弦或弦涩，均为肝郁气滞血瘀之象。

1.2.2 寒凝血瘀型

证候特点：经前或经期小腹剧烈绞痛或冷痛、拒按，得热痛减，经量少，色暗黑，有血块，块下痛减，形寒肢冷，痛甚呕恶，不孕，唇紫舌暗有瘀斑，脉沉紧。

症状辨析：素体阳虚或过食生冷或误服寒凉之药，寒凝则血瘀，瘀阻冲任，经行时血行受阻，故出现经前或经期小腹剧烈绞痛或冷痛、拒按；经量少，色暗黑，得热经脉暂通，故得热痛减；阴寒内盛，不能温暖四肢，故形寒肢冷；脾失温煦，胃失和降，故痛甚呕恶；寒凝瘀阻，不能摄精成孕，故不孕；唇紫舌暗有瘀斑为内有瘀阻，脉沉紧为里为寒。

1.2.3 热郁血瘀型

证候特点：经前或经期小腹疼痛、拒按，有灼热感，得热痛甚，月经先期或量多，经色红或深红，质稠有块，口苦咽干，烦躁易怒，溲黄便结，婚久不孕，性交疼痛，舌质红或暗红，苔脉弦数。

症状辨析：热与血结，气血失畅，经前血海气血充盈，瘀热互结壅滞不通，故出现经前或经期腹痛拒按，有灼热感，性交疼痛等；热扰血海，故月经先期量多，经色红或深红，质稠有块，热盛伤津，则口苦咽干，热扰心神则烦躁易怒；瘀阻冲任，不能摄精成孕故婚久不孕；舌质红或暗红，苔黄，脉弦数为内有瘀热之象。

1.2.4 肾虚血瘀型

证候特点：经期小腹坠胀疼痛，或伴经后小腹隐痛、腰骶酸痛引及下肢，痛剧恶心呕吐，面白肢冷，月经后期，量少，经色紫暗有块，日久不孕，头晕目眩，舌暗滞有瘀点，苔薄白，脉沉细而涩。

症状辨析：肾气虚则血行迟缓而涩滞成瘀，瘀阻胞中，经期血海盈满，冲任壅滞更甚，故经期小腹坠胀疼痛；肾虚精亏血少，加上经后血海空虚，胞脉失养，故经后仍有小腹隐痛；肾为腰之外府，故腰骶酸痛，引及下肢；气为阳，肾气虚则肾阳不足，脾失温煦，胃失和降则恶心呕吐；肾阳虚，上不能上荣头目；外不能温暖四肢，故头晕目眩，面白肢冷；肾虚精血不足，再加瘀阻，冲任血海不能按时满盈，故月经后期，量少，经色紫暗有块，冲任不畅无以摄精成孕，故日久不孕；舌质暗滞有瘀点，苔薄白，脉沉细而涩均为肾虚夹瘀之象。

1.2.5　气虚血瘀型

证候特点：表现为经行腹痛，量或多或少，色淡质稀，或夹小血块，肛门坠胀等症状，平时倦怠乏力，面色无华，纳差便溏，气短懒言等，舌淡胖，边有瘀点，苔白或白腻，脉细涩。

症状辨析：气为血之帅，气行则血行，气不足则无以推动血液，血行不畅则停滞脉中而成瘀，瘀阻胞宫胞脉，不通则痛，故症见经行腹痛，经血或夹小血块，舌边可见瘀点，脉细涩；气虚下陷，故症见肛门坠胀，倦怠乏力，纳差便溏，气短懒言；又血为气之母，气血损伤，损及血分，故经血色淡质稀。舌淡胖，边有瘀点，苔白或白腻，脉细涩，均为气虚血瘀之象。

1.3　治疗

1.3.1　气滞血瘀型

治则：行气活血，化瘀消癥。

方药：血府逐瘀汤（《医林改错》，赤芍、川芎、桃仁、红花、柴胡、枳壳、牛膝、当归、桔梗、生地黄、甘草）去生地黄，加延胡索、香附。方中以赤芍、川芎、桃仁、红花、牛膝活血祛瘀，治血分的瘀滞；柴胡、枳壳、桔梗调气疏肝，治肝气郁结；当归养血和血；加延胡索、香附加强其疏肝理气之功，瘀去肝舒则诸症自除。

加减：加昆布、海藻、地鳖虫以软坚散结；腹痛剧烈加血竭、三棱、莪术以逐瘀止痛；腹胀甚者，加川楝子、青皮、陈皮以行气消胀。

1.3.2 寒凝血瘀型

治则：温经散寒，活血祛瘀。

方药：内异痛经灵，方药组成为蒲黄炭、血竭、五灵脂、桂枝、木香、山楂、九香虫、橘核、白芍、甘草等。方中血竭味甘、咸，性平，归心、肝经，能散瘀止痛，为君药；九香虫性温、味咸能行气止痛，温肾壮阳；五灵脂、蒲黄炭活血化瘀，散结止痛，为臣药；桂枝鼓舞阳气，温经通脉，橘核行气散结止痛，木香行气止痛，山楂消食健胃，活血化瘀，白芍养血和营，缓急止痛，上药共为佐药；甘草补脾益气，缓急止痛，调和诸药，为使药。

加减：寒邪重者，加制附子以温阳散寒；兼腰酸膝软、小清长者，加淫羊藿、仙茅以温补肾阳；腹痛剧烈者，加香附、青皮、莪术以行气祛瘀止痛。

1.3.3 热郁血瘀型

治则：清热活血，化瘀消癥。

方药：血竭金铃散（陈教授自拟经验方），方药组成为血竭、川楝子、延胡索、两面针、白花蛇舌草、重楼、白芍、香附。方中川楝子、延胡索、香附、两面针疏肝理气止痛；血竭活血化瘀消癥；白花蛇舌草、重楼清热解毒；白芍养肝柔肝止痛。全方共奏清热活血、化瘀消癥止痛之功。

加减：瘀血重者加五灵脂、蒲黄化瘀止痛；月经量多者加地榆、茜草凉血止血；口干溲黄者，加玄参、麦冬、竹叶以清热除烦。

1.3.4 肾虚血瘀型

治则：益肾调经，活血祛瘀。

方药：三子温经汤（《辽宁中医杂志》）合桃红四物汤（《医宗金鉴》）去熟地黄、干姜。三子温经汤：菟丝子、覆盆子、补骨脂、杜仲、制香附、当归、白芍、木香、肉桂、制附子、熟地黄、干姜。桃红四物汤：熟地黄、白芍、当归、川芎、桃仁、红花。方中菟丝子、覆盆子、补骨脂、杜仲温肾助阳；肉桂、制附子扶阳鼓舞肾气；桃仁、红花、川芎活血化瘀止痛；制香附、木香理气行滞；当归、白芍养血柔肝止痛。

加减：腰痛加续断、桑寄生补肾壮腰；腹痛剧烈加延胡索、血竭以行气化瘀止痛；月经量少者加鹿角胶、泽兰以补肾活血；月经量多加益母草、三七以化瘀止血。

1.3.5 气虚血瘀型

治则：益气温阳，活血化瘀。

方药：黄芪建中汤加味：黄芪、桂枝、白芍、当归、血竭、蒲黄炭、五灵脂、白术、补骨脂等。黄芪建中汤出自《金匮要略·血痹虚劳病脉证并治》："虚劳里急，诸不足，黄芪建中汤主之。"黄芪建中汤由桂枝、白芍、生姜、大枣、甘草、饴糖、黄芪组成，即小建中汤加黄芪而成。方中桂枝通阳，芍药收阴，一阴一阳，和调营卫；甘草、饴糖一阴一阳，补和营卫；生姜、大枣一阴一阳，宣通营卫。诸药相合，使营卫冲和，灌溉脏腑，而脏腑受济则诸虚恢复也。《本草求真》说："（黄芪）入肺补气，入表实卫，为补气诸药之最……然与人参比较，则参气味甘平，阳兼有阴；芪则秉性纯阳，而阴气绝少。"可知黄芪入脾、肺经，为纯阳之品，善补阳气。脾气虚弱，精微乏源，阳无以生，阴无以长，阴阳并虚之"诸不足"者，皆可用此方建中益气。陈慧侬教授在临床常用黄芪建中汤加减治疗子宫内膜异位症和慢性盆腔疼痛综合征。

2 不孕症

2.1 病因病机

子宫内膜异位症是育龄期妇女日趋增多的常见疑难病，5%～15%育龄妇女受累，其中50%合并不孕；而不孕患者中内异症发病率为25%～40%。经保守性手术、药物治疗后80%～90%的妇女可减轻内异症的症状，但并不提高妊娠率，且文献报道该病术后复发率为2%～47%。

形成此病的原因有三：一是经期产后房事不节，败精浊血混为一体；二是人工流产、剖宫产术后，损伤冲任及胞宫；三是邪毒侵袭稽留不去所致寒热湿瘀阻。不论何种病因，最终形成EMs的病理实质——血瘀。气为血之帅，血瘀日久，必然影响气机，导致气滞。气滞又反过来加重血瘀，气不通，血不行，如此往复循环，气与血相胶结，又与寒、热、湿等多种病理机制相互影响，相互转化，令此病缠绵难愈。因此，"宿瘀内结"是本病的基本病机。瘀血宿积体内，久病穷及肾，使得肾—天癸—冲任—胞宫生殖轴功能失调，肾阴肾阳亏虚，卵子无肾阴之滋润、肾阳之温煦无以生发，优势卵泡不能形成，卵泡发生闭锁、黄素化，因而不能受孕；瘀血停留，络道受阻，两精不能相搏，亦不能摄精成孕；瘀血阻滞，肾—天癸—冲任—胞宫生殖轴功能发生失常，扰乱经水正常的盈泻，使得经水暴下不止或淋漓不尽，错失受孕"的候"，也导致了不孕的发生。故本病的病机为肾虚血瘀。

2.2 辨证要点

内异症不孕的治疗重在助孕，如何处理助孕与内异症的关系是关键，怀孕本身就是对内异症最有效的治疗。助孕首先要明确导致不孕的原因：一是输卵管因素，盆腔异位内膜病变造成的粘连引起输卵管形态、功能异常，其病因多为血瘀阻滞，冲任、胞宫、胞脉不通，精卵不能相资故不孕；二是非输卵管性因素，包括排卵障碍、卵子质量不高、子宫内环境欠佳，多因瘀血宿积体内，使得肾—天癸—冲任—胞宫生殖轴功能失调，肾阴肾阳亏虚，卵子无肾阴之滋润、肾阳之温煦无以生发，优势卵泡不能形成，卵泡发生闭锁、黄素化，因而不能受孕；瘀血停留，络道受阻，两精不能相搏，亦不能摄精成孕。

子宫内膜异位症由于输卵管因素导致不孕的多见气滞血瘀型：腹坠胀剧痛、拒按，肛门坠胀，经行不畅，色暗有块，块下痛减。婚久不孕，胸胁、乳房胀痛，性情抑郁或易怒。舌暗有瘀斑，脉弦或弦涩。多因肝郁不舒，气机郁滞，血行不畅，瘀阻冲任、胞宫，经期血欲下不能下，故经前或经期小腹坠胀剧痛、拒按，经行不畅，色暗有块，甚则肛门坠胀；瘀阻胞脉，不能摄精成孕故不孕；胸胁、乳房胀痛，性情抑郁或易怒；舌暗有瘀斑，脉弦或弦涩均为肝郁气滞血瘀之象。

子宫内膜异位症由于子宫、卵巢功能因素导致不孕的多见卵泡黄素化综合征，多为肾阳虚血瘀型：经期小腹坠胀疼痛，或伴经后小腹隐痛、腰骶酸引及下肢，痛剧恶心呕吐，面白肢冷，月经后期，量少，经色紫暗有块，日久不孕，头晕目眩，舌暗滞有瘀点，苔薄白，脉沉细而涩。多因肾阳不足，不能温化推动血液的运行，故出现血行迟缓而涩滞成瘀，瘀阻胞中，经期血海盈满，冲任壅滞更甚，故经期小腹坠胀疼痛；肾虚精亏血少，加上经后血海空虚，胞脉失养，故经后仍有小腹隐痛；肾为腰之外府，故腰骶酸痛，引及下肢；气为阳，肾气虚则肾阳不足，脾失温煦，胃失和降则恶心呕吐；肾阳虚，上不能上荣头目；外不能温暖四肢，故头晕目眩，面白肢冷；肾虚精血不足，再加瘀阻，冲任血海不能按时满盈，故月经后期，量少，经色紫暗有块，冲任不畅无以摄精成孕，故日久不孕；舌质暗滞有瘀点，苔薄白，脉沉细而涩均为肾虚夹瘀之象。

2.3 治疗

2.3.1 衷中参西，明确病因

治疗内异症不孕患者，首先应明确病因。如进行子宫输卵管碘油造影，明确输卵管是否通畅。若造影提示输卵管通而不畅，则根据其梗阻部位及程度轻重采取不同对策。梗阻情况较轻，或单侧输卵管通畅者，可暂予中药通管、促排治疗。经调理3个月仍未妊娠者，行宫腔镜下输卵管口插管加压通液术，此法具有明确诊断及治疗双重作用。

梗阻情况较重，双侧输卵管通而极不畅或不通，或经插管通液仍无力疏通者，分为两种情况。伞端粘连，应行宫腹腔镜手术恢复解剖结构；梗阻于峡部或间质部，应行输卵管介入复通术，术后结合中医辨证论治，介入手术仅解决暂时的梗阻，但无法解决导致梗阻的病因，更不可逆转其功能。再通后3～4个月内仍未怀孕，输卵管极有可能再堵，故术后必须结合中医治疗，衷中参西，提高疗效。

内异症输卵管不通的病机关键为"瘀血阻络、胞脉不通"，在活血化瘀的基础上与通管汤合用进行加减：王不留行10g，当归10g，白芍10g，川楝子10g，延胡索10g，路路通12g，皂角刺12g，续断15g，地龙10g，炮穿山甲6g，血竭15g，炙甘草6g。取当归、白芍、血竭养血活血；王不留行、路路通、皂角刺活血通络；炮穿山甲、地龙虫类药物以搜风通络，消癥散结；续断补肝肾，续筋骨，调血脉；川楝子、延胡索组成金铃子散引药入肝经，使药到病所，起到行气活血作用；全方养血活血，化瘀通络。术后采用中医治疗可巩固获得的输卵管通畅，降低再次粘连及异位妊娠的发生概率。若术后经治疗1年未孕，建议行辅助生育技术结合中医药助孕以提高妊娠的成功率。

2.3.2 调经助孕，改善卵巢子宫功能

针对已排除输卵管病因的患者，多因为瘀血宿积体内，使得肾—天癸—冲任—胞宫生殖轴功能失调，肾阴肾阳亏虚，卵子无肾阴之滋润、肾阳之温煦无以生发，优势卵泡不能形成，卵泡发生闭锁、黄素化，因而不能受孕，病机为肾虚

血瘀。

陈慧侬教授强调"调经助孕"，经调则精血充沛，月事如期来潮，方具备生育功能，若交之以时，胎孕乃成。中药调经的最终目的在于强健黄体、改善卵巢功能、恢复正常排卵、提高卵子质量、优化子宫内环境。采取分期治疗，首治以活血化瘀，软坚散结；再予以补肾调周助孕治疗；最后予补肾养血安胎以助胎长。

由于子宫内膜异位症多以子宫增大，质地坚硬，以及卵巢巧克力囊肿为表现，多因瘀血蓄积所致，故治疗以活血化瘀，软坚散结。方用五桂温经片：黄芪20g，血竭5g，九香虫10g，桂枝5g，橘核10g，木香5g，鸡内金10g，赤芍15g，甘草6g。方中黄芪、血竭补气活血，气行则血行，共为君药，九香虫温肾助阳，桂枝温经散寒，使血得温则行，共为臣药；橘核、鸡内金软坚散结，合木香健脾行气，使活血不伤正；赤芍、甘草组成芍药甘草汤，起到缓急和中之作用。全方补肾活血化瘀，软坚散结。该方破血之力强，可用于内异症不孕的前期治疗，在侧重助孕时不宜运用。

在前期治疗后，使得子宫和卵巢巧克力囊肿缩小，质地软化，使瘀血祛除，脉络通畅，方使得精卵结合，胚胎易于着床。这阶段着重补肾调周助孕，以补肾健脾、益气活血为治法，在当归芍药散的基础上进行加减，即黄芪20g、当归10g、白芍10g、川芎10g、白术10g、茯苓15g、九香虫10g、丹参15g、续断15g、杜仲10g，炙甘草6g。方中重用黄芪在益气健脾、升阳举陷，当归养血活血，与黄芪共用为当归补血汤，起到气行则血行的作用，两者为君药；九香虫温肾助阳，四物汤去熟地黄加丹参以养血活血，共为臣药；白术、茯苓健脾益气，脾气健旺则气血充盛，加续断补肝肾，调血脉使气血平和共为佐药；芍药、甘草组成芍药甘草汤，起到缓急和中之作用。同时应结合月经周期，经前数天至经尽应以化瘀调经为主，因势利导；经后期血海空虚，加强滋肾养血调冲，平补肾之阴阳、促进卵子发育；排卵期是助孕的关键时期，加巴戟天、狗脊、皂角刺等温肾阳、活血化瘀之品促进阴阳转化以利卵子的排出；排卵后期以右归丸加减加强温补肾阳，以维持正常的黄体功能，改善子宫内膜，提高孕育成功率，且陈慧侬教授认为，此期注意适当运用养血活血之品，使内膜的血运丰富，改善内膜的营养以助胚胎的种植和着床，孕后及时安胎，以寿胎丸和当归芍药散加减以补肾益气，养血安胎，方用菟丝子、桑寄生、续断、阿胶、党参、当归、白芍、白术、茯苓、川芎、甘草，方中的当归、川芎可以在大量补肾安胎的药物中起到养血活血安胎的作用。由于子宫内膜异位症的瘀血内阻，其子宫质地较硬会妨碍胚胎的种植和发育，故予以当归、川芎以活血化瘀促子宫血液循环改善瘀血，同时促子宫内膜的血运以利于胚胎的种植和发育，而且当归、川芎在大量的安胎药物中起到"有故无殒，亦无殒也"的作用。

3　月经不调

3.1　病因病机

子宫内膜异位症月经异常：15%～30%的患者有经量增多、经期异常或经前点滴出血。若卵巢表面受累，可引起排卵性疼痛及排卵期阴道出血。

形成此病的原因有三：

一是血瘀所致。子宫内膜异位症的病理实质是"滞、血瘀、癥瘕"，由于经行产后，感受外邪，与血相搏，或内伤七情，气机郁结，或体虚过劳、多产房劳，导致冲、任二脉受损，胞宫泄溢失职，经血不循常道，离经而行，阻滞胞脉、胞络，停蓄成瘀，瘀积下焦，新血不得归经，则月经量多，经期延长。

二是肾虚血瘀引起。瘀血宿积于胞宫胞脉，久病伤肾，使肾失封藏，肾虚精亏、冲任瘀阻；冲任不固，经血非时而下，故见月经失调，经水暴下不止或淋漓不尽。

三是多缘于反复阴道下血引起气阴两伤。气虚不能摄血，阴血亏虚，阴虚则生内热，热迫血妄行，冲任失调，故月经失调。因此子宫内膜异位症引起的月经失调，多由于瘀血内阻，伤及肾气及精血，气阴两伤，封藏不固，冲任失调所致，其病机关键在于"瘀、虚、热"。

3.2　辨证要点

内异症引起的月经失调主要表现为以下证型：

3.2.1　瘀血

经血淋漓不断，量时多时少，血色紫暗，质黏稠，有血块，小腹疼痛拒按，血块排除后疼痛减轻。婚久不孕，胸胁、乳房胀痛，性情抑郁或易怒。舌质紫暗或有瘀点，脉弦或脉沉涩。

3.2.2 肾虚血瘀

经期小腹坠胀疼痛，或伴经后小腹隐痛、腰骶酸痛引及下肢，痛剧恶心呕吐，面白肢冷，月经后期，量少，经色紫暗有块，日久不孕，头晕目眩，舌暗滞有瘀点，苔薄白，脉沉细而涩。

3.2.3 气阴两虚

经前或经期小腹疼痛、拒按，有灼热感，得热痛甚，月经先期或量多，经色红或深红，质稠有块，口苦咽干，烦躁易怒，溲黄便结，婚久不孕，性交疼痛，舌质红或暗红，苔脉弦数。

3.3 治疗

内异症月经失调的治疗重在止血调经。根据其病机：瘀、虚、热，治则为补肾益气养阴，活血化瘀止血，方选加减当归补血汤进行加减，药物组成：黄芪、当归、桑叶、蒲黄炭、五灵脂、女贞子、旱莲草、益母草、甘草。加减当归补血汤出自《傅青主女科》，原方用于年老血崩，组成为当归、黄芪、三七根末、桑叶，夫补血汤乃气血两补之神剂，三七根乃止血之圣药，加入桑叶者，所以滋肾之阴，又有收敛之妙耳。陈教授在该方的基础上，以蒲黄炭代替三七，起到活血止血之效；且由于该病的病理为血瘀，故治疗予以活血祛瘀、散结止痛之失笑散，使瘀滞得通，正虚得补，冲任气血调和，经乃自调；在此基础上由于月经失调伤及阴血，阴虚则生内热，热迫血妄行，加上二至丸以养阴清热止血；全方共奏补肾益气养阴、活血化瘀止血之效。如血瘀重者，加桃仁、红花、三棱、莪术、血竭等活血化瘀；腹痛重，加川楝子、延胡索等行气止痛；寒凝者，加小茴香、艾叶等温经散寒；血热者，加黄柏、生地黄、地骨皮、牡丹皮等清热凉血；若子宫增大、内膜较厚可加煅牡蛎、海螵蛸等收摄止血。

同时应结合月经周期，经前数天及经期因势利导，活血化瘀，使邪有出路，邪祛而正安，气血通畅。非经期根据患者月经失调和痛经特点、经行情况和兼证，辨清在气在血，属寒属热，肾虚、肝郁而分别论治，在活血化瘀的基础上施以疏肝理气、温经散寒、补肾益气、清热消癥等法。

4 癥瘕

4.1 病因病机

该病由于异位的子宫内膜在孕激素的周期性作用下，产生局部病灶的出血与坏死，中医称为"离经之血"，离经之血蓄积下焦而致病，"积聚成为瘀血形成癥瘕"，因此"瘀血"是产生子宫内膜异位症状及体征的主要原因。癥瘕者，多久瘀积聚，常夹虚夹痰夹湿夹热。

内异症癥瘕的发生，主要是由于机体正气不足，风寒湿热之邪内侵，或七情、房事、饮食内伤，脏腑功能失调，气机阻滞，瘀血、痰饮、湿浊等有形之邪凝结不散，停聚小腹，总致冲、任二脉受损，胞宫泄溢失职，经血不循常道，气血不畅，离经而行，阻滞胞脉、胞络，停蓄成瘀，瘀积下焦，离经之血去无出路，日月相积，逐渐而成。由于病程日久，正气虚弱，气血痰湿等有形之邪相互影响，故多相互兼夹而有所偏重，较少单纯的气滞、血瘀或痰湿。主要病因病机可归纳为气滞血瘀、寒凝血瘀、痰湿瘀结、湿热瘀阻和肾虚血瘀。

4.1.1 气滞血瘀

情志内伤，肝气郁结，阻滞经脉，血行受阻，气聚血凝，积而成块。

4.1.2 寒凝血瘀

素体阳虚或过食生冷或误服寒凉之药，寒凝则血瘀，瘀阻冲任，经行时血行受阻，或经行产后，血室正开，风寒侵袭，血脉凝涩不行，邪气与瘀血相搏结，积聚成块，逐日增大而成癥瘕。

4.1.3 痰湿瘀结

脾阳不振，饮食不节，脾失健运，水湿不化，凝而为痰，痰浊与气血相搏，凝滞气血，痰湿瘀结，积聚不散，日久而生癥瘕。

4.1.4 湿热瘀阻

经行产后，胞脉空虚，正气不足，湿热之邪内侵，与余血相结，滞留于冲任胞宫中，气血循行不利，湿热瘀阻不化，久而渐生癥瘕。

4.1.5 肾虚血瘀

肾藏精，主生殖，妇人以血为本，气血之根在于肾。若先天肾气不足或后天伤肾，肾虚则肾血瘀滞而为肾虚血瘀；或瘀血久积，化精乏源，亦可成肾虚血瘀，阻滞冲任胞宫，日久而成癥瘕。

4.2 辨证要点

病史多有情志抑郁、经行产后感受外邪、月经不调、带下异常等，症状主要以妇人下腹部胞宫胞脉有包块，兼有或胀满，或疼痛，或月经不调，或带下异常等症状者，体征可触及后穹隆、宫骶韧带触痛性结节，子宫增大，表面不平、质地较硬，子宫活动度较差，或附件可触及囊实性的活动欠佳的轻压痛的包块。

4.2.1 气滞血瘀

腹坠胀剧痛、拒按，肛门坠胀，经行不畅，色暗有块，块下痛减。婚久不孕，胸胁、乳房胀痛，性情抑郁怒。舌暗有瘀斑，脉弦或弦涩。

4.2.2 寒凝血瘀

经前或经期小腹剧烈绞痛或冷痛、拒按，得热痛减，经量少，色暗黑，有血块，块下痛减，形寒肢冷，痛甚呕恶，不孕，唇紫，舌暗有瘀斑，脉沉紧。

4.2.3 痰湿瘀结

多见患者形体肥胖，月经后期或经量少，平素带下量多，大便不实，B超多见子宫腺肌瘤或卵巢巧克力囊肿，舌暗有瘀斑，苔白腻，脉弦滑。

4.2.4 湿热瘀阻

经前或经期小腹疼痛、拒按，有灼热感，得热痛甚，月经先期或量多，经色红或深红，质稠有块，口苦咽干，烦躁易怒，溲黄便结，婚久不孕，性交疼痛，舌质红或暗红，脉弦数。

4.2.5 肾虚血瘀

经期小腹坠胀疼痛，或伴经后小腹隐痛、腰骶酸痛引及下肢，痛剧恶心呕吐，面白肢冷，月经后期，量少，经色紫暗有块，日久不孕，头晕目眩，舌暗滞有瘀点，苔薄白，脉沉细而涩。

4.3 治疗

由于该病的病机为"积聚成为瘀血形成癥瘕"，治疗以活血化瘀、消癥散结为大法。方药以五桂温经片加减，药物组成：桂枝、茯苓、桃仁、白芍、牡丹皮、血竭、九香虫、蒲黄炭、五灵脂、橘核、荔枝核、甘草。桂枝茯苓丸又名夺命丹（《妇人大全良方》）、催生汤（《济阴纲目》），源自《金匮要略·妇人妊娠病脉证并治》，本方可以活血化瘀，缓消癥块。主治下焦瘀血的妇人癥病，即"妇人宿有癥病，经断未及三月，而得漏下不止，胎动在脐上者，为癥痼害。妊娠六月动者，前三月经水利时胎也。下血者，后断三月衃也。所以血不止者，其癥不去故也，当下其癥，桂枝茯苓丸主之"。从条文可见，"宿有癥病""漏下不止""血不止"是本方方证辨证关键。这包块、癥块的组成，以瘀血为主，结合津液凝聚成痰，痰瘀相结形成的癥块，所以桂枝一味药，既能温经活血，又能温阳化气，血竭味甘、咸，性平，归心、肝经，能散瘀止痛，为君药；桃仁活血化瘀消癥，九香虫性温，味咸能行气止痛，温肾壮阳；五灵脂、蒲黄炭活血化瘀，散结止痛，为臣药；橘核、荔枝核行气散结止痛，牡丹皮可以散瘀，同时可以制约桂枝的辛温，不至于温之太过，因为桂枝茯苓丸服用时间较长，温得太过容易动血，白芍益阴养血，又能缓急止痛。茯苓是第二组佐药，和桂枝相配，可以增加温阳化气、利水消痰的作用，考虑针对了痰和瘀，痰和瘀是形成癥块的一个主要原因。牡丹皮活血化瘀，白芍养血和营，缓急止痛，茯苓健脾益气，使活血不伤正，上药共为佐药；甘草补脾益气，缓急止痛，调和诸药，为使药。所以全方活血化瘀，消痰利水，能缓消癥块。

如经前胸胁、乳房胀痛，性情抑郁或易怒，多为气滞所致，常加用柴胡、枳壳、香附、青皮、川楝子等；如子宫增大，质地较硬多考虑血瘀所致，加三棱、莪术、生牡蛎、鸡内金、鳖甲破血祛瘀、软坚散结、行气止痛；如为巧克力囊肿或结节明显者多考虑痰湿瘀积所致，加海藻、昆布、浙贝母、泽兰、泽泻、土茯苓、法半夏等以化痰除湿，以及川楝子、柴胡等引经药，使药到病所。如患者痛经以小腹冷痛为主，为寒凝所致，治疗在上方的基础加上小茴香、肉桂、乌药等；如痛经有灼热感，平素带下色黄，月经先期等，多为湿热瘀阻，在上方的基础去桂枝，加黄柏、苍术、薏苡仁、牛膝以清热除湿等；如痛引腰骶以及下肢，日久不孕，腰膝酸软，头晕耳鸣，为肾虚血瘀，在上方的基础上加续断、杜仲、菟丝子等补肾填精之药。

在治疗的同时，注意固护脾胃。由于该病程较长，如患者有疼痛坠胀感，多为气虚下陷所致的坠胀，而且长期使用活血化瘀的药物容易耗伤正气，损伤脾胃，故治疗时常加健脾益气之黄芪、党参、白术、茯苓、柴胡、升麻等药，使脾气健旺，化生气血充足，气行则血行。而且在活血化瘀的同时配伍软坚散结消癥之品，海藻—昆布、橘核—荔枝核、鳖甲—生牡蛎等药对，喜用水蛭、地鳖虫、鳖甲、穿山甲、九香虫等虫类血肉有情之品搜剔脉络，破血祛瘀，促进病灶周围组织的血液循环，以利病灶吸收消散。

第三节 陈慧侬教授补肾活血法治疗子宫内膜异位症的学术思想

陈慧侬教授从医50余年，运用中医药治疗子宫内膜异位症积累了丰富的临床经验。陈慧侬教授认为，子宫内膜异位症的病理基础是"滞、瘀、包块"，其病机为肝郁肾虚血瘀，临证采用审因论治，治疗以补肾活血法为主，以通为用，病症结合，周期治疗，善用虫类药物以通络、活血化瘀，遣方用药独具特色，疗效显著。笔者随师临证，受益匪浅，兹就其学术思想介绍如下。

1 理论渊源

中医无子宫内膜异位症病名，根据其临床表现及体征散见于"痛经""月经不调""不孕""癥瘕"等论述中。《诸病源候论》曰："妇人月水来腹痛者，由劳伤血气，以致体虚，受风冷之气客于胞络，损伤冲任之脉。"《景岳全书•妇人规》云："瘀血留滞作癥，惟妇人有之，其证则或由经期或由产后，凡内伤生冷，或外受风寒，或恚怒伤肝，气逆而血留……或积劳积弱，气弱而不行。总由血动之时，余血未净而一有所逆，则留滞日积而渐以成癥矣。"《证治准绳》中妇人腹痛独特的描述："血瘕之聚……腰痛不可以俛仰……少腹里急若痛，背脊热，深达腰腹……此病令人无子。"其候同内异症。

2 审因论治

陈慧侬教授认为子宫内膜异位症属中医血瘀证，其病理为"滞、瘀、包块"。妇女"以血为本，以血为用"，冲为血海，任主胞胎，脏腑之血皆归冲脉，而凡精血津液又皆属任脉所司。《三国志·华佗传》云："血脉流通，病不得生。"《素问·调经论》曰："血气不和，百病乃变化而生。"就冲任、胞宫的藏泻而言，经期及产褥期处于泻而不藏的特殊时期，溢泄之血应以泻尽为顺。若经行产后调摄失宜，感受外邪，与血相搏，或内伤七情，气机郁结，或体虚过劳、房事多产，总致冲、任二脉损伤，胞宫溢泻失常，经血不循常道，离经而行，阻滞胞脉、胞络，停蓄成瘀，瘀积下焦，气血不畅，"不通而痛"，发为痛经；瘀血内阻，两精不能相合则婚久不孕；旧瘀不去，新血不得归经，则月经量多，经期延长，瘀积日久，聚则成癥，可见结节包块。故瘀血内蓄是本病最重要的病理基础。

而且瘀血的形成与机体脏腑功能失调有关。肝的疏泄作用与藏血功能相互协调，周身气血流畅，经候如常，如肝气郁结则气血失和、血脉不畅，易形成血瘀之证。瘀血内结，遇经前、经时冲任气血更加壅滞，即发此疾。肾为先天之本，元气之根。若禀赋不足、命门火衰，或劳逸失度、经行感寒，则致肾阳虚弱，温煦无力，血行不畅，且阳虚生内寒，寒与血凝，则可形成瘀血。若先天不足、素体阴虚，或多产房劳、久病术伤，损及肾阴，精血不足，以致冲任、胞脉失于濡养，血行凝滞，且阴虚生内热，热与血结，亦可形成瘀血。此外，肾主生殖，藏精气，"胞络者系于肾"。肾虚，不仅使冲任气血失和，瘀血阻滞，"不通则痛"，且加之瘀血，更致冲任虚损，无以相资，不能摄精成孕，故"不孕"是内异症的除"痛经"以外的另一种最常见主症，其发病率高达40%[1]，而对不明原因的不孕患者进行腹腔镜检查发现大约30%有异位病灶[2]。

综上所述，瘀血停蓄是本病发病的病理基础，病机以肾虚为本、瘀血为标，而肝郁则是瘀血形成的重要中间环节。而且瘀血作为病理产物，是脏腑、气血失调所致，又作为新的致病因素，进一步影响脏腑功能，加剧病情，诱发病变，两者互为因果，胶结难解，致使本病病情复杂，难以治愈。

3 治疗经验特色

3.1 以通为用

由于血液的运行有赖于气的推行温煦，气行则血行，气滞则血瘀；血得温则行，得寒则凝。该病多因肝郁肾虚血瘀所致，治疗"以通为用"，在活血化瘀的基础上，还应补肾助阳及理气止痛，研制成"内异痛经灵"。方由黄芪、血竭、蒲黄炭、五灵脂、九香虫、桂枝、橘核、木香、山楂、白芍、甘草组成。其中血竭味甘、咸，性平，归心、肝经，《本草纲目》记载"散滞血诸痛，妇人血气，小儿瘈疭"，能散瘀止痛，被李时珍誉为"活血圣药"。现代药理学研究表明血竭具有抗菌、抗炎、抗血栓形成等作用，在临床应用的过程中还发现血竭具有镇痛作用[3]。黄芪大补脾胃之气，与血竭配伍使用，使气旺血行，瘀去络通，两药合用共为君药；九香虫性温、味咸能行气止痛，温肾壮阳；五灵脂、蒲黄炭活血化瘀，散结止痛，为臣药；桂枝鼓舞阳气，温经通脉，橘核行气散结止痛，木香行气止痛，山楂消食健胃，活血化瘀，白芍养血和营，缓急止痛，上药共为佐药；甘草补脾益气，缓急止痛，调和诸药，为使药。药理研究证实，活血药能抑制异位内膜的增生、分泌和出血，减轻组织增殖和粘连，促进包块吸收、粘连软化、组织的修复和再生；补肾药可改善免疫功能及腹腔内微环境，抑制异位的子宫内膜生长[4]；通过临床观察证实内异痛经灵确实能够起到缓解疼痛，改善症状，促进包块吸收，提高受孕率的作用[5]。

3.2 注重肾气

本病病位在冲任、胞宫、胞脉，而冲任之本在于肾，肾为先天之本，元气之根。若禀赋不足、命门火衰，或劳逸失度、经行感寒，则致肾阳虚弱，温煦无力，血行不畅，且阳虚生内寒，寒与血凝，则可形成瘀血。此外，肾主生殖，藏精气，"胞络者系于肾"。肾虚，不仅使冲任气血失和，瘀血阻滞，"不通则痛"，且加之瘀血，更致冲任虚损，无以相资，不能摄精成孕，故"不孕"是内异症的除"痛经"以外的另一种最常见主症，其发病率高达40%，而对不明原因的不孕患者进行腹腔镜检查发现大约30%有异位病灶。瘀血阻滞，气机升降受阻而致气滞，气滞反过来又可加重血瘀，影响脏腑功能，如此恶性循环，故致本病缠绵难愈。

3.3 注重气血

妇女"以血为本，以血为用"，冲为血海，任主胞胎，脏腑之血皆归冲脉，而凡精血津液又皆属任脉所司。《三国志·华佗传》云："血脉流通，病不得生。"《素问·调经论》曰："血气不和，百病乃变化而生。"就冲任、胞宫的藏泻而言，经期及产褥期处于泻而不藏的特殊时期，溢泄之血应以泻尽为顺。气为血之帅，血为气之母。若素体虚弱，气血不足，气虚则血运无力，血行受阻，瘀血停滞。积瘀不去，则新血不生，气血更弱。于是原来气滞血瘀之实证，病久则转为气虚血瘀之虚实夹杂证。气虚与血瘀互为因果，使病变程度愈陷愈深。

若经行产后，调摄失宜，感受外邪（寒、热、湿），与血相搏，或内伤七情，气机郁结，或体虚过劳、气血亏虚、房事不节（洁）、多孕多产（含医源性），总致冲、任二脉受损，胞宫泄溢失职，经血不循常道，离经而行，阻滞胞脉、胞络，停蓄成瘀，瘀积下焦，气血不畅，"不通而痛"，发为痛经；瘀血内阻，两精不能相合则婚久不孕；旧瘀不去，新血不得归经，则月经量多，经期延长，瘀积日久，聚则成癥，可见结节包块。故瘀血内蓄，是本病最重要的病理基础。其经痛的周期性发作与月经周期有关。经行时，瘀块随经血排出，疼痛减轻；月经干净后，冲任气血平和，致病因素尚不足引起胞脉瘀阻，故平时无腹痛等其他不适；病因不除，疼痛伴随月经周期而反复出现；离经之血去无出路，越积越多，故痛经渐进加重。

妇人以血为本，但血赖气以行，"气运乎血，血本随气以周流"。因气有一息息不通，则血有一息息不行。而气之在人，和则为正气，不和则为邪气。因此，内异症的治疗要重视通过行气解邪，提气缓堕而达到止痛、止堕的目的。

3.4 病症结合

临床根据痛经特点、经行情况和兼证，辨清在气在血，属寒属热，肾虚、肝郁而分别论治，在"内异痛经灵"的基础上分别施以疏肝理气、温经散寒、补肾益气、清热消癥等法。

一是疏肝理气。多见患者痛经的特点"坠、胀"，经行不畅，色暗有块，块下痛减。婚久不孕，胸胁、乳房胀痛，性情抑郁易怒。舌暗有瘀斑，脉弦或弦涩。治疗在"内异痛经灵"基础加上川楝子、延胡索、香附、柴胡、枳壳、青皮等疏肝理气，瘀去肝舒则诸症自除。

二是温经散寒。多见患者痛经为绞痛或冷痛拒按，得热痛减，经量少，色暗黑，有血块，块下痛减，形寒肢冷，痛甚呕恶，不孕，唇紫舌暗有瘀斑，脉沉紧。治疗上加制附子、小茴香、肉桂、艾叶等以温阳散寒；如腰酸膝软、小便清长者，加淫羊藿、仙茅以温补肾阳。

三是补肾益气。多见经期或经后小腹坠胀隐痛、腰骶酸痛引及下肢，痛剧恶心呕吐，面白肢冷，月经后期，量少，经色紫暗有块，日久不孕，头晕目眩，舌暗滞有瘀点，苔薄白，脉沉细而涩。在"内异痛经灵"的基础加续断、菟丝子、覆盆子、补骨脂、杜仲温肾助阳；当归、白芍、熟地黄补血滋阴，益精填髓。如月经量少者加鹿角胶、泽兰以补肾活血；月经量多加益母草、三七以化瘀止血。

四是清热消癥。症见经前或经期小腹疼痛、拒按，有灼热感，得热痛甚，月经先期或量多，经色红或深红，质稠有块，口苦咽干，烦躁易怒，溲黄便结，婚久不孕，性交疼痛，舌质红或暗红，脉弦数。在"内异痛经灵"的基础上去桂枝、黄芪、橘核，加川楝子、延胡索、香附疏肝理气止痛，加两面针、白花蛇舌草、重楼清热解毒。如月经量多者加地榆、茜草凉血止血；口干溲黄者，加玄参、麦冬、竹叶以清热除烦。

3.5　周期治疗

由于内异症具有周期性痛经的临床特征。用药时还结合月经周期灵活进行加减，在月经期由于邪气内伏、阳气偏盛、气滞血瘀而发生痛经，治疗上基本方合桃红四物汤因势利导以荡涤瘀血，复原胞宫；经后期加用四物汤或左归饮等补肾填精养血以调理气血；黄体期加用巴戟天、续断、鹿角胶等补肾壮阳的药物使血得温则行；经前期酌加柴胡、郁金、白芍、合欢花等疏肝养肝之剂以及养血活血之丹参、鸡血藤以促气行则血行。

3.6　善用虫类药物

由于瘀血积聚形成癥瘕，如有子宫腺肌瘤、卵巢巧克力囊肿者，陈慧侬教授在活血化瘀的同时配伍软坚散结消癥之品，海藻-昆布、橘核-荔枝核、鳖甲-生牡蛎等药对，而且喜用水蛭、地鳖虫、鳖甲、穿山甲、九香虫等虫类血肉有情之品搜剔脉络，破血祛瘀，促进病灶周围组织的血液循环，以利病灶吸收消散。

4 典型病例

患者陈某某，女，37岁，2012年10月13日就诊。患者自然流产后未避孕未孕2年，于2011年4月因胚胎停育行清宫术，术后开始出现痛经，经行少腹、腰骶部坠痛，伴有肛门坠胀，近3个月痛经明显加重，经行量多、有血块，非经期小腹坠胀不适，神疲乏力，面色淡白少华，大便溏薄，舌质淡暗有瘀斑、舌胖边有齿痕，脉沉细涩。月经周期28～30天，经期10～12天方干净，末次月经为2012年9月22日，孕2产0。妇科检查：子宫后位，增大如孕7周大小，质地稍硬，左侧附件触及直径约5cm有压痛囊实性包块。血D-二聚体907mL/L，B超示子宫内膜异位症，子宫增大（7cm×6cm×5cm），左侧卵巢巧克力囊肿直径约5cm。中医诊断：① 痛经，② 不孕症，③ 癥瘕。西医诊断：① 子宫内膜异位症，② 不孕症。中医辨证属肾虚血瘀。治以补肾活血，散结消癥。药用：黄芪20g，血竭5g，九香虫10g，蒲黄炭10g，五灵脂10g，橘核10g，桂枝5g，木香6g，续断10g，水蛭3g，菟丝子10g，淫羊藿10g，白芍10g，甘草10g。每日1剂，水煎服，10剂。服上药后，症状明显缓解，月经周期28天，经期7天干净，痛经明显缓解，经量及血块减少，精神渐好，大便调，口干，脉细弦。肾虚血瘀的症状明显缓解，经净后出现阴虚内热症状。在上方的基础上去淫羊藿、木香、水蛭，加太子参、石斛、山茱萸、制何首乌等补肾滋养精血；排卵后加巴戟天、菟丝子、桑寄生、杜仲等温补肾阳，经期加益母草、鸡血藤、川芎等药物活血化瘀，因势利导，祛邪外出。经治疗4个月后，诸症消失，复查血D-二聚体正常，B超示子宫内膜异位症，子宫6cm×5cm×4cm大小，左侧卵巢巧克力囊肿直径约3cm。2013年3月5日因停经34d，查尿HCG阳性，予以中药安胎治疗，于2013年11月16日顺产一男孩。

参考文献

[1] 郎景和. 子宫内膜异位症研究的新里程[J]. 中华妇产科杂志，2005，40（1）：6-7.

[2] Cui T，Hu L N. The related factors of endometriosis infertility[J]. J Pract Obstetgynecolo，2008，10（24），577-579.

[3] 温秋玲. 龙血竭的三种镇痛活性成分的全合成研究[D]. 中南民族大学，2011.

[4] 袁小琴，边文会. 子宫内膜异位症"瘀"论治实验研究进展[J]. 实用医学杂志，2010，26（13）：2464-2465.

[5] 韦丽君，罗纳新. 五桂温经片治疗子宫内膜异位症50例. 辽宁中医杂志[J]. 2005，32（8）：803-804.

第四节　陈慧侬教授从湿瘀论治子宫内膜异位症

　　传统中医学中无子宫内膜异位症病名，其临床表现及体征散见于"痛经""月经不调""不孕""癥瘕"等论述中。因瘀血是产生子宫内膜异位症症状和体征的关键，所以，古今治疗多从行气活血、化瘀通络着眼，鲜有从湿而治。临证若单纯使用活血化瘀法治疗本病，疗效不尽如人意。笔者在总结全国名老中医班秀文教授和全国名中医陈慧侬教授学术思想和临床治疗经验的同时，对部分患者进行治疗观察，发现湿瘀是子宫内膜异位症的常见和重要致病因素。

1　子宫内膜异位症湿瘀致病机制

1.1　感受外湿，湿瘀互结

　　任、冲、督一源三歧，同起于胞中，受带脉约束。由于生理上的密切联系，决定了病理上的相互影响。胞宫位于下焦阴湿之地，主月经；湿为阴邪，其性重浊趋下，易袭阴位。若经行产后，胞脉空虚，或人工流产、放环、取环手术创伤，或起居不慎，或经期性交，或冒雨涉水，湿浊之邪极易浸淫于胞宫胞脉，损伤脉络，与离经之血搏结成湿瘀。湿瘀互结，气机受阻，导致胞中冲任失调，胞宫胞脉阻滞，不通则痛，出现痛经、性交痛、少腹及小腹部疼痛；湿瘀互结，气机受阻，冲任紊乱而出现月经不调，甚则崩漏诸疾。若湿瘀占据血室，气血不畅，久则瘀积癥瘕内生，瘀阻冲任，冲任不能相资，精卵不能相合而致不孕。《灵枢·百病始生》曰："温气不行，凝血蕴里而不散，津液涩渗，著而不去，而积皆成矣。"

1.2 脏腑功能失调，湿瘀内生

五脏之中，脾统血而运化水湿，为经带生化之源；肾藏精而主水，为冲任之本；肝藏血而主疏泄，肝脉络阴器。故肝、脾、肾功能正常与否，与本病的发生发展密切相关。且女子一生以血为用，血常不足，气常有余，若七情过极，肝阴暗耗，或肝气郁结，气郁化火，均可使肝失疏泄，血海蓄溢失常；或木旺乘土，使脾失健运，水湿内停，肝经湿热下注，瘀滞胞宫，血不归经则月经失调；瘀积胞中，阻滞胞脉还可出现痛经、不孕。脾为土脏，位居中州，上输心肺，下达肝肾，外灌四旁，主运化水湿，脾气虚则运化失职，水湿内停。而湿为阴邪，其性重浊黏腻，最易阻遏气机，使阳气不伸，经脉不利，血行不畅，由湿致瘀；或因瘀阻气滞，三焦气化不畅，由瘀致湿。肾主水，主管人体水液代谢，水与湿同类，肾阳虚则蒸化不利，水湿不化，着而不行，阻滞气机，致气滞血瘀，湿瘀内生；或因房事过度损伤肝肾，相火煎熬，湿热内生，损伤胞室血络而致湿热瘀滞，血不归经，赤白带下，或崩或漏，由斯而生。在肝、脾、肾三脏中又以肾功能失常为主要。盖肾主水，藏精而系胞，精能化血，血能生精；冲主血海，任主诸阴，冲任俱起于胞中，受带脉所约，通于肾气。故肾气的盛衰维系着冲任的盈亏和胞宫的藏泻。肾气虚则太冲脉虚，任脉失固，带脉失约，胞宫藏泻失职；肝藏血，肾藏精，肝肾同源，肾水不足，则肝木失养，或郁怒伤肝，忧思伤脾，又可致肝失疏泄，脾失健运，肝瘀脾湿，湿瘀内生，进而影响经孕的正常生化与调节，出现月经紊乱、痛经、不孕等一系列症状。

1.3　因瘀致湿，湿瘀互为因果

中医理论认为，津血同源，气血同病，血赖气行，津赖气布，瘀由血液运行受阻所致，湿由水液运行障碍所生，血瘀则气滞水停，血瘀则津聚湿阻，水湿内聚又可困阻气机，影响气血运行，滞而成瘀，湿瘀二邪互为因果，则渐成积且反复难消。对此，《黄帝内经》早已有论述："汁沫与血相抟，则并合凝聚不得散而积成矣……凝血蕴里而不散，津液涩渗，著而不去，而积皆成矣。"是指因瘀血阻滞而津聚湿阻所致癥积的病理机转。

瘀与湿皆是人体疾病过程中形成的病理产物。瘀血为有形之邪，积聚留着，难以速消，湿为阴浊之邪，重浊黏滞，湿性趋下，易袭阴位。盆腔位于下焦，瘀血留着，湿浊留滞，瘀血与湿邪互结，合而致病，则胶结难解，缠绵难愈。湿瘀互结所致的久宿积，又可反果为因，阻滞气机，加重血瘀气滞、水停湿阻的病理过程，如此因果交织、反复难解的病理机转与子宫内膜异位症复杂的发病机制和难以治愈的临床症状是相吻合的。与瘀血形成密切相关的其他病因，如气滞、寒凝、气虚、肾虚等在导致瘀血内阻的病理机转中，都与湿邪的内生有着密不可分的关系。因气滞可致水停，寒凝可阻遏阳气，气虚可致脾失健运，肾虚则温化失职，均可影响机体的津液运行和蒸腾气化，最终导致水聚湿阻和瘀血互结的病理改变。由于湿瘀相关、湿瘀同源，故形成湿瘀内结，互为因果。

2　子宫内膜异位症湿瘀致病的特点及临床表现

根据本病所导致的痛经、不孕、月经失调等，以及痛经部位固定不移、经血夹块、舌质紫暗或有瘀点瘀斑、脉涩等临床表现，以及现代医学对局部病灶病理变化（增生、浸润、复发、结节）的认识，其病机为瘀血内停是不容置疑的。且研究表明，本病患者血液呈浓、黏、聚等高凝状态，甲皱微循环、毛细血管襻顶有瘀血存在，均有力地支持瘀血这一病理认识[1]。本病所表现的少腹及小腹坠痛，痛点固定，疼痛缠绵难愈，与湿瘀阻滞的特点有关。因湿瘀所致者，其临床特点是病情缠绵难愈。盖湿为阴邪，其性重浊黏滞，易阻气机，气滞则血瘀，湿瘀相合，稽留冲任，蕴结胞宫，久病入络，变化多端，在一定的条件下还可寒化或热化，其临床表现与单纯的血瘀内停有所区别。湿瘀蕴结下焦，气血不畅，瘀积胞中，阻滞胞脉，出现痛经，伴小腹绵绵作痛，或腰骶胀，不能久立，性交尤甚，四肢乏力，大便溏烂，舌暗红或边有瘀点，苔白腻，脉细；湿瘀占据血室，气血不畅，久则瘀积癥瘕内生；湿瘀阻于胞脉，冲任不能相资，两精不能相合，则可致不孕；湿瘀阻塞经脉，冲任不利，胞宫藏泻失司，血不归经，可见月经过多，甚至崩漏；湿瘀蕴久则化热生火，灼伤胞络，损伤冲任，可出现痛经、不孕，月经量多，色淡或污浊臭秽，带下稠浊甚或如脓，腐臭难闻，伴少腹及小腹胀痛、坠痛，腰骶胀痛，舌苔黄腻，脉濡数或滑数；湿瘀交结，日久精血损耗，累及脏腑，使肝肾虚损，冲任不固，督脉失统，出现月经量多、色淡质稀，或崩或漏，淋漓难净，头晕耳鸣，腰膝酸胀，腹痛喜按，带下绵绵，舌淡，苔白腻，或舌边瘀点，脉细涩等一派脾肾虚寒之象。

3 湿瘀并治

根据子宫内膜异位症湿瘀致病的特点，故在治疗中兼顾湿瘀两方面因素，将利湿药和活血化瘀药有机结合，才能解除湿瘀胶着之病势，使有形之癥积缓消于无形之中。根据对病机的认识，笔者采用蠲痛饮（丹参15g，鸡血藤20g，当归10g，赤芍10g，补骨脂10g，白术10g，土茯苓20g，泽兰10g，川芎6g，血竭6g，三七10g，炙甘草6g）治疗本病。方中当归芍药散是治疗"妇人腹中诸疼痛"的著名方剂，现代药理研究表明，其有镇痛、抗炎、缓解平滑肌痉挛、降低血黏度、改善微循环及促排卵、促黄体功能作用[2, 3]。鸡血藤、丹参、当归、川芎、赤芍补血行血，补而不滞，补中有行，恰合女子血常不足、易虚易瘀特点，以扶正祛邪；补骨脂、白术、土茯苓温肾健脾利湿，合泽兰既能化瘀，又能利湿，使湿祛瘀化，且药性甘淡平和，利湿而不伤阴；血竭、三七化瘀散结止痛；炙甘草合芍药即为《伤寒论》芍药甘草汤，临床及实验研究证实为缓急止痛要药[4]。以上诸药组成蠲痛饮，不仅承袭了当归芍药散调和肝脾、化瘀利湿的功用，还加强了温肾化瘀助孕、行气止痛散结的功效，是一个既安全又能有效地抑制子宫内膜异位症临床症状、控制术后复发、抗粘连、促进生育的理想方药。

参考文献

[1] 司徒仪，沈碧琼，梁雪芳，等.子宫内膜异位症瘀证本质及活血化瘀疗效机理探讨[J].北京中医，1998，（3）：11-13.

[2] 沈映君.中药药理学[M].北京：人民卫生出版社，2000：629-631.

[3] 周永禄.当归芍药散的药理研究[J].中成药，1991，13（12）：28-29.

[4] 王均宁.芍药甘草汤及其制剂止痛作用的药理及临床研究[J].中成药，1999，21（9）：483-485.

第五节　陈慧侬教授治疗子宫内膜异位症的法则

1　活血化瘀法

晋代医家皇甫谧认为，女子不孕有因瘀血滞于腹内者，如《针灸甲乙经·妇人杂病》云："女子绝子，衃血在内不下，关元主之。"这是有关血瘀不孕的最早记载。血瘀不孕多因妇人素性忧郁，气滞血瘀，或经期产后余血未净，房事不慎亦可致瘀，或寒客胞中，血为寒凝，以致血瘀气滞，瘀积日久，渐成癥瘕，冲任胞宫阻滞，不能摄精成孕。隋代巢元方指出癥瘕积聚、气滞血瘀可致不孕。

《诸病源候论·妇人杂病诸候》云："脏积之生，皆因饮食不节，当风取冷过度；其子脏劳伤者，积气结搏于子脏，致阴阳血气不调和，故病结积而无子。"《傅青主女科·种子》则补充说："疝瘕碍胞胎而外障，则胞胎必缩于疝瘕之内，往往精施而不能受。"故孙思邈在《千金翼方·妇人求子》中云："夫人求子者，服药须有次第……女服荡胞汤，及坐药，并服紫石门冬丸，则无不得效矣。"以其方药观之，可以认为孙思邈主张治疗女子不孕应先祛瘀血、下积聚，再服温肾养血之品。说明由于饮食不当，感受风寒之邪，损伤胞宫胞脉，冲任气血运行不畅，寒凝血瘀，渐成癥瘕，不能摄精成孕，治疗时应先攻后补，予活血化瘀以祛实邪，复投以温养气血、补益肝肾之药。

活血化瘀法适用于血瘀所致子宫内膜异位症所致痛经、癥瘕、月经不调、不孕症，主要证候：多年不孕，月经后期，量少或多，色紫黑，有血块，经行不畅，甚或漏下不止，少腹疼痛拒按，经前痛剧，舌紫暗，或舌边有瘀点，脉弦涩。陈慧侬教授喜用内异痛经灵以活血化瘀、消癥散结。内异痛经灵是陈慧侬教授在长期治疗子宫内膜异位症的临床实践总结而成，方中以失笑散、血竭活血化瘀止痛为主药，使瘀得消散，"通则不痛"。气为血帅，气行则血行。佐以九香虫、乌药、橘核行气止痛，并助主药活血消癥止痛。血遇寒则涩而瘀滞，温则消而去之，选用桂枝、九香虫、乌药以温通补肾、温运通达，使瘀消痛止。配用仲景之芍药甘草汤缓急止痛。

临床运用要注意以下几点：一是由于瘀血的产生多由于寒、热、气虚、气滞或外伤所致，故应根据其病因而在活血化瘀之法的基础上，予以温经散寒，或清热凉血，或理气行滞，或补气化瘀等；二是根据体质和瘀血的程度灵活运用和血、活血、破血，和血多用当归芍药散以养血和血，活血多用失笑散、桃红四物汤、金铃子散加减，破血多用于破血消癥的水蛭、三棱、莪术、血竭等，如体虚不足或长期服用药物，适当加黄芪顾护脾胃以攻补兼施；三是血瘀证所致的不孕症，久病穷及肾，故酌情加补肾之品，如菟丝子、续断、杜仲等；四是瘀积日久结成癥瘕者，在活血化瘀的三棱、莪术等破血消癥的基础上，酌加软坚散结的牡蛎、鳖甲；五是瘀血的产生，多伴有气滞，故在活血化瘀的基础上多予以理气行滞之品，如川楝子、香附、枳壳等。

2　疏肝理气法

肝藏血，主疏泄，性喜条达而恶抑郁。肝体阴而用阳，具有储藏血液和调节血流、血量的生理功能，肝又有易郁、易热、易虚、易亢的特点。妇人以血为用，若素性忧郁，或七情内伤，情志不畅，或他脏病变伤及肝木，则肝的功能失常，则肝气郁结，疏泄失常，血气不和，冲任不能相资，以致不能摄精成孕。

《景岳全书》曰："产育由于血气，血气由于情怀，情怀不畅，则冲任不充，冲任不充则胎孕不受。"《傅青主女科》强调"妇人有怀抱素恶，不能生育者"，不孕症可由怀抱素恶引起。故《普济方》谓之："……治疗之法，女子当养血抑气，以减喜怒。"

疏肝理气法，即采用疏肝理气的方药以治疗痛经、不孕的方法。适用于肝气郁结所致子宫内膜异位症。多因精神抑郁，或怒伤肝，肝郁则气滞，气滞则血也滞，乃滞留成瘀；或因经期、产后，余血内留，离经之血，内蓄于胞中而成瘀，"不通则痛"。症见：经行下腹坠痛，拒按，甚或前后阴坠胀欲便；多年不孕，月经愆期，经血或多或少，经色暗夹有血块；盆腔有结节、包块；胸闷乳胀，口干便结；舌紫暗或有瘀斑，脉弦或涩。

疏肝理气法尤适用于子宫内膜异位症所致排卵功能障碍、高泌乳素血症或输卵管欠通畅等属肝气郁结者。陈慧侬教授喜用逍遥散或金铃子散以疏肝解郁。逍遥散方中以当归、白芍之养血，以涵其肝；茯苓、白术、甘草之补土，以培其本；柴胡、薄荷、煨生姜俱系辛散气升之物，以顺肝之性，而使之不郁。如是则六淫七情之邪皆治，而前证岂有不愈者哉。全方共奏疏肝解郁、调经助孕之效。金铃子散出自《素问病机气宜保命集》卷中，由金铃子、延胡索各30g组成，共研磨为细末，每服9g，酒调下。功效为行气疏肝、活血止痛。主热厥心痛；肝气郁热之胃脘、胸胁痛，疝气疼痛；妇女经行腹痛，其痛时发时止，口苦，舌红苔黄，脉弦数。方中金铃子疏肝气、泄肝火，延胡索行血中气滞、气中血滞。二味相配，一泄气分之热，一行血分之滞，使肝火得清，气机通畅，则诸痛自愈。《古方选注》云："金铃子散，一泄气分之热，一行血分之滞。"《雷公炮炙论》云："心痛欲死，速觅延胡。洁古复以金铃治热厥心痛。经言：诸痛皆属于心，而热厥属于肝逆，金铃子非但泄肝，功专导去小肠膀胱之热，引心包相火下行，延胡索和一身上下诸痛。时珍曰：用之中的，妙不可言。方虽小制，配合存神，却有应手取愈之功，勿以淡而忽之。"《谦斋医学讲稿》云："本方主治肝气肝火郁滞，胁痛，少腹胀痛。方仅两药，用量相等，而以金铃子为名，说明以疏肝气、泄肝火为主。金铃子只能走气分，并且偏于苦寒，配合延胡索辛温活血，亦能行气止痛。"

临床运用要注意以下四点。一是注意女子素体阴常不足，而一般行气药多辛燥，用量不宜过重，以免耗伤阴血。二是由于肝体阴而用阳，经孕产乳容易耗伤阴血，营阴不足，肝血衰少，故于行气药中酌情佐以山茱萸、麦冬、枸杞子、制何首乌、黄精、地黄类滋阴养血药物，预培其损或避致其弊。三是肝郁易于化热化火，可用加牡丹皮、黑山栀子之加味逍遥散，治怒气伤肝、血少化火之证。是以牡丹皮之能入肝胆血分者，以清泄其火邪。黑山栀亦入营分，能引上焦心肺之热，屈曲下行，合于逍遥散中"自能解郁散火，火退则诸病皆愈耳"。四是肝郁乘脾，脾失健运，湿从内生，湿热瘀结，阻滞冲任，冲任不畅，发生不孕。治疗宜在疏肝养肝的基础上酌情佐以活血通滞之品，如路路通、王不留行、皂角刺、牛膝等活血通经以行少腹之瘀。

3　温经散寒法

寒为阴邪，易伤阳气；寒性收引，主凝滞，易使气血运行不畅。寒邪致病分为内寒、外寒。外寒是指感受寒邪，或经期产后，血室正开，冒雨涉水，感受寒邪从而发病。内寒由于脾肾阳虚，命火不足，阳气的温煦和气化功能减退，阴寒内生。寒凝冲任，影响气血生化及运行，失于温煦，水湿内停而出现瘀血、痰饮、水湿等病理产物，阻滞冲任胞宫，不通则痛故出现痛经；气血失调，不能摄精成孕而不孕。《金匮要略•妇人杂病脉证并治第二十二》曰："问曰：妇人年五十，所病下利数十日不止，暮即发热，少腹里急，腹满，手掌烦热，唇口干燥，何也？师曰：此病属带下，何以故，曾经半产，瘀血在少腹不去。何以知之？其证唇口干燥，故知之。当以温经汤主之。"经文强调少腹里急，腹满是由于曾经半产，瘀血在少腹不去所致。陈慧侬教授认为子宫内膜异位症的患者多是由于瘀血阻滞，气血运行不畅引起下腹疼痛，胀满，不孕。其原因多为感受寒邪，强调肾气虚寒，而致少腹寒，以致痛经、不孕。

温经散寒法主要用于寒凝冲任所引起的子宫内膜异位症的痛经、不孕症。临床常见多年不孕，月经推后，经量偏少，经前或经期小腹冷痛拒按，得热痛减；面色青白，畏寒肢冷；舌质暗淡，苔白，脉沉紧。适用于子宫内膜异位症引起的不孕、痛经、黄体功能不全不孕等属于寒凝冲任者。治宜温经散寒、化瘀通络。陈慧侬教授喜用少腹逐瘀汤温经散寒、活血逐瘀。少腹逐瘀汤出自王清任的《医林改错》，方中小茴香、肉桂、干姜味辛而性温热，入肝肾而归脾，理气活血，温通血脉；当归、赤芍入肝，行瘀活血；蒲黄、五灵脂、川芎、延胡索、没药入肝，活血理气，使气行则血活，气血活畅故冲任相资而有子，共成温逐少腹瘀血之剂，逐瘀荡胞，有利于助孕。陈慧侬教授认为在临床上痛经较为严重、反复出现、持续时间长、进行性加重的患者，多为寒凝血瘀所致，应在活血化瘀的基础上，加以温经散寒，用小茴香、桂枝、橘核、荔枝核等药物，方能缓解患者的疼痛。清代王清任所著《医林改错》少腹逐瘀汤条下说："此方治少腹积块疼痛，或有积块不疼痛，或疼痛而无积块，或少腹胀痛，或经血见时，先腰酸少腹胀，或经血一月见三五次接连不断，断而又来，其色或紫，或黑，或块，或崩漏，兼少腹疼痛，或粉红兼白带，皆能治之，效不可尽述。

临床运用要注意以下几点。一是辨病与辨证相结合，临床上如盆腔炎、附件炎导致的不孕症，多选用血府逐瘀汤、理冲汤、当归芍药散，抓住瘀、湿、热、虚的不同进行加减。二是寒之所生，以阳虚而阴寒内盛者为多，故温经散寒的同时常酌情佐以温肾健脾扶阳之品，如巴戟天、淫羊藿、党参、桂枝、黄芪等。三是由于寒主收引，易凝滞冲任气血，常酌情佐以活血药，如川芎、当归、丹参等。

4 清利湿热法

湿邪是妇科疾病的重要致病因素，湿有外湿与内湿之别。凡经期产后，体虚力弱，久居湿地或冒雨涉水易感外湿发病。内湿由脾失健运，气化失司，水湿内停而起。下焦易感湿邪，湿邪内侵则影响血气畅行致血行受阻，气郁成瘀，湿邪郁久化热，热灼津血进而瘀血内生，因而出现湿热致瘀，湿热瘀并存的证候。湿性趋下，易袭阴位，湿热蕴结下焦，冲任阻滞，不通则痛而出现痛经，或气血失调而难以成孕；或湿热瘀结渐成癥瘕包块。

清利湿热法主要用于湿热蕴结所引起的子宫内膜异位症所致的痛经、不孕症、癥瘕、带下。临床常见患者经行腹痛加剧，或伴有不孕，月经先期、色暗红、质黏或淋漓不断，或伴有经间期出血，可伴见下腹疼痛、有灼热感，低热，心烦易怒，大便不畅或干，带下量多、色黄，胸闷烦躁，口苦咽干，纳呆腹胀，小便短赤；舌质红，苔黄腻，脉细弦或滑数。

清利湿热法适用于湿热蕴结所致的子宫内膜异位症所致的痛经、免疫性不孕、输卵管不通畅、盆腔炎性疾病者。治宜清热利湿，化瘀通络。陈师喜用二妙散清利湿热，加以两面针、穿心莲等清热解毒药。三妙散是在二妙散的基础上加牛膝，二妙散出自《丹溪心法》，方中黄柏为君，取其苦为燥湿，寒以清热，其性沉降，长于清下焦湿热。臣以苍术，辛散苦燥，长于健脾燥湿。二药相伍，清热燥湿，标本兼顾。加牛膝为三妙散，牛膝能补肝肾，祛风湿，引药下行。加薏苡仁成四妙散，薏苡仁能健脾利湿。

临床运用要注意以下几点。一是在清热利湿的同时，加活血化瘀之品。清·唐容川《血证论》云："夫水火气血，固成对子。然亦相互维系，故水病则累及血，血病累及气。"因此在治疗湿热致瘀，湿热瘀同病时，运用清热燥湿的同时，勿忘活血化瘀，湿热瘀同治。《黄帝内经》的"去菀陈莝"亦有湿瘀同治之义，故用清热燥湿、活血化瘀之法湿热瘀同治。在清热利湿的同时酌情加活血化瘀之品，如三七、当归、川芎、蒲黄炭、五灵脂等。如是抗精子抗体阳性引起的不孕，则常用三七、穿心莲清热利湿化瘀；如是输卵管不通畅，则加行气通络之王不留行、路路通、皂角刺、地龙、丹参等。二是治湿不忘健脾，因脾主运化，脾失健运则水湿不化，故在清利湿热的同时酌情佐以白术、茯苓、荷叶、白扁豆等，使脾健运而水湿自消。则湿热得清，瘀血得化，冲任气血复调故能摄精成孕。三是湿热蕴结下焦，为肝经和冲脉之所过，故治疗在清热利湿的同时，酌情佐以引药入肝经、冲任经脉之品，如川楝子、延胡索、柴胡、郁金、香附等。

5　祛湿化痰法

女子属阴，湿为阴邪，故女子易感湿邪。湿性重浊、黏滞，易阻滞气机，聚而成痰，病程缠绵经久难愈。再遇素体肥胖，或恣食膏粱厚味，脾胃虚弱，失于运化，痰湿更易内生，气机不利，胞脉受阻，可致经闭、不孕，痰湿瘀阻渐成癥瘕包块。

痰浊停聚也能阻碍气机之流畅，气滞则血瘀。正如唐容川《血证论》云："内有瘀血则阻碍气通，不得升降，气壅则水壅，水壅则为痰饮。"又如《金匮要略》所谓："血不利则为水。"《血证论》则曰："血积既久，亦能化为痰水。"瘀血夹痰，凝聚坚结，终成癥瘕、肿块、结节。《灵枢·百病始生》曰："凝血蕴里而不散，津液涩渗，著而不去，而积皆成矣。"朱丹溪指出："痰夹瘀血，遂成窠囊。"均说明积聚、肿块多由痰瘀凝聚而成，这与现代医学所描述的卵巢巧克力囊肿内容物多呈黏稠糊状，以及盆腔异位结节周围充血、水肿、粘连相类似，故陈慧侬教授认为痰湿与瘀血互结也是引起子宫内膜异位症的基本病机之一。痰饮、瘀血并不是单纯、孤立地存在，痰乃津液之变，瘀乃血液凝滞，由于津血同源，所以痰瘀不仅互相渗透，而且可以互相转化，或因痰而致瘀，或因瘀而成痰，或痰瘀互相兼夹，形成痰瘀胶着不解的局面。津血同源，痰瘀相关，为病临床表现极为广泛，且复杂、严重，致使疾病缠绵难愈，故中医有"怪病多痰""久病多瘀""百病皆由痰作祟"之论。

痰湿内阻所致子宫内膜异位症是指由于脾肾阳虚，温煦失职，气化失权，导致水湿不能气化而痰湿内生，阻滞气机，气机不畅，则冲任阻滞，脂膜壅塞于胞宫而致经闭、不孕、癥瘕所表现的痰湿内阻证候。临床可见经行腹痛，形体肥胖，经行延后，甚或闭经，经量或多或少，色淡暗或有血块，带下量多，色白质黏无臭，头晕心悸，胸闷泛恶，面色㿠白，苔白腻，脉滑。对于素体肥胖或脾肾两虚，痰湿内生，湿痰闭塞冲任胞宫而引起痛经、不孕、癥瘕者，治疗时除燥湿化痰以祛实外，尚需健脾益气以补虚，这样才能邪去正安，冲任调和，胞宫清净，摄精成孕。

燥湿化痰法主要适用于痰湿内阻所致子宫内膜异位症。尤其适用于经闭、不孕、癥瘕，临床见排卵功能障碍、多囊卵巢综合征、卵巢巧克力囊肿等痰湿内阻者。陈慧侬教授喜用苍附导痰丸以化痰燥湿，调经助孕。方中二陈汤化痰燥湿，和胃健脾；苍术燥湿健脾；香附、枳壳理气行滞；南星燥湿化痰；神曲、生姜健脾和胃，温中化痰。燥湿化痰，行滞调经。

临床运用要注意以下三点。一是痰湿容易阻滞气机，引起气滞血瘀，常加当归、川芎、丹参、失笑散等行气活血通经，调理冲任。二是痰湿多见脾失健运，不能运化水湿，故治疗常加黄芪、党参、白术等健脾益气之品。三是痰湿者多有肾阳衰惫，肾为先天之本，寓元阴元阳，肾阳亏虚阳气不能温煦气化水湿，故治疗月经后期者常加巴戟天、淫羊藿、鹿角胶、菟丝子等补肾助阳之品。而且治疗的同时结合饮食控制和运动减肥，控制体重以使气血运行通畅，水湿得以气化，则痰湿得化。

6　补益气血法

妇女有经、孕、产、乳等生理特点，最赖于气血充养，同时也最容易耗伤气血，故有"妇女以血为本"之称。载气者为血，运血者为气。气行血行，气虚运血无力，血行迟滞致瘀。或气虚不能统摄血液，血溢脉外而为瘀，此为因虚致瘀。

若素体虚弱，气血不足，或大病久病，耗伤气血，或脾胃虚弱，化源不足，均能导致营血不足，冲任空虚，胞脉失养，不荣则痛，导致痛经；或气不摄血，血瘀阻滞，血不归经，则出现月经过多、经期延长、崩漏等月经失调；甚者气血虚弱，瘀血阻滞，胞宫胞脉失养，不能摄精成孕；气虚血瘀，日久因虚致瘀渐成积聚包块。

补益气血法主要是运用补益气血的药物治疗子宫内膜异位症所致的痛经、不孕、癥瘕、月经失调。其临床表现为经期或经后小腹隐痛喜按，月经过多，或经量少，色淡质稀，神疲乏力，头晕心悸，失眠多梦，面色苍白，舌淡，苔薄，脉细弱。治宜补气养血，活血化瘀。陈慧侬教授喜用黄芪建中汤或理冲汤。理冲汤出自《医学衷中参西录》，具有益气行血、调经祛瘀之功效。主治妇人经闭不行，或产后恶露不尽，结为癥瘕，以致阴虚作热，阳虚作冷，食少劳嗽，虚证沓来，室女月闭血枯，男子劳瘵，一切脏腑癥瘕、积聚、气郁、脾弱、满闷、痞胀，不能饮食。本方有补中益气、清退虚热、活血化瘀、消除癥积之功。方中"用三棱、莪术以消瘀血，党参、黄芪诸药以护气血，则瘀血去而气血不致伤损，且党参、黄芪能补气，得三棱、莪术之力，则补而不滞，而元气愈旺。元气既旺，愈能鼓舞三棱、莪术之力，以消癥瘕"（《医学衷中参西录》）。同时用天花粉、知母滋阴退热，生鸡内金运脾消食，山药、白术健脾补中。黄芪建中汤源于《金匮要略》，功效：温中补虚，缓急止痛。本方以黄芪、大枣、甘草补脾益气，桂枝、生姜温阳散寒，白芍缓急止痛，饴糖补脾缓急。治疗中焦虚寒之虚劳里急证。症见腹中时时拘急疼痛，喜温喜按，少气懒言；或心中悸动，虚烦不宁，劳则愈甚，面色无华；或伴神疲乏力，肢体酸软，手足烦热，咽干口燥，舌淡苔白，脉细弦。

临床运用要注意以下几点。一是在补气养血的同时，注意酌情加行气活血之品，或加香附、川芎、柴胡、陈皮等。二是气血不足多因脾胃虚弱气血生化不足和肾精不足以化血的病机，在补益气血的同时加强健脾补肾，可酌情佐以党参、黄芪、白术、菟丝子、枸杞子、黄精等。三是气血虚弱容易引起血行迟缓，运行不畅，故在补益气血的同时酌情加养血活血之品，如丹参、鸡血藤、川芎等。

7 养阴清热法

若素体阳盛血热，或过食辛热或误服助阳暖宫之品，或外感热邪，热扰冲任，不能摄精成孕；或肝郁化热，热性炎上；若素体阴虚，经、孕、产、乳数伤于血，阴血亦亏，阴血生内热，热扰冲任，冲任血海匮乏，阴虚血少，不能摄精则婚久不孕；阴虚生内热，冲任胞宫蕴热，不能摄精成孕亦不孕。明·薛己校注的《校注妇人良方·求嗣门》记载："妇人不孕，亦有六淫七情之邪，伤冲任，或宿疾淹留，传遗脏腑，或子宫虚冷，或气旺血衰，或血中伏热。"《傅青主女科》曰："妇人有骨蒸夜热，遍体火焦，口干舌燥，咳嗽吐沫，难于生子者。人以为阴虚火动也，谁知是骨髓内热乎。"

养阴清热法主要用于阴虚血热所引起的月经失调、不孕。临床常见婚久不孕，月经先期，量少或经期延长，经色较鲜红；或月经后期甚至停闭，或伴两颧潮红、手足心热、口燥咽干、失眠多梦，腰酸膝软，舌质红，苔少，脉细或细数。适用于子宫内膜异位症的不孕症肝肾阴亏者，或是行IVF-ET前、子宫内膜异位症手术后，使用GnRH-a预处理3～6个月治疗出现肝肾阴虚证者。肾藏精为先天，且女子以肝为先天，因此滋阴法尤适用于排卵功能障碍、先天卵巢发育不良、子宫内膜异位症行巧克力囊肿剔除术后出现卵巢储备功能下降或卵巢早衰等。陈慧侬教授喜用大补阴丸合两地汤以滋补肝肾之阴。方中熟地黄、龟甲、猪脊髓补肾养阴，填精生髓，扶助正气以培本；知母、黄柏清虚热，泻相火。另外，枸杞子和菟丝子、女贞子和墨旱莲、何首乌和麦冬亦为陈慧侬教授常用于滋补肾阴的对药。两地汤方中生地黄、玄参、麦冬养阴增液，壮水制火；地骨皮清虚热，泻肾火；阿胶滋阴养血；白芍养血敛阴。全方重在滋阴壮水，水足则火自平，阴复而阳自秘，则经行如期，阴平阳秘，气血运行通畅。黄绳武先生在《傅青主女科评注》中指出："两地汤妙在壮水以制阳光……全方不犯苦寒清热。重在甘寒育阴，育阴以潜阳，补阴以配阳，从而达到'水盛而火自平，阴生而经自调之目的'。"

临床运用要注意以下几点。一是辨证分清热因、热势。若"妇人有先期经来者，其经甚多"属于阳盛血热，宜清热凉血调经，予以两地汤和清经散加减治疗；若"先期而来少者，火热而水不足也"为阴虚血热，用两地汤；若"伴有烦躁易怒，口苦，脉弦者"为肝郁化热，用丹栀逍遥散。二是由于血热容易伤及阴血，而且女子经、孕、产、乳数伤于血，血常不足，治疗常在清热凉血的基础上予以滋阴养血之品，如石斛、麦冬、沙参、白芍、山茱萸、何首乌、熟地黄、黄精、女贞子、墨旱莲等。三是由于热容易灼伤营血阴液，煎熬成瘀，应酌情加活血化瘀之品，如丹参、鸡血藤、当归、赤芍、桃仁、蒲黄炭、三七等。

8 补益肾气法

肾中的精气，是机体生命活动之本，对机体各方面的生理活动发挥着极其重要的作用。《素问·上古天真论》："岐伯曰：女子七岁，肾气盛，齿更发长。二七而天癸至，任脉通，太冲脉盛，月事以时下，故有子。"肾藏精，精化气，肾中精气的盛衰主宰着人体的生长、发育与生殖。肾气不足能影响天癸的成熟、泌至和冲任的充盈、通畅，呈现功能不足或减退的状态。若先天肾气不足，或房事不节、久病大病、反复流产损伤肾气，或高龄肾气渐衰，肾虚则精亏血少，冲任不足，经行血泄，胞脉愈虚，失于濡养，"不荣则痛"，故使痛经。肾气虚则冲任虚衰不能摄精成孕。

补益肾气适用于子宫内膜异位症肾气亏虚者。临床症见：婚久不孕，经期或经后小腹隐隐作痛，喜按，月经不调或停闭，经量少，色暗淡质稀，头晕耳鸣，腰酸腿软，小便清长，面色晦暗，舌淡，苔薄，脉沉细。陈慧侬教授喜用毓麟珠以补肾益气，温养冲任。方中八珍汤双补气血，温养冲任；菟丝子、杜仲温补肝肾，调补冲任；鹿角霜、川椒温肾助阳。诸药合用，既能温补先天肾气以养精，又能培补后天脾胃以生血，使精血充足，冲任得养，胎孕可成。

9 滋肾益阴法

先天禀赋不足，阴精亏虚，或房劳多产，久病失血，耗损真阴，天癸乏源，冲任血海空虚；或阴虚内热，热扰冲任血海，均不能摄精成孕。

《竹林女科证治》曰："有血癥气瘕，子脏不收，月水不通者，皆真阴之病也。夫真阴既痛，则阴血不足者不能育胎，阴气不足者不能摄胎。"明代薛己在《校注妇人良方》中指出："窃谓妇人之不孕……有肾虚精弱，不能融育成胎者，有禀赋微弱，气血虚损者，有嗜欲无度，阴精衰惫者。"所以《景岳全书》中指出："真阴既病，则阴血不足者能育胎，阴气不足者能摄胎。凡此摄育之权总在命门。"清代名医傅山在《傅青主女科·种子》云："治法必须大补肾水而平肝木……皆有子之道也。"

滋肾益阴法即采用滋补肝肾之阴的方药以治疗子宫内膜异位症的方法。临床常见婚久不孕，月经错后，量少色淡，头晕耳鸣，腰酸腿软，眼花心悸，皮肤不润，面色萎黄，舌淡，苔少，脉沉细。适用于子宫内膜异位症患者婚久不孕，或术后复发、反复辅助生育技术失败、月经不调等患者。陈慧侬教授喜用左归丸以补肾填精，调补冲任。左归丸出自《景岳全书》卷五十一，为补益剂，具有壮水之主，培佐肾之元阴之功效。主治真阴肾水不足，不能滋养营卫，渐至衰弱，或虚热往来，自汗盗汗；或神不守舍，血不归原；或虚损伤阴；或遗淋不禁；或气虚昏运；或眼花耳聋；或口燥舌干；或腰酸腿软，凡精髓内亏，津液枯涸之证。方中重用熟地黄滋肾益精；枸杞子补肾益精、养肝明目；鹿角胶、龟甲胶二胶，为血肉有情之品，峻补精髓，其中龟甲胶偏于补阴，鹿角胶偏于补阳，在补阴之中配伍补阳药，意在"阳中求阴"；菟丝子性平补肾。以上为补肾药组。佐山茱萸养肝滋肾、涩精敛汗，山药补脾益阴、滋肾固精，牛膝益肝肾、强腰膝、健筋骨、活血，既补肾又兼补肝脾。

临床运用要注意以下三点。一是在滋肾养阴的基础上，继以血肉有情之品养之，可酌情选加紫河车、阿胶、蛤蚧共奏填精益髓之功。二是滋阴不忘阳，根据阴阳相生相用的原则，《景岳全书》所论"善补阳者，必于阴中求阳，则阳得阴助而生化无穷；善补阴者，必于阳中求阴，则阴得阳升而泉源不竭"，即在滋肾养阴的基础上佐以温肾助阳。三是滋阴药容易碍伤脾胃，应酌情加健脾理气之品，如白术、山药、茯苓、陈皮、砂仁等。

10 祛湿化瘀法

湿邪是妇科疾病的重要致病因素。湿有外湿与内湿之别，外湿多在妇女经期、产后抗病力弱之时乘虚而侵，或外受雾露、久居湿地、涉水淋雨感湿发病；内湿由脾失健运，气化失司，水湿停聚而成。湿邪属阴，其性重浊黏滞，影响血气畅行，致血行受阻；湿易伤阳气，致中阳虚弱，摄血运血无权，血滞或血失统摄而成瘀；湿邪易阻遏气机，气郁成瘀；湿久郁化热，湿热伤络，络伤出血，留滞成瘀，因而出现因湿致瘀，湿瘀并存的证候。正如清•唐容川《血证论》中所说："夫水火气血，固成对子。然亦相互维系，故水病则累及血，血病则累及气。"又说："病血者未尝不病水，病水者未尝不病血。"

冲为血海，任主胞胎，冲任两脉与妇女经妊密切相关，冲任阻滞是妇科疾病的主要病机。如脾虚生湿或湿邪内侵，致湿留肌体，伤阳气而滞血，直接或间接影响冲任血海，使气血运行阻滞，瘀阻不畅，致经孕失常，而产生妇科病证。

湿可致瘀，而瘀血一旦形成，气机必阻滞不畅，影响体内水液代谢，而致湿瘀加重，形成疾病缠绵难愈的病理基础。如《灵枢•百病始生篇》云："湿气不行，凝血蕴裹而不散，津液涩渗，著而不去而积皆成矣。"

湿瘀并存证候，必有湿滞及瘀阻的特点。湿瘀蕴阻下焦，犯乎冲任则月经稀发而量少，甚则闭经不孕等；伤及任带之脉，带脉失约，则带下多，色、质、气味异常；湿瘀阻塞不通，经脉不利，而有胀、重、坠、痛伴随症状，并表现为缠绵不已；湿邪化热，湿热迫血伤络，可表现月经过多、先期、崩漏或赤带绵绵；湿从寒化，壅阻胞宫，致宫寒，气血凝滞，而有痛经、子宫寒湿不孕等；湿盛可聚而成痰，痰湿与瘀血并结冲任，胞宫致冲任阻滞，胞宫藏泻失常而有妇科血症、痛症及癥瘕包块等。

根据子宫内膜异位症湿瘀致病的特点，故在治疗中兼顾湿瘀两方面因素，将利湿药和活血化瘀药有机结合，才能解除湿瘀胶着之病势，使有形之癥积缓消于无形之中。因湿致瘀，湿瘀同病时，在拟行气除湿的同时，还当活血化瘀，湿瘀同治。《黄帝内经》的"去菀陈莝"就有利湿化瘀的含义。根据对病机的认识，陈慧侬教授喜用当归芍药散以调和肝脾，化湿祛瘀。当归芍药散出自《金匮要略》卷下，为理血剂，具有养血调肝，健脾利湿之功效。主治妇人妊娠或经期，肝脾两虚，腹中拘急，绵绵作痛，头晕心悸，或下肢浮肿，小便不利，舌质淡，苔白腻者。因脾土为木邪所克，谷气不举，浊淫下流，以塞搏阴血而痛也。用芍药多他药数倍以泻肝木、利阴塞，予以川芎、当归补血止痛；又佐茯苓渗湿以降于小便也；白术益脾燥湿，茯苓、泽泻行其所积，从小便出。盖内外之湿，皆能伤胎成痛，不但湿而已也。本方养血调肝，健脾渗湿，体现了肝脾两调，血水同治的特点。由于子宫内膜异位症术后容易复发以及孕后瘀血阻滞，冲任不充，胎元不固，容易出现流产、早产，故根据中医治未病的原则，未病先防，该方多用于子宫内膜异位症术后防治其复发，以及妇人孕后腹痛防治其流产。

临床运用要注意以下三点。一是在化湿祛瘀的基础上，继以补肾养血之品，可酌情选加菟丝子、续断、鹿角胶、山茱萸共奏填精益髓之功。二是可酌情加化痰理气之品，因湿邪阻滞气机，容易聚湿成痰，如法半夏、厚朴、佛手、陈皮、砂仁等。三是加用行气活血化瘀药物，妇科常用的活血化瘀药如三棱、丹参、鸡血藤、赤芍、血竭、三七、云南白药、水蛭等。亦可与失笑散、佛手散、桃红四物汤、膈下逐瘀汤等活血化瘀的方剂同用，从而既有行气祛湿之功，又有活血祛瘀之效。不但可以改善水液代谢，并且通过活血，达到解除瘀滞，改善因湿致瘀，瘀又致湿的病理循环，以期早获疗效。

纵观陈慧侬教授治疗子宫内膜异位症的方法，认为瘀血为其主要的病理因素，关键病机为血瘀，四诊合参，结合患者的具体病情分析其寒热虚实病性和具体的病位，治则为活血化瘀，在内异痛经灵汤方剂的基础上随证加减，攻补兼施，兼顾气血，其运用之精，立法之当，确是曲尽周详。临证时可单使一法，或数法同用，随症化裁，灵活运用，自能效如桴鼓。陈慧侬教授治疗子宫内膜异位症的十法，对于今后进一步研究治疗子宫内膜异位症的方法、开发治疗子宫内膜异位症药物具有重要的指导意义。

第六节　陈慧侬教授治疗子宫内膜异位症的方剂

方剂学是中医药的灵魂，历代古方历经千百年的锤炼，组方精练，配伍巧妙。陈慧侬教授通过长期临床实践总结，根据子宫内膜异位症疾病的特点，创制治疗子宫内膜异位症专病专方，临证结合患者的具体情况辨证施治，方证对应，理法方药相合，每获良效。今撷选陈慧侬教授临床常用方剂十首，以飨读者。

1　内异痛经灵汤

内异痛经灵汤是陈慧侬教授通过长期临床实践总结，根据子宫内膜异位症疾病的特点，创制的治疗子宫内膜异位症专病专方。

组成：五灵脂10g、蒲黄6g、九香虫10g、桂枝5g、橘核10g、乌药10g、白芍20g、甘草10g、血竭1g（研粉冲服）。

性质功效：理血剂，具有活血化瘀、行气柔肝、止痛的功效。

主治病症：气滞血瘀之痛经，内膜异位症痛经。

服用方法：经前3天至经后3天，每日1剂，煎水内服。

方义分析：中医学无子宫内膜异位症病名，从其临床症状表现看可属痛经、月经过多、癥瘕等范畴。发病机制是气滞血瘀，瘀阻胞中，恶血久积而致痛成癥。方中以失笑散、血竭活血化瘀止痛为主药，使瘀得消散，"通则不痛"。气为血之帅，气行则血行。佐以九香虫、乌药、橘核行气止痛，并助主药活血消癥止痛。血遇寒则涩而瘀滞，温则消而去之。选用桂枝、九香虫、乌药达到温通补肾作用，能温通达，使瘀消痛止。配用仲景之芍药甘草汤缓急止痛。

临床疗效：以本方治疗子宫内膜异位症痛经属气滞血瘀型者89例，总有效率88.5%。

验案

诸某，38岁，1992年3月8日初诊。1990年人工流产术后3个月呈渐进性痛经，以经前或经行第1天为甚。胀痛并作，肛门坠痛难忍，剧痛时呕吐、汗出，不能坚持工作。经血暗而有块，块出痛胀得减。月经周期正常。曾于数家医院行妇检、B超检查，诊断为子宫内膜异位症。末次月经为2月12日。

妇检：外阴阴道正常。子宫后位，活动受限。正常大小，宫后壁可及数粒花生米、黄豆大小硬实结节，触痛明显。左右侧附件呈索状增厚，压痛（+）。宫颈纳氏囊肿。舌质暗，边有瘀点，苔薄白，脉细弦。

西医诊断：子宫内膜异位症。

中医诊断：痛经，属气滞血瘀型。

经前3天至经后3天服用内异痛经灵汤。每日1剂。

当月行经无腰腹胀痛。连续治疗半年痛经消失，妇检正常。病告愈。

2　金铃子散

金铃子散出自《素问·病机气宜保命集》卷中，由金铃子（川楝子）、延胡索各30g组成，共研磨为细末，每服9g，酒调下。功效为行气疏肝，活血止痛。主热厥心痛；肝气郁热之胃脘、胸胁痛，疝气疼痛；妇女经行腹痛，其痛时发时止，口苦，舌红苔黄，脉弦数。方中金铃子疏肝气，泄肝火，延胡索行血中气滞，气中血滞。二味相配，一泄气分之热，一行血分之滞，使肝火得清，气机通畅，则诸痛自愈。《古方选注》云："金铃子散，一泄气分之热，一行血分之滞。"《雷公炮炙论》云："心痛欲死，速觅延胡。"洁古复以金铃治热厥心痛。经言："诸痛皆属于心，而热厥属于肝逆，金铃子非但泄肝，功专导去小肠膀胱之热，引心包相火下行，延胡索和一身上下诸痛。"时珍曰："用之中的，妙不可言。方虽小制，配合存神，却有应手取愈之功，勿以淡而忽之。"《谦斋医学讲稿》云："本方主治肝气肝火郁滞，胁痛，少腹胀痛。方仅两药，用量相等，而以金铃子为名，说明以疏肝气、泄肝火为主。金铃子只能走气分，并且偏于苦寒，配合延胡索辛温活血，亦能行气止痛。"

陈慧侬教授临床擅用金铃子散治疗子宫内膜异位症，临床常见因素常精神抑郁，怒伤肝，肝郁则气滞，气滞则血也滞，乃滞留成瘀；或因经期、产后，余血内留，离经之血，内蓄于胞中而成瘀，"不通则痛"。症见：经行下腹坠痛，拒按，甚或前后阴坠胀欲便；多年不孕，月经愆期，经血或多或少，经色暗夹有血块；盆腔有结节、包块；胸闷乳胀，口干便结；舌紫暗或有瘀斑，脉弦或涩。适用于子宫内膜异位症所致排卵功能障碍、高泌乳素血症或输卵管欠通畅等属肝气郁结者。

陈慧侬教授认为妇人以血为用，若素性忧郁，或七情内伤，情志不畅，或他脏病变伤及肝木，则肝的功能失常，则肝气郁结，疏泄失常，气机不畅，气滞血瘀，不通则痛，故痛经；若血气不和，冲任不能相资，以致不能摄精成孕。脏腑气机以条畅为贵，其升降出入，以少阳为枢。肝藏血、主疏泄，有调畅气机之功，脏腑协调，气血冲和，有赖于肝的藏血、疏泄功能的正常。在病理上肝亦与其他脏腑相互影响，且常犯逆他脏，故有"肝为五脏之贼，百病之源"之说。因此，疏肝理气、调畅气机为治疗子宫内膜异位症肝气郁结的总则。陈慧侬教授在疏肝理气的用药上喜用金铃子散，因金铃子为果实类药，内含丰富的鞣酸物质，甘润柔养以保养精血养卵泡为要，少用柴胡以免耗伤阴血。

验 案

姚某，女，30岁，于2017年7月12日初诊。主诉：未避孕不孕半年，痛经10余年。病史：平素月经规律，每28日一行，经行3～5天，量中，色暗，有血块，痛经重。末次月经6月23日，经行5天，G1P0A1，于2008年人工流产一次，之后避孕，近半年因备孕未避孕，不孕。现无口干苦，纳寐可，大便溏，3～4次/天，小便调，排卵时小腹隐痛。舌红苔薄黄，有裂纹，脉弦。妇检：外阴发育正常，阴道畅，宫颈已婚未产，宫颈下唇内1cm处触及米粒大硬结，触痛明显，宫颈举痛，子宫正常大小，活动差，附件稍紧张，未及包块。B超提示：左卵巢巧克力囊肿（巧囊）（2.1cm×1.3cm）。

西医诊断：子宫内膜异位症。

中医诊断：痛经。

辨证：气滞血瘀证。

治法：疏肝理气，活血化瘀止痛。

处方：内异痛经灵合金铃子散加减。

方药：五灵脂10g，蒲黄炭10g，川楝子10g，延胡索10g，橘核10g，荔枝核10g，桂枝5g，九香虫10g，小茴香5g，三棱10g，血竭3g，黄芪10g。15付，日一付，水冲服。

二诊（2017年7月28日）　末次月经7月21日，经行3天，经量较前增多，色暗红，有血块，痛经，现无不适，纳寐可，二便调，舌淡红，苔白，脉弦。方用当归芍药散合金铃子散加减。方药：当归10g，赤芍10g，川芎10g，茯苓10g，白术10g，泽泻10g，菟丝子10g，枸杞子10g，川楝子10g，蒲黄炭10g，延胡索10g。10付，日一付，水冲服。

三诊（2017年8月11日）　末次月经7月21日，经行3天，纳寐可，诉服药期间大便糖稀，有肛门坠胀感，小便调，舌红，苔黄腻，脉弦。8月3日监测卵泡22mm×21mm，排卵期同房。方用寿胎丸合金铃子散加减。方药：桑寄生10g，菟丝子10g，阿胶10g（烊化），续断10g，川楝子10g，延胡索10g，白术10g，茯苓10g，太子参10g，麦冬10g，五味子5g。15付，日一付，水冲服。

四诊（2017年8月30日）　末次月经8月18日，经行3天，量中，痛经缓解，周期29天，色暗，排卵前乳房胀痛，无口干口苦，纳寐可，二便调，舌红苔薄白。8月29日B超：子宫内膜厚9mm，右卵泡17mm×18mm，患者排卵前乳房胀痛，故在原方基础上加皂角刺、香附加强理气疏肝的功效，艾叶温经散寒行气，当归补血防理气药性燥伤阴。方药：桑寄生10g，菟丝子10g，阿胶10g，续断10g，川楝子10g，白芍10g，白术10g，茯苓10g，太子参10g，麦冬10g，五味子5g，当归10g，皂角刺10g，香附10g，艾叶10g。7付，日一付，水冲服。

五诊（2017年9月13日）　末次月经8月18日，经行3天，现乳房胀痛，昨日少腹隐痛，纳寐可，二便调，大便溏，舌质红，苔白腻，有裂纹，脉弦。方药：当归10g，白芍10g，白术10g，茯苓10g，川楝子10g，延胡索10g，巴戟天10g，淫羊藿10g，桑寄生10g，菟丝子10g，麦冬10g，益母草10g，丹参10g。7

付，日一付，水冲服。

按语：患者平素压力较大，肝气不舒，血海气机不利，经血运行不畅，故出现月经色暗，有血块，痛经重；故陈慧侬教授用其经验方内异痛经灵合金铃子散加减，行气散结，活血祛瘀止痛。方中以失笑散、血竭活血化癥止痛为主药，使癥瘕得以消散。金铃子散、橘核、荔枝核行气止痛，"通则不痛"，气为血帅，气行则血行。佐以九香虫、小茴香、橘核行气止痛，并助主药活血消癥止痛。血遇寒则涩而癖滞，温则消而去之。选用桂枝、九香虫达到温通补肾作用，能温运通达，使癥消痛止。配用仲景之芍药甘草汤缓急止痛。全方理气活血，行气散结，通则不痛。故患者痛减癥消。

3 少腹逐瘀汤

少腹逐瘀汤出自王清任的《医林改错》，由小茴香、肉桂、干姜、当归、赤芍、蒲黄、五灵脂、川芎、延胡索、没药组成，具有温经散寒、活血逐瘀功效，方中用小茴香、肉桂、干姜味辛而性温热，入肝肾而归脾，理气活血，温通血脉；当归、赤芍入肝，行瘀活血；蒲黄、五灵脂、川芎、延胡索、没药入肝，活血理气，使气行则血活，气血活畅故冲任相资而有子，共成温逐少腹瘀血之剂，逐瘀荡胞，有利于助孕。

陈慧侬教授临床擅用少腹逐瘀型汤治疗寒凝血瘀型子宫内膜异位症，症见月经推后，经量偏少，经前或经期小腹冷痛拒按，得热痛减；面色青白，畏寒肢冷；舌质暗淡，苔白，脉沉紧。适用于无排卵性不孕、多囊卵巢综合征、子宫内膜异位症、黄体功能不全不孕等属于寒凝冲任者。治宜温经散寒，化瘀通络。寒之所生，以阳虚而阴寒内盛者为多，故温经散寒的同时常酌情佐以温肾健脾扶阳之品，如巴戟天、淫羊藿、党参、黄芪、附子、鹿角胶等；而且由于寒主收引，易凝滞冲任气血产生癥瘕，故常酌情佐以活血化瘀消癥散结之品，如川芎、丹参、三棱、莪术、橘核、荔枝核等。

验 案

包某某，女，31岁，于2015年8月31日就诊。主诉：月经后期、经行腹痛10年，未避孕未孕1年。病史：患者自诉初潮13岁，近5年开始出现月经周期推后，周期32～65天，末次月经8月9日，此次月经周期62天，用黄体酮针后月经来潮，经量少，色暗红，有血块，经行下腹痛。腰背凉，纳可，寐可，二便调。舌暗淡，苔薄白，脉弦。G1P1，去年3月份顺产1男婴，因新生儿肺炎已经死亡。查六项基本正常，B超检测内膜正常，卵泡不长，多卵泡卵巢，左卵巢巧囊（3.2cm×2.1cm）。妇检：外阴正常，阴道畅，宫颈轻糜，子宫水平位，正常大小，质中，活动欠佳，后穹隆触痛明显，无压痛，双附件正常。

西医诊断：子宫内膜异位症，多囊卵巢综合征，不孕症。

中医诊断：月经后期，痛经，不孕。

辨证：寒凝冲任。

治则：补肾活血，温经散寒止痛。

方药：少腹逐瘀汤加减。

巴戟天10g，肉桂3g，小茴香5g，川芎10g，赤芍10g，甘草10g，九香虫10g，川楝子10g，延胡索10g，蒲黄炭10g，五灵脂10g，香附10g，当归10g。15付，日一付，水煎服。

二诊（2015年9月18日） 停经40天，经未行，自觉胸闷、小腹胀，舌暗淡，苔薄白，脉细弦。查尿HCG：阴性。考虑经未行，在上方基础上加四逆散予以疏肝理气，活血化瘀催经血下行。方药：柴胡10g，赤芍10g，蒲黄炭10g，五灵脂10g，肉桂5g，小茴香5g，川楝子10g，延胡索10g，当归10g，石斛10g，牡丹皮10g，香附10g。15付，日一付，水煎服。

三诊（2015年10月26日） 月经周期第5天，末次月经10月21日，周期32天，经量中，经行腹痛，腰酸，今经未净，觉口干，大便稀，舌淡暗，苔薄白，脉弦。患者经治疗月经周期正常，但痛经仍较重，考虑血瘀所致，继续予以少腹逐瘀汤加减以温经散寒，化瘀止痛。方药：蒲黄炭10g，五灵脂10g，川楝子10g，延胡索10g，肉桂3g，丹参10g，白术10g，小茴香3g，赤芍10g，当归10g，牡丹皮10g，续断10g，甘草10g。7付，日一付，水煎服。

四诊（2015年11月2日） 月经周期第11天，自觉带下有腥味，色白，量少。近两个月来咽痒，喉间多痰，余无其他不适，舌淡暗，苔薄白，脉细。考虑患者有痰，在上方基础加法半夏、苦杏仁、川贝母化湿祛痰。方药：淫羊藿10g，肉桂3g，当归10g，川芎10g，牡丹皮10g，蒲黄炭10g，五灵脂10g，川楝子10g，延胡索10g，橘核10g，苦杏仁10g，川贝母10g，法半夏10g。12付，日一付，水煎服。

五诊（2015年11月13日）　月经周期第21天，自诉大便溏烂，日行一次。昨日早上呕吐，腹胀，余无明显不适。B超监测卵泡：月经周期第19天子宫内膜厚1.2cm，左卵泡1.8cm×1.6cm；月经周期第21天子宫内膜厚1.3cm，左卵泡2.7cm×2.4cm；考虑未破裂卵泡黄素化综合征，为肾虚血瘀所致，予以温肾活血化瘀，改上方并加温肾活血之皂角刺、巴戟天、覆盆子。方药：当归10g，赤芍10g，川芎10g，皂角刺10g，覆盆子10g，五灵脂10g，蒲黄炭10g，巴戟天10g，肉桂3g，茯苓10g，丹参10g，川楝子10g。7付，日一付，水煎服。

六诊（2015年11月30日）　停经39天，经未行，末次月经10月21日，上月周期32天，现觉腹胀，偶有疼痛，鼻腔自觉干燥，有血丝，余无明显不适，舌淡红苔薄白，脉细滑。查血HCG282.80mIU/mL，P22.82ng/mL。考虑气阴两虚引起妊娠腹痛，予以生脉散合寿胎丸、当归芍药散加减。方药：太子参10g，麦冬10g，五味子5g，石斛10g，沙参10g，桑寄生10g，续断10g，甘草10g，白芍10g，当归10g。7付，日一付，水煎服。在此基础上守方加减，2周后B超提示宫内早孕，见胎心胎芽。

按语：患者月经后期、经行腹痛10年，未避孕未孕1年，属于中医的月经后期、痛经、不孕。根据患者痛经、月经后期、不孕、舌暗、脉弦，说明"瘀血阻滞"胞宫胞络，精卵不能结合而导致不孕症。瘀血阻滞，冲任血海运行不畅，不通则痛，故痛经。腰为肾之外府，腰背冷说明肾阳不足，肾虚冲任血海空虚，则月经后期，不能摄精成孕故不孕。故本病诊断为：月经后期，痛经，不孕症。辨证为肾虚血瘀。治法：补肾填精，活血化瘀。方药：少腹逐瘀汤加减，少腹逐瘀汤出自王清任的《医林改错》，是治疗寒凝血瘀证痛经不孕的代表方，方中以小茴香、肉桂味辛而性温热，入肝肾而归脾，理气活血，温通血脉；当归、赤芍入肝，行瘀活血；蒲黄、五灵脂、川芎、延胡索、川楝子，入肝，活血理气，使气行则血活，气血活畅故冲任相资而有子，共成温逐少腹瘀血之剂，逐瘀荡胞，有利于助孕。在此基础上加巴戟天、九香虫温补肾阳；并结合月经周期，经前期疏肝理气，排卵期温肾助阳、活血化瘀助卵泡排出，孕后及时予以当归芍药散和寿胎丸加减补肾养血安胎，共奏补肾填精、活血化瘀之功效，瘀血祛，新血生，气血运行通畅，肾气盛，故有子。

本病案应用少腹逐瘀汤治疗子宫内膜异位症，体现了陈慧侬教授"子宫内膜异位症从瘀血论治"的学术观点。

4　二妙散

二妙散出自《丹溪心法》，由黄柏、苍术两味药组成，具有清热燥湿之功效，主要用于湿热蕴结于下焦之诸证。方中黄柏为君，取其苦为燥湿，寒以清热，其性沉降，长于清下焦湿热。臣以苍术，辛散苦燥，长于健脾燥湿。二药相伍，清热燥湿，标本兼顾。加牛膝为三妙散，牛膝能补肝肾，祛风湿，引药下行。再加薏苡仁成四妙散，薏苡仁能健脾利湿。

陈慧侬教授临床擅用二妙散治疗湿热蕴结所引起的子宫内膜异位症。临床常见经行腹痛，多年不孕，或伴有经间期出血，平素带下量多色黄，小腹时痛，神疲乏力，骨节酸痛，胸闷烦躁，口苦咽干，纳呆腹胀，小便短赤；舌质红，苔黄腻，脉细弦或滑数。适用于子宫内膜异位症之免疫性不孕、输卵管性不孕属于湿热蕴结者。

陈慧侬教授认为，下焦易感湿邪，湿邪内侵则影响血气畅行致血行受阻，气郁成瘀，湿邪郁久化热，热灼津血进而瘀血内生，因而出现湿热致瘀，湿热、瘀并存的证候。湿性趋下，易袭阴位，湿热蕴结下焦，冲任阻滞，气血失调而难以成孕。如是抗精子抗体阳性引起的不孕，则常用三七、穿心莲清热利湿化瘀；如是输卵管不孕，则加行气通络之王不留行、路路通、皂角刺、地龙、丹参等。在清利湿热的同时酌情佐以白术、茯苓、山药、党参健脾之品，使脾运而水湿自消。则湿热得清，瘀血得化，冲任气血复调故能摄精成孕。由于湿热蕴结下焦，为肝经和冲脉之所过，故治疗在清热利湿的同时，酌情佐以引药入肝经、冲任经脉之品，如川楝子、牡丹皮、柴胡、郁金、香附等。

验　案

杨某，女，32岁，于2015年3月31日就诊。主诉：未避孕1年未孕，盆腔粘连松解术后10余天。病史：患者于未避孕1年未孕，于今年1月26日行HSG提示：双侧输卵管不全阻塞并积水；不除外盆腔粘连改变。2015年3月18日因"继发性不孕"行腹腔镜下盆腔粘连松解术，术中见：盆腔粘连较严重，子宫左后壁与直肠之间粘连，子宫直肠陷凹封闭，左侧卵巢粘连于子宫后壁，右侧卵巢粘连于盆腔，双侧输卵管外观正常。术后双侧输卵管通畅，术后诊断：① 子宫内膜异位症Ⅲ期；② 盆腔炎性疾病；③ 继发性不孕。术后予以达菲林（注射用醋酸曲普瑞林）治疗。平素月经规律，经期4～5天，月经周期26～27天。末次月经3月10日，经期4天，月经量偏少，颜色暗红，有少量血块，偶有痛经、腰酸，时有经前乳胀，偶有头痛，口干，纳寐可，二便调。舌红苔黄腻。G1P0，人工流产1次。

西医诊断： ① 继发性不孕；② 子宫内膜异位症；③ 盆腔炎性疾病。

中医诊断： 不孕症（湿热瘀结证）。

治则： 清热利湿，活血通络。

方药： 黄柏10g，苍术10g，薏苡仁20g，当归10g，川芎9g，地龙10g，赤芍15g，川楝子10g，皂角刺10g，路路通12g，甘草6g，益母草10g，麦冬10g。7剂，日一剂，水煎服。

二诊（2015年4月7日） 月经周期第5天。末次月经4月3日，量较之前稍多，颜色暗红，有较多血块，痛经较前缓解，无腰酸。于4月4日注射GnRH-a，5日下午背部出现红疹，瘙痒，自涂擦炉甘石，现自觉缓解，口干，纳寐可，舌尖红有瘀点，苔黄腻，脉弦。考虑湿热瘀结，治予清热利湿，活血通络。方药：王不留行10g，皂角刺10g，川楝子10g，黄柏10g，茯苓15g，苍术10g，薏苡仁20g，当归10g，白芍15g，鬼箭羽10g，川芎9g，地龙10g，白术10g，甘草6g，丹参15g。10剂，日一剂，水煎服。

三诊（2015年4月16日） 患者诉口腔溃疡，口干。舌红苔薄白，脉沉细。考虑阴虚火旺，予以养阴清热之知柏地黄丸加减。方药：沙参10g，麦冬10g，龟甲10g，当归10g，白芍15g，白术10g，茯苓15g，山茱萸10g，生地黄12g，山药15g，丹参15g，黄柏10g，甘草6g，地龙10g，太子参15g。12剂，日一剂，水煎服。

四诊（2015年4月28日）月经周期第26日 自诉口腔溃疡明显好转，不口干，但2天前上肢起疹，瘙痒，余无其他不适。舌红，苔黄，脉沉。方药：知母10g，黄柏10g，龟甲10g，生地黄10g，熟地黄10g，山茱萸10g，当归10g，白芍15g，麦冬10g，沙参10g，甘草6g，石斛10g，丹参15g，浮小麦10g，地骨皮10g。15剂，日一剂，水煎服。

五诊（2015年5月19日） 5月1日用GnRH-a第2针服上药后前两天出现大便溏，无腹痛，出汗较多，易疲倦乏力，口干。舌红苔黄，脉细。考虑气阴两伤，予以生脉饮加减内服，同时结合活血化瘀通络之灌肠治疗。方药1：太子参

10g，麦冬10g，五味子5g，黄芪20g，血竭5g，当归10g，白术10g，白芍15g，蒲黄炭10g，甘草6g，浮小麦10g，川楝子10g，延胡索10g，鬼箭羽10g，川芎9g。15剂，日一剂，水煎服。方药2：川楝子15g，两面针20g，桂枝10g，功劳木20g，丹参15g，三棱20g，黄柏10g，莪术15g，乳香15g，没药10g，地龙10g。6剂，日一剂，浓煎100mL灌肠，共12天。

六诊（2015年6月9日）　5月28日第3次GnRH-a，自诉打针后口干，大便改善。上症好转，舌尖红，苔黄，脉沉。方药：沙参12g，生地黄12g，麦冬10g，当归10g，枸杞子10g，菟丝子15g，知母10g，黄柏10g，龟甲10g，白芍20g，鹿角胶（烊）10g，甘草6g，石斛10g，太子参15g。14剂，日一剂，水复煎服。

七诊（2015年6月23日）　第三针后28天，大便溏烂，1～2次/天。舌红苔黄，脉沉。B超监测：子宫内膜厚3mm，左卵泡9mm×6mm。予以补肾养阴，养血活血之当归芍药散合左归丸加减。方药：菟丝子15g，枸杞子10g，山茱萸10g，熟地黄12g，山药15g，龟甲10g，鹿角胶（烊）10g，当归10g，白芍20g，茯苓15g，甘草6g，白术10g，川芎9g，鸡血藤15g。14剂，日一剂，水煎服。

八诊（2015年7月14日）　上症，经未行，大便溏，日行2～3次。舌淡红，苔白腻，脉沉。予以健脾利湿、补肾养血之当归芍药散合四君子汤加减。方药：当归10g，白芍15g，茯苓15g，白术10g，菟丝子15g，枸杞子10g，川芎9g，山楂炭10g，芡实10g，甘草6g，党参20g，薏苡仁20g，鹿角霜10g，砂仁（后下）5g。7剂，日一剂，水煎服。

九诊（2015年7月28日）　上症，经未行。偶有胸闷，气短，大便改善，日行1次，手脚冰凉。B超监测：子宫内膜厚4～5mm，右卵泡9mm×8mm，左卵泡11mm×8mm。舌尖红，苔薄黄，脉沉细。考虑肾精不足，予以补肾填精，养血活血促卵泡发育，方药：当归10g，白芍15g，川芎9g，白术10g，茯苓15g，菟丝子15g，两面针10g，枸杞子10g，覆盆子10g，甘草6g，鹿角胶（烊）10g，党参20g，紫河车10g。7剂，日一剂，水煎服。

十诊（2015年8月5日）　上症，无胸闷气短，二便调，无手脚冰冷，余无特殊不适。B超监测：子宫内膜厚5mm，右卵泡9mm×7mm，左卵泡15mm×7mm。方药：当归10g，川芎9g，赤芍15g，菟丝子10g，枸杞子10g，鹿角胶（烊）10g，制何首乌20g，甘草6g，山茱萸10g，白术10g，太子参10g，麦冬10g，五味子5g。5剂，日一剂，水煎服。

十一诊（2015年8月10日） 无特殊不适。舌红苔黄，脉沉。B超监测：子宫内膜厚12mm，右卵泡16mm×11mm。方药：知母10g，黄柏10g，龟甲10g，生地黄12g，菟丝子15g，枸杞子10g，覆盆子10g，鹿角胶（烊）10g，紫河车10g，甘草6g，太子参15g，麦冬10g。5剂，日一剂，水煎服。

十二诊（2015年8月20日） 无特殊不适。舌红苔黄，脉细弦。B超监测：子宫内膜厚12mm，左、右卵泡无优势卵泡。方药：当归10g，白芍15g，川芎9g，黄柏10g，龟甲10g，鹿角胶（烊）10g，桃仁10g，红花5g，益母草10g，牛膝10g，甘草6g，生地黄12g，白术10g，茯苓15g。10剂，日一剂，水煎服。

十三诊（2015年9月5日） 停经5月有余。咽痒，干咳，入睡难，纳可，二便调。舌红苔薄白，脉细滑。尿HCG（+）。予以补肾养阴，益气安胎。方药：菟丝子15g，续断15g，寄生15g，阿胶（烊）10g，五味子5g，麦冬10g，玄参15g，太子参15g，甘草6g，白芍20g。5剂，日一剂，水煎服。在此基础上守方加减，9月15日B超提示：宫内早孕。孕12周多普勒可闻及胎心音，立产卡定期产检。

按语： 该患者为子宫内膜异位症引起的盆腔粘连导致输卵管不通而引起的不孕症，因人工流产术后胞宫胞脉空虚，感受湿热之邪与余血浊液相互搏结，湿热瘀结阻滞胞宫胞脉，精卵不相结合故不孕；瘀阻冲任，不通则痛，故出现腰酸、痛经；湿气中阻上扰清窍出现头痛，津液不能上承故口干；舌红苔黄腻均为湿热瘀结的表现，分三期治疗。首先予以清热利湿通络促输卵管通畅：腹腔镜手术多损伤气血，湿热瘀结，故予以清热利湿，活血通络之内服和灌肠的中药治疗使其输卵管疏通，方中二妙散清热燥湿；当归、益母草活血调经，补中有活血，修复冲任；川芎直通冲脉，行血中之气，能上能下；赤芍能补能行，散血中之积滞。更用路路通、地龙以通行十二经脉而疏泄积滞；皂角刺清瘀除热，破除沉积；川楝子疏肝理气，使气血调畅；甘草调和诸药。其次予以养血活血，补肾养阴保护卵巢的功能：术后使用促性腺激素释放激素激动剂后，出现口腔溃疡、口干，舌红苔薄白等阴虚症状，治疗给予养血活血，补肾养阴之当归芍药散和大补阴丸加减，在滋阴补肾的基础上加入麦冬、沙参、太子参等大队滋阴生津之品，丹参、地龙调经活络；再加薏苡仁、黄柏健脾燥湿。停用促性腺激素释放激素激动剂后，予以补肾填精助卵泡发育促孕，方选左归丸合大补阴丸加减，患者得以妊娠，孕后方选寿胎丸合生脉散加减补肾养阴清热安胎。

5 苍附导痰丸

苍附导痰丸出自叶天士《女科诊治秘方》，是由茯苓、法半夏、陈皮、甘草、苍术、香附、胆南星、枳壳、生姜、神曲组成，具有化痰燥湿调经之功效，治疗形盛多痰，气虚，至数月而经始行；形肥痰盛经闭；肥人气虚生痰多下白带，肥盛女人无子者。方中二陈汤化痰燥湿，和胃健脾；苍术燥湿健脾；香附、枳壳理气行滞；胆南星燥湿化痰；神曲、生姜健脾和胃，温中化痰。全方有燥湿健脾化痰调经之功。

陈慧侬教授临床擅用苍附导痰丸治疗痰湿型子宫内膜异位症之月经不调、不孕症、卵巢巧克力囊肿，症见月经延后，经量少、色淡质黏腻，渐至月经停闭，伴形体肥胖，胸闷泛恶，神疲倦怠，纳少痰多或带下量多，色白；苔腻，脉滑。尤适用于形体肥胖伴有痰湿阻滞者。陈慧侬教授认为患者素体肥胖，或恣食膏粱厚味，痰湿内盛，阻塞气机，冲任失司，躯脂满溢，闭塞胞宫，或脾失健运，饮食不节，痰湿内生，湿浊流注下焦，滞于冲任，湿壅胞脉，都可导致不能摄精成孕。陈慧侬教授认为该病与脾肾的功能密切相关，《景岳全书》云："痰之化无不在脾，而痰之本无不在肾。"脾肾素虚，水湿难化，聚湿成痰，痰阻冲任、胞宫，气机不畅，经行推后或停闭；痰阻冲任，脂膜壅塞，遮隔子宫，不能摄精成孕而致不孕；亦可因痰阻气机，气滞则血瘀，痰瘀互结于冲任、胞宫，日久渐成积聚包块。治疗予以苍附导痰丸燥湿化痰，行滞调经，常加当归、川芎活血通经，调理冲任，淫羊藿、巴戟天、黄芪、党参补肾健脾以治本，先治标或标本兼顾，痰湿得化，再加强活血化瘀、理气行滞、补肾调经助孕，经调而子嗣矣。

验 案

莫某某，女，32岁，于2014年10月17日就诊。主诉：婚后未避孕未孕2年，月经稀发10个月。病史：患者婚后未避孕未孕2年，既往月经规则，自去年12月开始月经稀发，3月一行，末次月经9月25日，经量中，无血块，周期3个月，现服用达英-35治疗，体形肥胖，咳嗽，喉中有痰，舌淡苔腻，脉弦。血T：0.83mIU/mL（正常：0～0.75mIU/mL）。B超：子宫偏小，41cm×39cm×27cm，子宫内膜厚5mm，双卵巢呈多囊样改变，左输卵管积水

（29mm×25mm×22mm），左卵巢巧囊（2.6cm×2.1cm）。孕0产0。

西医诊断： ① 多囊卵巢综合征；② 子宫内膜异位症。

中医诊断： ① 月经后期；② 癥瘕。

辨证： 痰湿阻滞，冲任不调。

治则： 燥湿化痰调经。

方药： 苍附导痰丸加减。

当归10g，白芍20g，川芎10g，陈皮5g，茯苓10g，法半夏10g，桃仁10g，丹参10g，苍术10g，续断10g。15付，日一付，水煎服。

二诊（2014年11月3日） 服上药后于10月26日经行，4天干净，周期30天，量中，有血块，无痛经，现头痛，余无不适，咳嗽，喉中有痰，本月停用达英-35。在上方基础加健脾益气之品。方药：当归10g，白芍20g，法半夏10g，陈皮5g，茯苓10g，甘草10g，川芎10g，白术10g，丹参10g，苍术10g，续断10g，生党参10g。7付，日一付，水煎服。

三诊（2014年11月12日） 月经周期第17天，大便溏烂，脉沉弱。B超（月经周期第16天）Em 7mm，RF 14mm×16mm，左输卵管积水。舌淡，苔薄白，脉沉。在上方基础去川芎、苍术、生党参，加益母草10g、淫羊藿10g。10付，日一付，水煎服。

四诊（2014年12月10日） 月经周期第11天，于11月29天经行，5天干净，周期33天，经量中，有血块，无痛经。继续守方加减治疗3个月，月经周期正常，于2015年3月15日因停经45天复诊，查尿HCG阳性。考虑已经妊娠，予以补肾健脾安胎治疗。

按语： 该患者月经稀发、体形肥胖、咳嗽咽中有痰，舌淡苔腻，考虑痰湿所致，由于痰湿阻滞，胞宫胞脉阻滞，冲任不调，导致月经后期。痰湿阻滞冲任、胞宫，渐成积聚包块，导致癥瘕。痰湿内停故出现多痰；痰湿困阻脾阳，则乏力倦怠，形体肥胖；舌淡边有齿印，苔薄白，脉沉均为痰湿的表现。治以化痰祛湿、活血调经，方选苍附导痰丸加减，方中四君子汤健脾益气，脾胃健运，痰湿不生；苍附导痰丸燥湿健脾，行气消痰；续断补益肾精；川芎、当归、桃仁养血活血。全方燥湿化痰，补肾调经，使得脾肾健运，冲任气血充盛，故冲任血海按时满溢则经调。

本病案应用苍附导痰丸治疗月经后期、癥瘕，体现了陈慧侬教授"辨病与辨证相结合，审因论治"的学术观点。

6 理冲汤

理冲汤出自张锡纯《医学衷中参西录》，由黄芪9g、党参6g、白术6g、山药15g、天花粉12g、知母12g、三棱9g、莪术9g、生鸡内金（黄者）9g组成，具有益气行血、调经祛瘀之功效。主治妇人经闭不行，或产后恶露不尽，结为癥瘕，以致阴虚作热，阳虚作冷，食少劳嗽，虚证沓来，室女月闭血枯，男子劳瘵，一切脏腑癥瘕、积聚、气郁、脾弱、满闷、痞胀，不能饮食。本方有补中益气、清退虚热、活血化瘀、消除癥积之功。方中"用三棱、莪术以消瘀血，党参、黄芪诸药以护气血，则瘀血去而气血不致伤损，且党参、黄芪能补气，得三棱、莪术之力，则补而不滞，而元气愈旺。元气既旺，愈能鼓舞三棱、莪术之力，以消癥瘕"（《医学衷中参西录》）。同时用天花粉、知母滋阴退热，生鸡内金运脾消食，山药、白术健脾补中。

陈慧侬教授善于运用理冲汤治疗子宫内膜异位症气虚血瘀所致的痛经、不孕、癥瘕、月经失调。其临床表现为经期或经后小腹隐痛喜按，月经过多，或经量少，色淡质稀，神疲乏力，头晕心悸，失眠多梦，面色苍白，舌淡，苔薄，脉细弱。治宜补气养血，活血化瘀。陈慧侬教授认为妇女有经、孕、产、乳等生理特点，最赖于气血充养，同时也最容易耗伤气血，故有"妇女以血为本"之称。载气者为血，运血者为气。气行血行，气虚运血无力，血行迟滞致瘀。因虚致瘀，则健脾益气，养血活血。

在临证时如瘀血重者出现疼痛等症状，在补益气血的基础上加用活血化瘀药，如蒲黄炭、血竭、五灵脂等。由于久病必穷及肾，内异症患者多有腹腔镜手术或行辅助生育技术损伤气血以及肾气，故治疗应加用补肾填精之品，如菟丝子、覆盆子、续断、鹿角胶、紫河车等。

验 案

寇某某，女，32岁，于2017年3月21日就诊。主诉：经行腹痛、未避孕不孕2年。现病史：患者主诉婚后未避孕未孕2年，月经13岁初潮，平素月经规则，周期30～35天，经期5天，经量多，经色暗，有较多血块，经行腹痛重，甚至发冷，恶心呕吐。末次月经3月9日，周期33天。孕0产0。舌淡胖边有齿印，苔薄白，脉弦。妇科检查：外阴发育正常，阴道通畅，宫颈光，子宫后位，正常大小，活动欠佳，无压痛，双附件未触及异常。辅助检查：性激素六项正常；甲状腺功能检查正常；空腹胰岛素、血糖正常；子宫输卵管造影提示通畅，不排除盆腔粘连改变。B超监测有优势卵泡，左卵巢巧囊（2.6cm×1.5cm）。

西医诊断： ① 原发性不孕；② 痛经。

中医诊断： ① 不孕症；② 痛经。

辨证： 脾肾两虚，血瘀。

治则： 补肾健脾益气，活血化瘀。

方药： 理冲汤合右归丸加减。

黄芪20g，党参15g，白术10g，茯苓15g，三棱10g，莪术10g，王不留行10g，地龙10g，巴戟天10g，山茱萸10g，熟地黄10g，菟丝子10g，枸杞子10g，鹿角胶10g（烊化）。7付，日一付，水冲服。

二诊（2017年3月28日） 月经周期第19天，无不适，有同房，舌淡胖，边有齿印，苔裂，脉沉细。考虑经前期，予以健脾益气，补肾壮阳，予以举元煎合右归丸加减。方药：党参15g，白术10g，茯苓15g，黄芪20g，山茱萸10g，石斛10g，覆盆子10g，熟地黄10g，菟丝子10g，鹿角胶10g（烊化），紫河车10g，枸杞子10g，甘草10g。12付，日一付，水冲服。

三诊（2017年4月11日） 停经33天，末次月经3月9日，周期33天，自述昨日下腹部隐痛，乳房胀痛，觉疲倦乏力，纳可，二便调。舌淡红，边有齿印，脉细滑。尿HCG阳性。考虑患者已经妊娠，出现下腹部隐痛，为妊娠腹痛，予以健脾益气，补肾安胎，予以寿胎丸合举元煎加减。方药：党参15g，白术10g，茯苓15g，黄芪20g，菟丝子10g，枸杞子10g，续断10g，桑寄生10g，阿胶10g（烊化），石斛10g，白芍10g，甘草10g。7付，日一付，水冲服。

按语： 患者因未避孕未孕、经行腹痛2年就诊，属于中医的原发性不孕、痛经。患者舌淡胖，边有齿印，苔薄白，脉沉细，考虑患者脾肾两虚，由于肾虚冲任虚衰不能摄精成孕；气虚气血运行不畅则血瘀，瘀血阻滞，不通则痛故出现痛经。故本病为不孕症、痛经，证属脾肾两虚夹血瘀证，治则补肾健脾益气，活血化瘀，方选理冲汤合右归丸加减。方中黄芪、党参、白术、茯苓健脾益气；三棱、莪术、王不留行、地龙活血化瘀，行气通络；巴戟天、山茱萸、熟地黄、菟丝子、枸杞子、鹿角胶补肾填精；经此治疗，肝肾气血调和，冲任气血通畅，故经调成孕。孕后予寿胎丸合举元煎加减以健脾益气，补肾养血安胎，故胎长有子。

7 毓麟珠

毓麟珠出自明代张介宾《景岳全书》，由人参、白术、茯苓、芍药、川芎、炙甘草、当归、熟地黄、菟丝子、杜仲、鹿角霜、川椒组成，具有补益肾气、温养冲任的功效，主要用于肾气虚证。方中八珍汤双补气血，温养冲任；菟丝子、杜仲温补肝肾，调补冲任；鹿角霜、川椒温肾助阳。诸药合用，既能温补先天肾气以养精，又能培补后天脾胃以生血，使精血充足，冲任得养，胎孕可成。

陈慧侬教授临床擅用毓麟珠治疗子宫内膜异位症所致的不孕症，症见月经不调或停闭，经量或多或少，色暗；头晕耳鸣，腰酸膝软，精神疲倦，小便清长；舌淡、苔薄，脉沉细，两尺尤甚。尤其适用于子宫内膜异位症合并黄体功能不全、排卵功能障碍、多囊卵巢综合征等肾气亏虚以及气血不足者。肾藏精，精化气，肾中精气的盛衰主宰着人体的生长、发育与生殖。肾气不足能影响天癸的成熟、泌至和冲任的充盈、通畅，呈现功能不足或减退的状态。先天肾气不足，或房事不节、久病大病、反复流产损伤肾气，或高龄肾气渐衰；肾气虚则冲任虚衰不能摄精成孕。其虚或因禀赋不足或因肾阳不能蒸腾肾阴化生肾气而起，故补益肾气常从肾阴阳两方面着手调补，阳生阴长，肾气自旺。或在调补肾阴阳之中通过四君子汤等健脾益气以养肾阳，四物汤补血养阴以补肾阴，加菟丝子、杜仲、鹿角霜、川椒温肾助阳。常以淫羊藿、巴戟天代替川椒。并结合月经周期阴阳的变化而周期治疗予以调补肾之阴阳。因此，补益肾气为治疗子宫内膜异位症不孕症肾气虚的总则。

验 案

赖某某，女，32岁，于2014年6月9日初诊。主诉：未避孕不孕4年。病史：患者自述未避孕不孕4年，平素月经规律，周期25～35天，经期5～7天，量中，经来第一天腹痛。末次月经2014年5月15日，经期5天。B超监测排卵提示卵泡不破。于2014年5月27日外院行腹腔镜双侧卵巢囊肿剔除术+输卵管通水术。术后诊断：① 原发不孕；② 子宫内膜异位症。丈夫精液分析正常，现无特殊不适，纳寐可，二便调。舌淡苔白腻，脉沉。

西医诊断： ① 不孕症；② 子宫内膜异位症。
中医诊断： ① 不孕症；② 癥瘕。

辨证：肾虚血瘀。

治法：补肾养血，活血化瘀。

方药：毓麟珠加减。

巴戟天10g、淫羊藿10g、党参10g、菟丝子10g、白术10g、川芎10g、鬼箭羽10g、丹参10g、茯苓10g、当归10g、白芍10g、甘草10g、鹿角霜10g。共7付，日一付，水煎服。

二诊（2014年6月16日）　于6月14日经行，现月经周期第三天，经量多，色鲜红，月经来潮第一天小腹隐痛，二便正常。舌红苔薄白，脉弦。查性激素六项：FSH 5.07IU/L，LH 6.8IU/L，E_2 32.5pg/mL，P 0.25ng/mL，PRL 12.86ng/mL，T 0.25ng/mL。CA125 64.07U/L。患者术后，肾虚血瘀，予大补阴丸加何首乌补肾养血滋阴，经期小腹隐痛予丹参、鬼箭羽活血祛瘀，通经止痛，太子参益气健脾。方药：丹参12g、鬼箭羽10g、龟甲10g、知母10g、黄柏10g、熟地黄10g、山药10g、甘草10g、太子参10g、何首乌10g、麦冬10g。共15付，日一付，水煎服。

三诊（2014年6月30日）　月经周期第17天，于月经周期第11天时行B超提示：子宫内膜厚9mm，右卵泡18mm×16mm，B超提示卵泡已经破裂排出，现无特殊不适。舌淡红，苔薄白，脉弦。治宜益肾养血助阳，方用寿胎丸，枸杞子补肾，白芍、当归滋阴养血补血，香附疏肝解郁，调经止痛，太子参补气健脾，甘草调和诸药。方药：菟丝子20g、桑寄生10g、白芍10g、甘草10g、当归10g、枸杞子10g、香附10g、太子参10g、续断10g、山药10g。共14付，日一付，水煎服。

四诊（2014年7月14日）　停经31天，末次月经6月13日，无不适，舌淡红，苔薄白，脉弦。自测尿HCG阳性。查血HCG 1054.94IU/L，P 18.66ng/mL。考虑患者经治疗已经妊娠，予以补肾安胎之寿胎丸加减治疗。方药：白术10g、茯苓10g、黄芩10g、桑寄生10g、墨旱莲10g、续断10g、菟丝子10g、石斛10g、麦冬10g。共7付，日一付，水煎服。

按语：患者因有子宫内膜异位症引起的不孕、痛经病史，说明"瘀血阻滞"胞宫胞络，精卵不能结合而导致不孕症。瘀血阻滞，不通则痛，故出现痛经。故本病诊断为不孕症，子宫内膜异位症。辨证为肾虚血瘀。该病多为瘀血阻滞，久病伤及肾气，导致肾虚血瘀。治法：补肾填精，活血化瘀。以毓麟珠加减，方中以八珍汤补益气血，菟丝子、巴戟天、淫羊藿、鹿角霜补肾益精，鬼箭羽、丹参活血化瘀，调经止痛，甘草调和诸药，并与白芍组成芍药甘草汤以柔肝缓急止痛。全方共奏补肾填精、活血化瘀之功效，瘀血祛，新血生，气血运行通畅，肾气盛，故有子。孕后予以寿胎丸加减以补肾安胎。

8　大补阴丸

大补阴丸又名大补丸，出自元代朱震亨的《丹溪心法》，是滋阴补肾方剂，药物由熟地黄（酒蒸）、龟甲（酥炙）各188g，炒黄柏、知母（酒炒）各125g，猪脊髓10条组成，具有滋阴降火的功效，主要用于肝肾阴虚、相火亢盛所致之诸证。方中重用熟地黄、龟甲滋阴潜阳，壮水制火，共为君药。黄柏、知母相须为用，苦寒降火，保存阴液，平其阳亢，均为臣药。应用猪脊髓、蜂蜜为丸，此乃血肉甘润之品，既能滋补精髓，又能制黄柏的苦燥，俱为佐使。诸药合用，滋阴精而降火，以达培本清源之效。朱震亨重视阴血，认为阴精难成而易亏，提出著名的"阳有余阴不足论"；该方体现了其学术思想。

陈慧侬教授在临床擅用大补阴丸治疗子宫内膜异位症阴虚内热所致不孕症，症见心悸不宁、失眠健忘、五心烦热、腰膝酸软、头目眩晕、舌红少苔、脉细数，尤其适用于卵巢储备功能下降、月经过少、月经后期、月经先期、绝经前后诸症等由于肝肾阴虚，肾精不足、髓海不充，或水不涵木、虚阳上扰，或心肾不交者。适用子宫内膜异位症所致不孕症肝肾阴亏者，或是行IVF-ET前、子宫内膜异位症手术后，使用GnRH-a预处理3～6个月治疗出现肝肾阴虚证者。肾藏精为先天，且女子以肝为先天，因此滋阴法尤适用于排卵功能障碍、先天卵巢发育不良、子宫内膜异位症行巧克力囊肿剔除术后出现卵巢储备功能下降或卵巢早衰者等。

陈慧侬教授认为女子以血为用，经、孕、产、乳皆耗伤气血，阴血亏虚，每致阳气偏盛，血海蕴热，不能成孕。《丹溪心法·子嗣》云："经水不调，不能成胎，谓之子宫干涩无血，不能摄受精气，宜凉血降火。"《傅青主女科·种子》亦云："瘦人多火，而又泄其精，则水益少，而火益炽。此阴虚火旺，不能受孕。"水亏乃肾之真阴不足，阴虚则火易动，火炽则精血益受其灼，以致阴虚火旺，氤氲之气渐灭，故男施而女不孕。由于肾阴不足，阴不敛阳，虚热内生，在滋养肾阴的基础上加清热泻火的知母、黄柏，标本同治。

验 案

吴某，女，30岁，于2016年1月20日初诊。主诉：婚后未避孕未孕4年。病史：患者自述婚后未避孕未孕4年，因左卵巢巧克力囊肿（巧囊）于2015年7月行"腹腔镜下盆腔粘连松解术＋左侧卵巢囊肿剥除术＋左侧卵巢修补术＋子宫内膜异位病灶烧灼术"，术中见双侧输卵管伞有美蓝液体流出。术后予"达菲林"治疗一个月。术后月经规则，周期27～30天，经期3天，经量偏少，有少量血块，无经前腹胀痛、腰酸。大便烂，日一次，纳寐可，小便调。有痛经，末次月经1月14日。孕0产0。舌红苔少，脉沉。

西医诊断： ① 不孕症；② 子宫内膜异位症。

中医诊断： ① 不孕症；② 癥瘕。

辨证： 肾阴虚。

治法： 补肾养阴，清热降火。

方药： 大补阴丸加减。

知母10g，龟甲10g，黄柏10g，熟地黄10g，何首乌10g，覆盆子10g，山药10g，白芍10g，白术10g，赤芍10g，鹿角胶10g（烊化），枸杞子10g。10付，日一付。水煎服。

二诊（2016年1月29日） 月经期第15天，末次月经1月14日。用药后无其他特殊不适。1月28日B超：子宫内膜厚9mm，C型。盆腔积液，前后径16mm，右卵巢卵泡16mm×14mm。舌红苔少，脉弦。考虑患者卵泡期，治以补肾填精，养阴清热，予以大补阴丸合当归芍药散加减。方药：知母10g，龟甲10g，黄柏10g，熟地黄10g，枸杞子10g，川芎5g，鹿角胶10g（烊化），山药10g，白芍10g，当归10g，甘草6g，续断10g。14付，日一付。水煎服。

三诊（2016年3月10日） 月经期第20天，末次月经2月19日。量少，经色暗，经行下腹疼痛，3月2日少许阴道流血，2天干净。3月7日测排卵：子宫内膜厚14mm，卵泡已破。夜寐多梦，口干，无腰酸痛，便秘，小便正常。舌红苔少，脉弦。患者经前期，阳长为主，治宜益肾养血助阳，予左归丸加减。方药：巴戟天10g，淫羊藿10g，当归10g，川芎10g，皂角刺10g，枸杞子10g，菟丝子10g，覆盆子10g，山药10g，牛膝10g，益母草10g。10付，日一付。水煎服。

四诊（2016年4月7日） 月经周期第17天，末次月经3月22日，经量中，经色暗，无痛经。巧囊术后，注射达菲林停药5个月。夜寐可，无口干，纳少，无腰酸，二便调。今日B超：子宫内膜厚15mm，C型，右卵囊卵泡20mm×16mm。患者排卵期，有优势卵泡，治以补肾填精，养阴清热，方用大补阴丸加减。方药：知母10g，龟甲10g，黄柏10g，熟地黄10g，墨旱莲10g，续断10g，女贞子10g，山茱萸10g，何首乌10g，白芍10g，山药10g。12付，日一付。水煎服。

五诊（2016年4月24日）　月经第28天，末次月经3月22日。今晨自测尿HCG阳性。现无腹痛，无阴道流血。舌淡红苔薄白，脉细滑。患者早孕，予以补肾益气安胎，养血柔肝健脾，方选寿胎丸合当归芍药散加减。方药：菟丝子10g，续断10g，桑寄生10g，阿胶10g（烊化），当归10g，川楝子10g，白芍10g，白术10g，茯苓10g，牡蛎10g，砂仁10g（后下）。7付，日一付。水煎服。

按语：患者因有子宫内膜异位症引起的痛经病史，说明"瘀血阻滞"胞宫胞络，精卵不能结合而导致不孕症。瘀血阻滞，表现为痛经。瘀血阻滞，不通则痛，故出现痛经。该患者脉沉提示肾气不足，舌红苔少提示肾精不足，阴虚内热。故本病诊断为：①不孕症，②癥瘕。辨证为肾阴虚。患者术后，但该病多为瘀血阻滞，久病伤及肾气，导致肾虚血瘀。治法：补肾填精，活血化瘀。以大补阴丸加减，结合月经周期调理促卵泡发育及排卵。方中以熟地黄、何首乌、龟甲补肾滋阴，阴复则火自降；黄柏、知母苦寒泻火，火降则阴可保，覆盆子、鹿角胶、枸杞子补肝肾，益精养血，赤芍活血祛瘀，山药、白术益气健脾，白芍柔肝止痛。全方共奏补肾填精，活血化瘀之功效，瘀血祛，新血生，气血运行通畅，肾气盛，卵泡长，故有子。

9　左归丸

左归丸出自明·张介宾《景岳全书》，为补益剂，由熟地黄、枸杞子、龟甲胶、鹿角胶、菟丝子、山茱萸、山药、牛膝组成，具有壮水之主，培佐肾之元阴之功效。主治真阴肾水不足，不能滋养营卫，渐至衰弱，或虚热往来，自汗盗汗；或神不守舍，血不归原；或虚损伤阴；或遗淋不禁；或头晕耳鸣；或眼花耳聋；或口燥舌干；或腰酸腿软，凡精髓内亏、津液枯涸之证。方中重用熟地黄滋肾益精；枸杞子补肾益精、养肝明目；鹿角胶、龟甲胶二胶，为血肉有情之品，峻补精髓，其中龟甲胶偏于补阴，鹿角胶偏于补阳，在补阴之中配伍补阳药，意在"阳中求阴"；菟丝子性平补肾。以上为补肾药组。佐山茱萸养肝滋肾、涩精敛汗，山药补脾益阴、滋肾固精，牛膝益肝肾、强腰膝、健筋骨、活血，既补肾又兼补肝脾。

陈慧侬教授认为肾阴是人体阴液的根本，具有滋养胞宫及全身的作用，若肾中阴血不足，胞脉失养，则不能成孕。《格致余论·受胎论》云："阳精之施也，阴血能摄之，精成其子，血成其胞，胎孕乃成，今妇人无子者，本由血少不足以摄精。"明代薛己在《校注妇人良方》中指出："窃谓妇人之不孕……有肾虚精弱，不能融育成胎者，有禀赋微弱，气血虚损者，有嗜欲无度，阴精衰惫者。"所以《景岳全书》中指出："真阴既病，则阴血不足者能育胎，阴气不足者能摄胎。凡此摄育之权总在命门。"清代名医傅山在《傅青主女科·种子》云："治法必须大补肾水而平肝木……皆有子之道也。"

肾阴不足，癸水不充，治疗以益阴补肾填精为要。排卵功能障碍不孕病理上从中医角度要重点考虑肾阴及癸水不足的原因有二。一是卵为有形之物，靠有形之阴如水、精、血化生而成，也靠阴液之血、精、液之滋养发育成熟。自然，阳气在卵子生长过程尤其是排出上起着动力的作用，不能忽视。但卵子的生长成熟考虑物质基础至关重要。肾阴、癸水不足，既不能涵养子宫，又不能滋养"禾苗"，自然也不能发育成熟结出"稻谷"。二是无排卵或排卵障碍的临床表现多为月经后期、稀发、量少等行经物质不足、阴亏水少的症状。所以认为"肾阴不足，癸水不充"是本病的主要病理。由于肾阴的不足，癸水的不充还可以引起较复杂病理变化，在临证上不能忽视。因此肾阴不足，癸水不充，治疗以益阴补肾填精为要。

临床运用要注意以下三点。一是在滋肾养阴的基础上，继以血肉有情之品养之，可酌情选加紫河车、阿胶、鹿角胶、龟甲共奏填精益髓之功。二是滋阴不忘阳，根据阴阳相生相用的原则，《景岳全书》所论"善补阳者，必于阴中求阳，则阳得阴助而生化无穷；善补阴者，必于阳中求阴，则阴得阳升而泉源不竭"，即在滋肾养阴的基础上佐以温肾助阳。三是滋阴药容易碍伤脾胃，应酌加健脾理气之品，如白术、山药、茯苓、陈皮、砂仁等。并结合调周期治疗，卵泡期酌加以补肾养阴为主的药物促排卵发育；排卵期在养精血的基础上加入温肾活血的药物，以促排卵；黄体期补肾阳为主，阴阳并补，促黄体健运，为孕卵着床准备条件。如未受孕，月经期活血调经法，因势利导，促经血排出顺畅。

验案

杨某，女，29岁，于2019年3月3日初诊。主诉：未避孕未孕5年余，月经推迟10年。病史：患者自述婚后未避孕未孕5年，性生活正常，平时月经推迟，周期37天至2月余，经期6～8天，有多囊卵巢综合征病史。2012年HSG左管梗阻，右管通畅；2016年行腹腔镜下卵巢巧囊剥除术＋盆腔粘连分离术＋卵巢打孔术，术中见盆腔广泛致密粘连，术后双侧输卵管基本通畅。分别于2016年2月、2018年10月行辅助生育技术，共取卵2次，共移植4次，2016年移植1次生化，3次未着床，末次移植为2018年10月6日，失败，现余2个囊胚。曾用中药调理，调理后现月经32～40天一行，末次月经2月10日，前次月经1月2日，周期39天。量中，有血块，色暗红，无痛经，平日腰部酸痛，经期加重。近日自觉双侧下腹隐痛，寐差，梦多，口苦，纳可，二便调，大便黏，舌质稍红，苔裂，脉细。

西医诊断： ① 原发性不孕；② 子宫内膜异位症；③ 多囊卵巢综合征。

中医诊断： ① 不孕症；② 月经后期。

辨证： 肾虚血瘀。

治法： 补肾填精，活血化瘀。

方药： 左归丸加减。

山茱萸10g，熟地黄10g，山药15g，菟丝子10g，党参10g，龟甲10g，黄芩10g，法半夏10g，柴胡6g，当归头10g，枸杞子10g，杜仲10g，鹿角胶10g（烊化）。12付，日一付，水煎服。

二诊（2019年3月15日） 月经期第6天，末次月经3月10日，量中，色黑红，有血块，经前后腰酸腹痛，前次月经2月10日，周期28天，寐多梦，纳可，稍口干，无口苦，二便调，舌淡，苔薄白，脉弦。B超：子宫肌层回声不均匀（子宫腺肌病？），子宫大小60mm×45mm×66mm，子宫内膜厚8.5mm。患者经治疗月经基本正常，症状较前缓解，继续予左归丸加减，在前方基础上去掉柴胡、黄芩，口干加鳖甲、麦冬养阴生津，滋阴清热。

方药： 左归丸加减。

山茱萸10g，熟地黄10g，山药15g，党参10g，麦冬10g，菟丝子10g，续断10g，法半夏10g，龟甲10g，当归头10g，枸杞子10g，杜仲10g，鹿角胶10g（烊化）。14付，日一付，水煎服。

三诊（2019年3月29日） 月经期第11天，末次月经3月10日，周期28天，寐差，多梦，纳可，口稍干，无口苦，诉服时有腹泻，日1～2次，小便可，舌红少苔，脉弦。考虑患者有腹泻，腹腔有粘连，输卵管通而不畅，舌红少苔，现患者正处于排卵期，故治疗用大补阴丸和当归芍药散加减，方中大补阴丸补肾养阴清热，白术、茯苓健脾祛湿，合欢皮宁心安神，地龙、王不留行、路路通活血通络，菟丝子、续断补肾填精，全方共奏补肾养阴、活血通络之功。方药：知母10g，地龙6g，菟丝子10g，续断10g，法半夏10g，醋鳖甲10g，当归头10g，茯苓10g，黄柏10g，熟地黄10g，白术10g，王不留行10g，合欢皮10g，路路通10g。14付，日一付，水煎服。

四诊（2019年4月12日） 停经32天，末次月经3月10日，现患者自觉口干，乏力，乳房胀痛，无腰酸，测尿HCG（+），夜寐欠佳，舌淡红，苔少，脉滑。患者既往有胚胎移植失败史，现为孕早期，当予黄体酮胶囊，予寿胎丸加减补肾安胎，方中菟丝子补肾养精，益阴而固阳；桑寄生、续断固肾强腰安胎；五味子补肾宁心，当归、白芍补血养血，墨旱莲滋补肝肾、凉血止血；党参、白术、茯苓、甘草益气健脾，全方共奏补肾健脾安胎之功。方药：党参10g，麦冬10g，五味子3g，当归头3g，白芍10g，白术10g，茯苓10g，菟丝子10g，桑寄生12g，续断10g，甘草6g，墨旱莲12g。

按语：患者月经后期10年、婚后未避孕未孕5年，有多囊卵巢综合征病史，2016年行腹腔镜下卵巢巧囊剔除术+盆腔粘连分离术+卵巢打孔术，术中见盆腔广泛致密粘连，术后双侧输卵管基本通畅。根据患者的病史可诊断为不孕症、月经后期。辨证为肾虚血瘀。患者平素月经推迟，伴腰部酸痛，考虑为肾气不足，肾气不足则冲任不充，故胞宫无法令月事以时，且肾气不足无法推动血行，久而成瘀，血瘀使气血运行不畅，阻碍肾气的化生，二者相互影响。患者既往HSG所示左侧输卵管梗阻，同年行卵巢囊肿剔除术，均说明患者体内气血运行不畅，瘀血阻滞胞宫、胞脉，不能摄精成孕，故不孕。患者先天肾气不足，不能充养胞宫胞脉，故月经后期；加上手术损伤气血，卵巢为肾藏精气之处所，手术剔除卵巢囊肿，更损伤肾气，肾虚不能荣养胞宫、胞脉，故不能摄精成孕。故该患者的辨证为肾虚血瘀。治法当选补肾填精，活血化瘀。方选左归丸加减，方中熟地黄、山药、山茱萸补益肝肾阴血，三药合用补益精血、调和阴阳；菟丝子、杜仲、龟甲、鹿角胶、枸杞子补肝肾、填精髓；配党参、当归以补益气血，养血活血；口苦加柴胡、黄芩、法半夏清少阳胆经之热。全方共奏补肾养血、活血化瘀之效。肾为先天之本，方中以补肾为主，兼活血化瘀，肾气充沛则气血充足，且气血运行通畅，则天癸、冲任、胞宫的功能正常，则能孕育胎儿。

10　当归芍药散

当归芍药散出自《金匮要略》，为理血剂，由白芍、当归、川芎、白术、茯苓、泽泻组成，具有养血调肝、健脾利湿之功效。主治妇人妊娠或经期，肝脾两虚，腹中拘急，绵绵作痛，头晕心悸，或下肢浮肿，小便不利，舌质淡、苔白腻者。因脾土为木邪所克，谷气不举，浊淫下流，以塞搏阴血而痛也。用芍药多他药数倍以泻肝木，利阴塞，予以川芎、当归补血止痛；又佐茯苓渗湿以降于小便也；白术益脾燥湿，茯苓、泽泻行其所积，从小便出。盖内伤六淫，皆能伤胎成痛，不但湿而已也。本方养血调肝，健脾渗湿，体现了肝脾两调、血水同治的特点。

陈慧侬教授临床擅用当归芍药散治疗子宫内膜异位症的痛经、卵巢功能障碍、不孕症、孕后安胎，以及术后防治其复发。症见经行腹痛，或妇人腹痛，婚久不孕，下腹癥瘕包块，月经稀发而量少，甚则闭经不孕；带下量多，色、质、气味异常；舌淡苔白腻，脉濡等。在临床上常用于血虚肝郁引起的妇科盆腔疼痛症和妊娠腹痛，以及月经失调和卵巢功能障碍；或是合用祛湿剂与行气活血的方剂，如二妙散加佛手散、失笑散、桃红四物汤、血府逐瘀汤等。通过祛湿可改善水液代谢，活血祛瘀改善湿瘀胶结的病理循环，每获良效。

在临证时，如瘀血重患者出现疼痛严重等症状，在该方的基础上加用活血化瘀药，如丹参、鸡血藤、三棱、血竭、三七、蒲黄、五灵脂、水蛭等。若寒湿重，出现下腹冷痛，畏寒肢冷，则加温经散寒的小茴香、桂枝、吴茱萸等；若湿热瘀结，可见带下黄、下腹灼热疼痛，则加清热利湿的苍术、黄柏、川楝子、薏苡仁、两面针、白花蛇舌草等；若脾肾阳虚所致的月经后期、痛经，则加巴戟天、淫羊藿、肉桂、附子等温补肾阳；或病久损伤气血，则予以健脾益气养血的理冲汤。

黄某，女，36岁，于2014年3月28日初诊。主诉：未避孕未孕6年。病史：患者自述未避孕未孕6年，既往月经规则，周期28～30天，经期5～7天，经行腹痛，以第1～2天为甚。2008年因"右输卵管妊娠"行经腹切除右侧输卵管；2010年和2011年行输卵管造影提示左侧输卵管不通。2013年8月行"IVF-EF"妊娠18天自然流产，于3月6日又再次行"IVF-EF"移植2囊胚，于3月19日查血HCG阴性。于3月22日经行，现仍未干净，月经量少，有少许血块，有痛经。2013年B超提示双侧卵巢"巧克力囊肿"。孕2产0，1995年曾患结核性腹膜炎、盆腔炎。丈夫精子存活率30%。舌淡红苔薄白，脉沉。余6个冻胚待移植。

西医诊断： ① 不孕症；② 子宫内膜异位症。

中医诊断： ① 不孕症；② 痛经；③ 癥瘕。

辨证： 肾虚血瘀。

治法： 活血化瘀，补肾益气。

方药： 失笑散合当归芍药散加减。

当归10g，白芍10g，川芎10g，香附10g，甘草10g，白术10g，茯苓10g，泽泻10g，川楝子10g，五灵脂10g，蒲黄炭10g。7付，日一付，水煎服。20付，日一付，水煎服。

二诊（2014年4月21日）　患者经间期出现两侧下腹痛至今未能缓解，现觉少腹隐痛，乳房胀痛，纳寐可，二便调。考虑为瘀血阻滞冲任胞宫，不通则痛，故予养血活血化瘀，方选内异痛经灵合失笑散加减。方药：黄芪20g，血竭5g，急性子10g，丹参12g，牡丹皮10g，鬼箭羽10g，蒲黄炭10g，五灵脂10g，橘核10g，甘草10g，续断10g，菟丝子10g。7付，日一付，水煎服。

三诊（2014年4月28日）　于4月26日经行，周期33天，经量较前增多，色鲜红，无痛经，今月经未净，拟本月行宫腔镜。舌淡胖，苔薄白，脉沉细。考虑患者行经期，血海空虚，治以左归丸合生脉散加减补肾养血。方药：山茱萸10g，白芍20g，何首乌10g，山药10g，鹿角胶（烊）10g，白术10g，川芎10g，太子参10g，黄芪20g，石斛10g，续断10g，枸杞子10g。12付，日一付，水煎服。

四诊（2014年5月12日）　月经周期第16天，近2天自觉双少腹胀痛，阴道时有刺痛。于5月7日行宫腔镜诊治术，宫腔形态正常，内膜未见异常。考虑排卵期由于冲任气血不充，不荣则痛，治以补肾养血。方药：山茱萸10g，巴戟天10g，甘草10g，淫羊藿10g，白术10g，续断10g，杜仲10g，鹿角胶（烊）10g，白芍10g，茯苓10g，太子参12g，川楝子10g。15付，日一付，水煎服。

五诊（2014年5月28日） 停经32天，至今月经未行，自觉乳胀，舌淡胖苔薄白，脉弦。考虑患者月经将至，气血下聚胞宫，肝经气机不畅，故自觉乳房胀；治以解郁调经，补肾养血，方选逍遥丸加减。方药：当归10g，赤芍15g，柴胡9g，白术10g，茯苓15g，甘草6g，丹参15g，益母草15g，牛膝10g，续断15g，巴戟天10g，山茱萸10g，川芎9g。7付，日一付，水煎服。

六诊（2014年6月6日） 于5月30日经行6天干净，周期34天，经行腹痛，经色暗红。B超示：子宫内膜厚6mm，子宫肌壁低回声区（子宫肌瘤），右侧附件区低回声区（巧囊？），左侧附件区囊性包块（输卵管积水？大小18mm×10mm×9mm）。患者瘀血阻滞胞宫，冲任不畅，故经期延长；不通则痛，故经行腹痛，考虑经后期，治以活血化瘀，补气养血。方药：黄芪20g，血竭3g，甘草10g，党参12g，丹参12g，当归10g，白芍20g，川芎5g，山茱萸10g。15付，日一付，水煎服。

七诊（2014年6月20日） 月经周期第22天，自觉3天来双少腹胀痛，白带量多，无异味，无外阴瘙痒，计划7月份行冻胚移植助孕，纳寐可，二便调。患者月经间期，瘀血阻滞肝经，故双少腹胀痛，予活血疏肝，补气养血，方选理冲汤加减。方药：黄芪20g，白术10g，白花蛇舌草10g，两面针10g，川楝子10g，延胡索10g，三棱10g，莪术10g，甘草10g，白芍10g，当归10g。10付，日一付，水煎服。

八诊（2014年7月7日） 停经38天经未行，左小腹隐痛，舌暗胖苔薄白，脉弦。考虑患者体内素有瘀血，瘀血阻滞冲任，导致经血不能按时来潮，当活血化瘀，补肾养血。处方：黄芪10g，血竭5g，香附10g，甘草10g，川芎10g，当归10g，九香虫10g，知母10g，白芍20g，赤芍10g，益母草10g，牛膝10g。7付，日一付，水煎服。

九诊（2014年7月14日） 于7月8日经行，周期39天，现基本干净，经行下腹胀痛，肛门坠胀，有血块，经色暗红。于经行第1天开始服用达菲林降调药物。糖类抗原125：86.8U/mL。瘀血阻滞胞宫，故患者行径下腹胀痛，肛门坠胀，予活血化瘀，理气调经，方选金铃子散加减。方药：桂枝5g，川楝子10g，甘草10g，延胡索10g，蒲黄炭10g，太子参10g，白芍10g，白术10g，橘核10g，九香虫10g，续断10g。7付，日一付，水煎服。

十诊（2014年7月21日）　月经周期第13天，末次月经7月8日，9天净，现下腹疼痛，大便溏。考虑排卵期，故予补肾养血，活血化瘀，予当归芍药散合失笑散加减。方药：甘草10g，白芍10g，当归10g，川芎10g，淫羊藿10g，蒲黄炭10g，五灵脂10g，白术10g，茯苓10g，续断10g，山楂10g，山药10g。7付，日一付，水煎服。

十一诊（2014年7月30日）　月经周期第22天，经净后阴道干涩，性交时疼痛。舌淡暗，苔薄白，脉细弱。考虑素有瘀血，瘀血不去，新血不生，故当活血化瘀，养血调经，方选桂枝茯苓丸合失笑散加减。方药：桂枝3g，茯苓10g，川楝子10g，延胡索10g，甘草10g，枸杞子10g，白术10g，九香虫10g，蒲黄炭10g，五灵脂10g，三棱10g，菟丝子10g。7付，日一付，水煎服。

十二诊（2014年8月6日）　8月5日用达菲林第二针。查糖类抗原125：130.80U/mL。B超示子宫内膜厚2mm，右巧囊48mm×36mm。继续活血化瘀，养血调经，在上方基础上加川芎10g、鬼箭羽10g。15付，日一付，水煎服。

十三诊（2014年8月25日）　自觉阴道涩痛，汗多，大便干。考虑用达菲林伤及肾阴，故在活血化瘀基础加补肾养血之品，方药在上方基础上加当归10g、紫河车10g。15付，日一付，水煎服。

十四诊（2014年9月24日）　于9月20日在医科大一附院行右侧卵巢巧克力囊肿穿刺术。觉阴道内刺痛，下腹胀痛，大便干结。查糖类抗原125：25.46U/mL。考虑患者术后湿热乘虚内侵，在活血化瘀基础上加清热利湿之品。方药：黄柏10g，苍术10g，陈皮3g，川楝子10g，延胡索10g，九香虫10g，甘草10g，赤芍10g，香附10g，续断10g，白术10g。7付，日一付，水煎服。

十五诊（2014年10月15日）　末次月经7月8日，8月5日降调第二针，至今经未行，觉左少腹胀痛，大便硬结。B超示子宫内膜厚9mm，右卵巢囊肿2.7mm×2.3mm。舌淡红，苔薄白，脉弦。考虑子宫内膜已经厚9mm，经将行，予以养血活血之四物汤合失笑散加减。方药：白芍20g，川芎10g，当归10g，丹参10g，熟地黄10g，益母草10g，蒲黄炭10g，五灵脂10g，甘草10g，橘核10g，川楝子10g。7付，日一付，水煎服。

十六诊（2014年11月14日）　于11月2日经行，5天干净，量中，经行脐周隐痛。觉左下腹隐痛，行走时阴道内刺痛。11月13日B超示子宫内膜厚6mm，子宫肌壁低回声区（子宫肌瘤可能），大小10mm×9mm×9mm，右卵巢巧克力囊肿大小30mm×28mm×25mm，左卵巢囊肿（43mm×41mm×25mm）。继续守上方加鬼箭羽10g。15付，日一付，水煎服。

十七诊（2015年2月9日）　患者末次月经1月4日，于1月23日在医科大移植3个冻胚，现腹部偶有胀痛，无阴道流血，舌淡红，苔薄白，脉细滑。2月5日查HCG 168.6mIU/mL。考虑患者妊娠腹痛，为素有瘀血阻滞胞宫，不通则痛所致，故予以补肾养血、理气安胎之当归芍药散合寿胎丸加减。方药：菟丝子10g，甘草10g，白芍10g，香附10g，桑寄生10g，川楝子10g，续断10g，当归身10g，白术10g，茯苓10g，阿胶（烊）10g。15付，日一付，水煎服。

十八诊（2015年2月25日）　移植后32天，夜间下腹隐痛，无阴道流血，大便先干后溏。B超示子宫肌瘤合并早孕，见卵黄囊，右卵巢巧克力囊肿（31mm×27mm×27mm）。继续予补肾养血，养血安胎治之，方选当归芍药散合寿胎丸加减。方药：白芍10g，当归10g，白术10g，茯苓10g，菟丝子10g，桑寄生10g，续断10g，甘草10g，太子参10g，阿胶（烊）10g，砂仁10g。7付，日一付，水煎服。

按语：患者婚后不避孕未孕6年属于不孕症，而且经行腹痛、B超提示有巧克力囊肿，为中医的痛经、癥瘕。患者有宫外孕手术病史，损伤气血导致气滞血瘀，渐成癥瘕，"瘀血阻滞"胞宫胞络，精卵不能结合而导致不孕症。瘀血阻滞胞宫，不通则痛，故患者经行腹痛，且有少量血块。故该病诊断为不孕症、痛经、癥瘕。辨证为肾虚瘀血。患者瘀血内停，渐成包块，固定不移而成癥瘕，冲任受阻，故多年不孕。治法：活血化瘀，补肾益气；方选失笑散合当归芍药散加减。方中血竭、川楝子、蒲黄炭、五灵脂行气活血化瘀止痛，去瘀生新；橘核、鬼箭羽破血消癥散结，使气血恢复通畅；当归、白芍、川芎养血活血；黄芪、白术、茯苓健脾祛湿，顾护正气，使活血不伤正，甘草调和诸药，全方共奏活血化瘀，补肾益气之功效，瘀血祛，新血生，肾气充实，胞宫得气血滋养，故能摄精成孕。现患者行辅助生育技术助孕，考虑患者素有瘀血阻滞，故在寿胎丸补肾安胎的基础上合当归芍药散养血活血，使得气血运行通畅，胎元得养则安。

第七节 基于数据挖掘陈慧侬教授治疗子宫内膜异位症的用药规律研究

子宫内膜异位症（endometriosis，EMs，简称内异症）是妇科的疑难病，以痛经、月经失调、盆腔包块和不孕等为临床表现[1]，其难治愈、复发率高一直是妇科的棘手难题。EMs近年来发病率明显增高，在育龄期女性有6%～10%患病[2-3]。

传统中医学无"子宫内膜异位症"病名，究其临床证候，可归属于"痛经""癥瘕""月经不调""不孕"等范畴，其病机为血瘀[4]，治疗多予以活血化瘀，能够有效改善患者生存质量、减少疼痛及提高患者妊娠率并减少复发等[5]。陈慧侬教授为首届全国名中医，从医50余年，运用中医药治疗子宫内膜异位症临床经验丰富，疗效显著。本项目通过收集整理陈慧侬教授治疗子宫内膜异位症的医案，借助中医传承辅助系统软件，运用频数分析、聚类分析、关联分析等数据挖掘方法，探讨其用药规律，进而归纳其处方用药特点，深入挖掘陈教授治疗EMs的用药经验，为名老中医经验传承提供理论依据。

1 资料与方法

1.1 处方来源与筛选

收集2013年3月1日至2019年12月30日在广西中医药大学第一附属医院由陈慧侬教授所开具治疗EMs患者的中药处方。

1.2 纳入标准

（1）子宫内膜异位症诊断标准参照中华医学会妇产科学分会子宫内膜异位症协作组2015年发布的《子宫内膜异位症的诊治指南》[6]的诊断标准。

（2）患者姓名、性别、年龄等基本信息完整。

（3）中药处方完整的医案。

（4）治疗效果确切、明显的初诊验案，或初诊效果不明显，效果明显的二诊或三诊验案。

以上4项都符合方可纳入。

1.3 排除标准

无确切诊断依据者；疗效不确定的医案；信息不完整的医案。以上3项，符合其中1项均不纳入。

1.4 数据收集与规范化处理

1.4.1 中药名称的规范

根据2015年版《中华人民共和国药典》[7]和中国中医药出版社出版的"十二五"规划教材《中药学》[8]统一、规范处方中的药物名称。

1.4.2 分析软件

中医传承辅助平台（V2.5）软件由中国中医科学院中药研究所提供。

1.4.3 数据录入与核对

考虑在病案录入过程中可能会有缺漏，故采用双人录入并以相互核对方式将病案录入中医传承辅助平台，确保数据准确可靠。

1.5 数据分析

建立数据库，通过软件"数据分析"模块，采用规则分析、改进互信息法、复杂系统熵聚类等数据挖掘方法，得出全国名中医陈慧侬教授治疗子宫内膜异位症验案中各药物的使用频次、药物之间的关联规则和组方规律，并挖掘潜在的新方组合。

2 结果

2.1 药物频次分析

对陈慧侬教授治疗EMs的311首处方中涉及的116味药物进行频次统计，并将药物按使用频次从高到低进行排序。使用频次在40次以上的药物有30味（表1）。

表1 处方中使用频次40次以上的药物

序号	中药名称	频率	序号	中药名称	频率
1	甘草	211	10	枸杞子	106
2	当归	207	11	麦冬	102
3	白芍	175	12	龟甲	100
4	菟丝子	174	13	黄柏	95
5	茯苓	161	14	山茱萸	95
6	白术	146	15	蒲黄炭	87
7	续断	128	16	川芎	85
8	黄芪	117	17	熟地黄	78
9	川楝子	113	18	太子参	73

序号	中药名称	频率	序号	中药名称	频率
19	山药	70	25	桑寄生	60
20	延胡索	70	26	五味子	60
21	五灵脂	68	27	知母	52
22	石斛	67	28	鹿角胶	46
23	丹参	62	29	血竭	42
24	党参	61	30	何首乌	42

2.2 功效分类

将116味中药按功效进行分类和频数统计分析。统计结果显示，116味中药涵盖15种功效分类，药类使用频次排前4位的依次为补虚药（2098次，54.42%）、活血化瘀药（481次，12.48%）、清热药（277次，7.19%）和理气药（245次，6.36%），具体见图1。

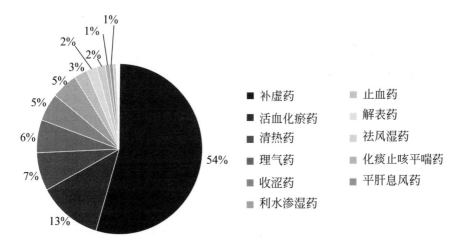

图1　处方中药药物功效分类

2.3 药性与药味

对纳入研究的药物性味进行统计分析，同一味中药的多个药性、药味分别统计。在116味中药里，药性累计出现3855次，以温（1631次，42.31%）、寒

（1098次，28.48%）、平（1086次，28.17%）最为常见；药味累计出现6199次，以甘（2791次，45.02%）、苦（1642次，26.49%）、辛（801次，12.92%）居多。具体见图2、图3。

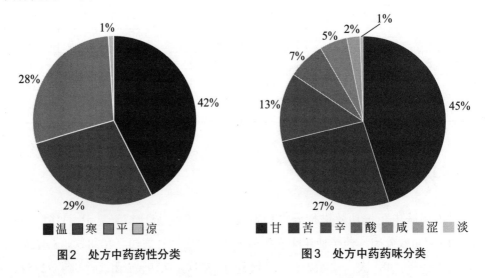

图2　处方中药药性分类　　　　　图3　处方中药药味分类

2.4　归经

对纳入研究的药物进行药物归经统计分析，若同一中药具有不同归经，则分别统计在内。在116味中药里，累计出现9091次归经。肝经（2441次，26.85%）、肾经（1556次，17.12%）、脾经（1303次，14.33%）、心经（1167次，12.84%）、肺经（974次，10.71%）最为常见，具体见图4。

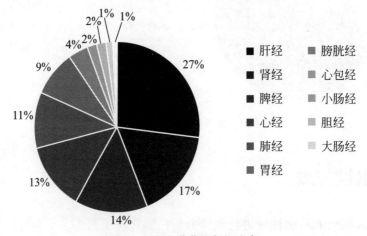

图4　处方中药药物归经分类

2.5 基于关联规则的组方规律分析及网络展示

应用关联规则分析方法，使用软件"数据分析"的"组方规律"功能，对数据进行预读后，设置支持度个数为80，置信度为0.85，得到11味核心中药，共有30组常用药组合（表2）。对所得出的药物组合进行用药规则分析（表3），并将其关联规则网络化展示（图5）。

表2 常用药物组合模式分析（支持度个数≥80）

序号	药物模式	频次	序号	药物模式	频次
1	甘草，菟丝子	148	16	白术，当归	92
2	甘草，白芍	131	17	枸杞子，菟丝子	91
3	白术，茯苓	127	18	白术，白芍	89
4	甘草，当归	125	19	白术，菟丝子	88
5	甘草，茯苓	122	20	甘草，续断，菟丝子	88
6	当归，白芍	119	21	白芍，续断	85
7	白术，甘草	116	22	茯苓，菟丝子	85
8	甘草，续断	111	23	白术，当归，茯苓	85
9	白芍，菟丝子	109	24	甘草，当归，白芍	85
10	当归，茯苓	104	25	川芎，当归	84
11	白术，甘草，茯苓	102	26	甘草，枸杞子	84
12	续断，菟丝子	95	27	甘草，麦冬	84
13	甘草，白芍，菟丝子	95	28	甘草，当归，菟丝子	83
14	当归，菟丝子	94	29	当归，川楝子	82
15	白芍，茯苓	93	30	白术，甘草，菟丝子	80

表3 处方中药物组合关联规则分析（置信度≥0.85）

序号	规则	置信度	序号	规则	置信度
1	川芎->当归	0.9882	7	白芍，菟丝子->甘草	0.8716
2	续断，菟丝子->甘草	0.9263	8	白术->茯苓	0.8699
3	白术，当归->茯苓	0.9239	9	续断->甘草	0.8672
4	白术，菟丝子->甘草	0.9091	10	枸杞子->菟丝子	0.8585
5	当归，菟丝子->甘草	0.8830	11	菟丝子->甘草	0.8506
6	白术，甘草->茯苓	0.8793			

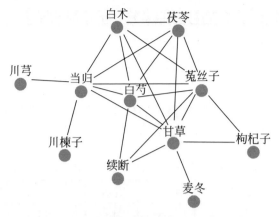

图5 药物之间的关联规则网络化展示图

2.6 基于改进互信息法的药物间关联度分析

依据处方数量，结合经验判断和不同参数提取数据的预读，设置相关度为8，惩罚度为2，进行聚类分析，得到处方中两种药物间关联度，将关联系数大于0.03的药对列表（表4）。

表4 基于改进互信息法的药物间关联度分析

序号	中药1	中药2	关联系数	序号	中药1	中药2	关联系数
1	桑寄生	蒲黄炭	0.054705	15	五灵脂	太子参	0.038434
2	五灵脂	甘草	0.049589	16	川楝子	续断	0.036956
3	川楝子	九香虫	0.04685	17	桑寄生	麦冬	0.036844
4	五灵脂	桂枝	0.044993	18	川楝子	当归身	0.036692
5	川楝子	党参	0.044923	19	桑寄生	鹿角胶	0.036184
6	桑寄生	延胡索	0.044466	20	阿胶	延胡索	0.036042
7	桑寄生	党参	0.042986	21	桑寄生	龟甲	0.035322
8	菟丝子	桂枝	0.042897	22	五灵脂	阿胶	0.034858
9	五灵脂	五味子	0.042675	23	党参	续断	0.034795
10	川楝子	淮山药	0.04074	24	荔枝核	三棱	0.034502
11	桑寄生	川芎	0.040606	25	川楝子	石斛	0.032837
12	菟丝子	五灵脂	0.040162	26	菟丝子	荔枝核	0.032789
13	菟丝子	延胡索	0.039953	27	桑寄生	五味子	0.032774
14	川楝子	牡丹皮	0.038862	28	血竭	桑寄生	0.032758

序号	中药1	中药2	关联系数	序号	中药1	中药2	关联系数
29	血竭	五味子	0.032758	33	五味子	白术	0.030993
30	麦冬	石斛	0.032709	34	荔枝核	续断	0.030753
31	五灵脂	牡丹皮	0.032457	35	阿胶	蒲黄炭	0.03025
32	川楝子	三棱	0.031467	36	五灵脂	橘核	0.030224

2.7 基于复杂系统熵聚类的药物核心组合和新方分析

按照相关度与惩罚度相互约束原理，基于复杂系统熵聚类的聚类分析，演化出3～5味中药的核心组合（表5），在核心组合的基础上，通过无监督的熵层次聚类方法，实现新方组合提取，演化出8首新方组合（表6），并将其关联规则网络化展示（图6）。

表5 基于复杂系统熵聚类的药物核心组合

序号	核心组合	序号	核心组合
1	血竭、丹参、山药	8	丹参、五味子、山药
2	山茱萸、川楝子、蒲黄	9	橘核、五灵脂、荔枝核、延胡索、蒲黄、九香虫
3	菟丝子、甘草、续断	10	橘核、甘草、荔枝核、九香虫
4	黄芪、升麻、当归	11	黄芪、当归、党参
5	川芎、五味子、太子参	12	川芎、太子参、麦冬
6	龟甲、知母、续断	13	龟甲、黄柏、知母
7	阿胶、黄柏、当归	14	阿胶、黄柏、熟地黄

表6 基于复杂系统熵聚类的潜在新方组合

序号	新方组合
1	血竭、丹参、山药、五味子
2	山茱萸、川楝子、蒲黄炭、橘核、五灵脂、荔枝核、延胡索、九香虫
3	菟丝子、甘草、续断、橘核、荔枝核、九香虫
4	黄芪、升麻、当归、党参
5	川芎、五味子、太子参、麦冬
6	龟甲、知母、续断、黄柏
7	阿胶、黄柏、当归、熟地黄
8	桑寄生、菟丝子、阿胶、川楝子、当归

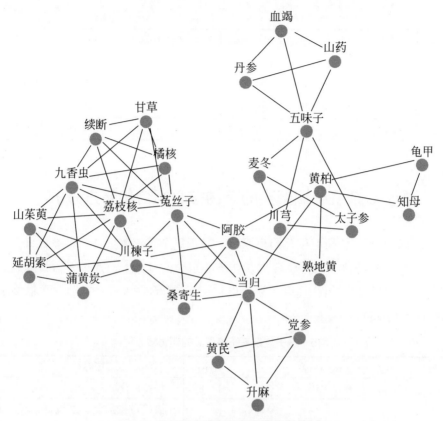

图6 新方药物关联规则网络化展示图

3 讨论

3.1 药物的应用频次分析

用药频次（表1）显示，陈慧侬教授治疗内异症常用药物主要由以下6类药物组合而成。活血化瘀药：川芎、五灵脂、蒲黄炭、血竭、丹参。行气止痛药：川楝子、延胡索。健脾益气药：黄芪、党参、太子参、茯苓、白术、山药、甘草。补血养阴药：当归、白芍、熟地黄、何首乌。温补肾阳药：鹿角胶、菟丝子、续断、桑寄生。补肾益阴药：枸杞子、五味子、山茱萸、麦冬、知母、石斛、龟甲。陈慧侬教授根据多年的临证经验，认为该病是由于异位的子宫内膜在孕激素的周期性作用下，产生局部病灶的出血与坏死，中医称为"离经之血"，离经之血蓄积下焦而致病，其关键病机是血瘀[4]。瘀血阻滞，气血不畅，不通而痛发为痛经。瘀血积聚日久逐渐形成癥瘕。瘀血阻滞，血不归经，或郁久化热，热伤冲任，引起月经失调；久病穷及肾，使得肾-天癸-冲任-胞宫生殖轴功能失调，肾失封藏，冲任瘀阻，经血非时而下，故见月经失调，经水暴下不止或淋漓不尽；或肾阴肾阳亏虚，卵子无肾阴之滋润、肾阳之温煦无以生发，优势卵泡不能形成，卵泡发生闭锁、黄素化，因而不能受孕；瘀血停留，络道受阻，两精不能相搏，亦不能摄精成孕。气为血之帅，血瘀日久，必然影响气机，导致气滞。气滞又反过来加重血瘀，气不通，血不行，如此往复循环，气与血相胶结，又与寒、热、湿等多种病理机制相互影响，相互转化，令此病缠绵难愈。综上所述，瘀血停蓄是本病发病的病理基础，病机以肾虚为本、瘀血为标，而气滞则是瘀血形成的重要中间环节[9]。从用药上分析可见，陈慧侬教授在辨治EMs时，多从肾虚血瘀入手，常以活血化瘀、行气止痛、健脾益气、补益肝肾、补血养阴为主要治疗方法。

3.2　药物的性味、归经分析

在性味方面，数据分析显示陈慧侬教授治疗内异症的药物，其性以温、寒、平为主；药味以甘、苦、辛居多。温性药具有温中、助阳、散寒、益气等功效，因血得温则行，得寒则凝，故用温药可温通血脉，推动血行，使气血运行通畅；寒性药能清热泻火，滋阴凉血，因瘀血郁久易化热伤阴，故陈慧侬教授治疗内异症多以温药通阳散寒，活血化瘀，少佐寒药以清热化瘀，滋阴凉血。甘能补虚、缓急，可缓解内异症的痛经；苦能燥湿、清泄、坚阴，可清泄瘀热、凉血养阴；辛能发散、行气、活血，恰与内异症的血瘀证病机相合。

在归经方面，研究结果表明陈慧侬教授治疗内异症的药物归肝经者最多，其次为肾经、脾经、心经、肺经，因此治疗内异证多从肝、肾、脾论治。陈慧侬教授认为瘀血停蓄是本病发病的病理基础，病机以肾虚为本、瘀血为标，而肝郁则是瘀血形成的重要环节[9]。肝藏血与疏泄功能相互协调，则气血运行通畅，经候如常，如情志异常，肝气郁结则引起气滞血瘀，不通则痛引起痛经；或瘀阻冲任，两精不能相搏引起不孕。肾藏精、肝藏血，精血同源，若瘀血阻滞，久病必穷及肾，肾气亏虚，冲任气血失和，瘀血阻滞，不能摄精成孕，不孕是内异症常见症，在内异症者中的发病率高达30%～50%[10]，不孕症患者有20%～40%存在内异症[11]。气为血之帅，血为气之母，气血互根互用，与脾的功能密切相关。

脾主运化，气血生化之源，脾气健运，气血充盛则经调；如脾气虚则气血不充，或不能推动血液运行，血液运行缓慢则瘀血阻滞。因此，陈慧侬教授在治疗上注重从肝脾肾三脏论治。

3.3 药物的关联规则探讨

基于关联规则的组方规律分析（表2、表3）及网络展示（图5）可以看出，最为核心的药物是当归、白芍、白术、茯苓、菟丝子、续断、甘草。以药测方，可知主方为当归芍药散。陈慧侬教授喜用当归芍药散治疗子宫内膜异位症。当归芍药散出自张仲景《金匮要略》，《金匮要略·妇人妊娠病脉证并治第二十》曰："妇人怀妊，腹中疞痛，当归芍药散主之。"以及《金匮要略·妇人杂病脉证并治第二十二》曰："妇人腹中诸疾痛，当归芍药散主之。"当归芍药散重用芍药养血柔肝，与当归合用养血补血；川芎行血中之气，当归与川芎组成佛手散行气活血；以上三味药入血分，有养血活血疏肝之功效；《金匮要略·水气病脉证并治第十四》曰："血不利则为水。"方中白术、茯苓健脾以疏肝，泽泻利水渗湿，三药入气分，有健脾化湿利水之功；组方加甘草合白芍即为《伤寒论》芍药甘草汤，临床和实验研究证实为缓急止痛要药[12]。全方共奏养血活血、健脾利湿、缓急止痛之效，主治证属肝脾失调、血水不利的妊娠腹痛及妇人诸痛。《金匮发微》云当归芍药散能"通血脉，祛痰浊，调血水"。研究提示[13]该方可通过升高模型动物子宫组织中一氧化氮（NO）含量，降低血管内皮素（ET）水平的含量，达到降低子宫组织细胞钙离子水平，增加子宫组织细胞的供血、供氧，改善子宫组织缺血状态，达到治疗痛经的作用。陈慧侬教授在此方基础上，加川楝子行气缓急止痛；加用菟丝子、续断补益肝肾，使肾气充盛，精血充足，冲任得养，则经调子嗣。以上分析，充分体现陈慧侬教授喜用经方，并从肾虚血瘀论治EMs的学术思想。

3.4 药物的核心组合及新方探讨

基于复杂系统熵聚类法，演化得出陈慧侬教授治疗子宫内膜异位症的新处方，其紧扣肾虚血瘀的基本病机，纵观其中的核心组合可分为以活血化瘀、行气止痛、消癥散结、益气养血、益气养阴、补养肝肾、补肾养血等，体现了陈慧侬教授治疗该病时结合痛经、癥瘕、月经不调、不孕症等不同病症施治，对临床有较强的指导意义，具体如下。

新方1～3药物组成以活血化瘀为主，包括蒲黄炭、五灵脂、血竭、丹参等中药，兼以川楝子、延胡索、九香虫等行气止痛，橘核、荔枝核等消癥散结，并酌情加菟丝子、续断、山茱萸等补肾中药，多用于EMs以痛经、癥瘕为主要临床表现的临床用药。陈慧侬教授认为瘀血阻滞是该病的关键病机，瘀血阻滞、气血不畅，不通则痛，以失笑散、血竭、丹参等活血化瘀，金铃子散、九香虫行气止痛；或瘀久成积形成癥瘕，以橘核、荔枝核消癥散结等。

新方4药物组成以益气养血为主，包括黄芪、升麻、当归、党参等，以药测方，可知主方为举元煎，多用于子宫内膜异位症月经过多气虚证或与新方1～3活血化瘀药合用。举元煎出自《景岳全书》，为明代医家张景岳所创造的益气补血方剂。陈慧侬教授认为内异症的关键病机是血瘀证，该病病程较长，长期使用活血化瘀的药物容易损伤脾胃，导致脾气亏虚，气虚中气下陷则患者多有疼痛坠胀感，或脾不统血则月经过多等临床表现，故常在活血化瘀的基础上予以举元煎等健脾益气养血，使脾气健旺，化生气血充足，气行则血行。

新方5药物组成以益气养阴为主，包括太子参、麦冬、五味子、川芎等，以药测方，可知主方为生脉饮，酌加活血的川芎，多用于子宫内膜异位症月经失调的用药。陈慧侬教授认为子宫内膜异位症引起的月经失调，多由于瘀血内阻，反复出血，伤及肾气及精血，气阴两伤，封藏不固，阴虚内热，虚热瘀引起冲任失调所致，故治以益气养阴的生脉饮加川芎活血化瘀为基础方，或与新方6合用补肾养阴调经。

新方6、7药物组成以补肾养阴为主，包括知母、续断、黄柏、龟甲、熟地黄、当归、阿胶等，以药测方，可知主方为大补阴丸加减，多用于子宫内膜异位症不孕症卵泡发育不良的用药。由于瘀血宿积体内，久病穷及肾，引起肾-天癸-冲任-胞宫失调，或瘀血阻滞，血不归经，反复出血导致肾阴亏虚，肾阴亏虚则卵泡失于滋润，则影响发育成熟，故予以补肾养阴之大补阴丸为基础方加减。

新方8药物组成以补肾养血安胎为主，包括桑寄生、菟丝子、阿胶、川楝子、当归，以药测方，可知主方为寿胎丸补肾安胎，酌加养血行气的当归、川楝子。多用于子宫内膜异位症孕后安胎的用药，陈慧侬教授认为血瘀证为子宫内膜异位症的关键病机，若患者有癥瘕痼疾，瘀血阻滞，损伤冲任，易致胎元失养不固，孕后常在寿胎丸补肾安胎的基础上加当归、川楝子养血理气安胎。

4 小结

  本研究通过中医传承辅助平台，基于关联规则和熵聚类等数据挖掘方法总结了陈慧侬教授治疗子宫内膜异位症的处方用药体系，深入剖析了其辨治规律，并从中演化出治疗EMs的药物核心组合及新处方，得到的核心药物为当归、白芍、川芎、白术、茯苓、菟丝子、续断、川楝子、甘草，这些核心药物及组合体现陈慧侬教授认为该病的病机为肾虚血瘀，治以活血化瘀，补养肝肾，喜用经方当归芍药散加减；注重病证结合，并根据不同中医疾病如痛经、癥瘕、月经失调、不孕，治疗时灵活加以活血化瘀、行气止痛、消癥散结、益气养血、益气养阴、补养肝肾、补肾养血等选方用药的治疗思路，为中医辨证论治子宫内膜异位症提供了一定的客观科学依据。基于数据挖掘方法有其自身局限性，所得结果仍需进一步临床验证[14]。

参考文献

[1] Miller J E，Ahn S H，Monsanto S P，et al. Implications of immune dysfunction on endometriosis associated infertility[J]. Oncotarget，2017，8（4）：7138-7147.

[2] Ahn S H，Monsanto S P，Miller C，et al. Pathophysiology and immune dysfunction in endometriosis[J]. BioMed Res Int，2015，2015（7）：1-12.

[3] Barra F，Scala C，Ferrero S. Current understanding on pharmacokinetics，clinical efficacy and safety of progestins for treating pain associated to endometriosis[J]. Expert Opin Drug Metab Toxicol，2018，14（4）：399-415.

[4] 崔轶凡，郝世凤，曹娟，等. 基于现代文献研究方法分析子宫内膜异位症痛经的中医证候特征[J]. 中国中医基础医学杂志，2018，24（11）：1517-1519.

[5] 倪喆鑫，程雯，孙帅，等. 子宫内膜异位症指南中医药应用情况分析[J]. 中国妇幼保健，2020，35（05）：972-975.

[6] 郎景和. 子宫内膜异位症的诊治指南[J]. 中华妇产科杂志，2015，50（03）：161-169.

[7] 国家药典委员会. 中华人民共和国药典（2015年版）[M]. 北京：中国医药科技出版社，2015：1749.

[8] 高学敏. 中药学[M]. 2版. 北京：中国中医药出版社，2007：547.

[9] 李卫红，余丽梅，陈爱妮，等. 陈慧侬补肾活血法治疗子宫内膜异位症的经验浅析[J]. 辽宁中医杂志，2015，42（11）：2083-2084.

[10] 郎景和.对子宫内膜异位症认识的历史、现状与发展[J].中国实用妇科与产科杂志,2020,36(03):193-196.

[11] Dechaud C,Dechanet C,Brunet C,et al. Endometriosis and in vitro fertilisation:a review[J]. Gynecol Endocrinol,2009,25(10):717-721.

[12] 何伟波.芍药甘草汤缓急止痛作用机制研究的探讨[J].北方药学,2013,10(06):101.

[13] 华永庆,丁爱华,段金廒,等.当归芍药散对缩宫素诱导的大鼠在体子宫收缩及血管舒缩因子的影响[J].中草药,2013,44(4):459-462.

[14] 李娟娟,王凤云,吕林,等.国医大师治疗胃脘痛的处方用药规律分析[J].中国实验方剂学杂志,2019,25(21):170-175.

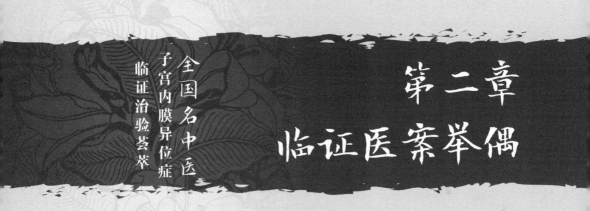

全国名中医

子宫内膜异位症

临证治验荟萃

第二章

临证医案举偶

第一节　痛经

【病例1】痛经、癥瘕、不良妊娠（气滞血瘀证）

赵某，女，43岁，初诊日期：2016年3月14日。

主诉：下腹反复疼痛10年。

现病史：患者自诉于2006年3月因"胚胎停育"行清宫术，术后开始出现下腹疼痛，下腹部隐痛至今，经行腹痛加重，末次月经3月6日，月经3天干净，量少，色暗，有血块，痛经，平素月经周期28～30天，经期3天，经行头痛，颈部酸痛。

刻下症：纳可，二便调，夜寐尚可。舌淡，苔薄白，脉沉。

经孕胎产史：已婚，G3P2（G为怀孕次数，P为生产次数），2000年及2003年各顺产1胎，2006年妊娠3月胎停行清宫术。

既往病史：无特殊病史及传染病史，无药物过敏史以及其他过敏史。

辅助检查：HSG右侧输卵管通畅，左输卵管通而不畅。性激素六项，FSH 10.39mIU/mL，LH 3.62mIU/mL，E_2 40.24pg/mL，P 0.15ng/mL，PRL 24.82ng/mL，T 0.31ng/mL。12月28日B超：子宫大小正常，左卵巢巧囊，大小为1.6cm×1.1cm。

妇检：外阴正常，阴道正常，子宫活动可，附件未触及包块，后穹隆质地不均匀，触痛明显。

病情分析：患者清宫术后出现下腹疼痛6年，且经行腹痛、B超提示有巧克力囊肿为中医的痛经、癥瘕。患者胚胎停育行清宫术，损伤气血导致气滞血瘀，"瘀血阻滞"胞宫胞络，不通则痛，故患者下腹疼痛、经行腹痛。气滞血瘀，气血运行不畅渐成癥瘕，故患者出现左侧卵巢巧克力囊肿。

西医诊断：① 痛经；② 子宫内膜异位症；③ 不良妊娠。

中医诊断：① 痛经；② 癥瘕。

诊疗思路：陈慧侬教授认为子宫内膜异位症的关键病机为血瘀，该患者为胚胎停育行清宫术损伤气血，气血运行不畅则产生瘀血，瘀血阻滞胞宫胞络，不通则痛，故患者下腹疼痛，经行腹痛。气滞血瘀，气血运行不畅渐成癥瘕。治疗以活血化瘀为主，由于气血两者关系密切，气行则血行，在活血化瘀的同时，还要理气行滞。

辨证：气滞血瘀证。

治法：活血化瘀，行气止痛。

方药：内异痛经灵散加减。

蒲黄炭10g	五灵脂10g	川楝子10g	延胡索10g
橘核10g	荔枝核6g	白芍10g	九香虫10g
黄芪20g	血竭5g	甘草6g	

15剂，水冲服，每日2次。

方解：

方中蒲黄炭、五灵脂行气活血、化瘀止痛；川楝子、延胡索行气止痛；橘核、荔枝核行滞散结，散寒止痛；血竭活血定痛，化瘀止血；九香虫理气止痛，温中壮阳，两者共奏活血化瘀、行气止痛之功效。

① 蒲黄炭、五灵脂组成的失笑散为理血剂，出自《太平惠民和剂局方》，具有活血祛瘀、散结止痛之功效，主治瘀血停滞。本方所治诸症，均由瘀血内停、脉道阻滞所致。瘀血内停，脉络阻滞，血行不畅，不通则痛，故见少腹急痛；瘀阻胞宫，则月经不调或产后恶露不行。治宜活血祛瘀止痛。方中五灵脂苦咸甘温，入肝经血分，功擅通利血脉，散瘀止痛；蒲黄甘平，行血消瘀，炒用并能止血，二者相须为用，为化瘀散结止痛的常用组合。调以米醋，或用黄酒冲服，乃取其活血脉、行药力、化瘀血之功，以加强五灵脂、蒲黄活血止痛之功，且制五灵脂气味之腥臊。

② 川楝子、延胡索组成的金铃子散（《素问病机气宜保命集》卷中）为理气剂，具有疏肝泄热、活血止痛之功效。方中金铃子（川楝子）味苦性寒，善入肝

经，疏肝气，泻肝火；延胡索辛苦而温，行气活血，长于止痛。《本草纲目》云："楝实，导小肠膀胱之热，因引心包相火下行，故心腹痛及疝气为要药。"《本草经疏》云："楝实，主温疾伤寒，大热烦狂者，邪在阳明也，苦寒能散阳明之邪热，则诸证自除。膀胱为州都之官，小肠为受盛之官，二经热结，则小便不利，此药味苦气寒，走二经而导热结，则水道利矣。"《本经逢原》："川楝，苦寒性降，能导湿热下走渗道，人但知其有治疝之功，而不知其荡热止痛之用。"古方金铃子散，治心包火郁作痛，即妇人产后血结心疼，亦宜用之。以金铃子能降火逆，延胡索能散结血，功胜失笑散，而无腥秽伤中之患。昔人以川楝为疝气腹痛、杀虫利水专药，然多有用之不效者。不知川楝所主，乃囊肿茎强木痛湿热之疝，非痛引入腹、厥逆呕涩之寒疝所宜。此言虽迥出前辈，然犹未达至治之奥。夫疝瘕皆由寒束热邪，每多掣引作痛，必需川楝之苦寒，兼茴香之辛热，以解错综之邪，更须察其痛之从下而上引者，随手辄应，设痛之从上而下注者，法当辛温散结，苦寒良非所宜，诸痛皆尔，不独疝瘕为然。

③ 芍药甘草汤出自《伤寒论》，调和肝脾，缓急止痛。本方主治津液受损，阴血不足，筋脉失濡所致诸证。方中芍药酸寒，养血敛阴，柔肝止痛；甘草甘温，健脾益气，缓急止痛。二药相伍，酸甘化阴，调和肝脾，柔肝止痛。

④ 九香虫，性温，味咸。归肝、脾、肾经。功效：理气止痛，温中壮阳。《本草纲目》言其可治膈脘滞气，脾肾亏损，壮元阳。《本草新编》云："兴阳益精。"用于胃寒胀痛，肝胃气痛，肾虚阳痿，腰膝酸痛。

⑤ 血竭，味甘、咸，性平。归心、肝经。功效：活血定痛，化瘀止血，敛疮生肌。《本草纲目》云："木之脂液，如人之膏血，其味甘咸而走血，盖手足厥阴药也。肝与心包皆主血故尔。"《本经逢原》云："治伤折打损一切疼痛，血气搅刺，内伤血聚，并宜酒服。乳香、没药虽主血病而兼入气分，此则专于肝经血分也。但性最急却能引脓，不宜多服。其助阳药中同乳香、没药用之者，取以调和血气而无留滞壅毒之患。"

⑥ 黄芪，健脾益气。气血是相依相附的，气以生血，血以养气，气为血帅，血为气母。气和血之间具有相互资生、相互依存和相互为用的关系。气对于血，具有推动、温煦、化生和统摄的作用；血对于气，则具有濡养和运载等作用。方中活血化瘀的药物较多，容易损伤脾气，故予以黄芪健脾益气，使得气行则血行，气血运行通畅则疼痛缓解。

⑦ 橘核、荔枝核相配散结止痛。橘核与荔枝核为伍，有理气散结，散寒止

痛之功，主治疝气痛、睾丸肿痛，老年男女之阴部回缩抽痛。

⑧ 橘核，又称为橘子仁、橘子核、橘米、橘仁，为芸香科植物橘及其栽培变种的种子。橘核味苦，性平。入肝、肾二经。理气散结止痛，主治疝气及睾丸肿痛、乳痈、腰痛、膀胱气痛等病证。正如《日华子本草》所谓治"腰痛，膀胱气，肾疼。炒去壳，酒服良"。《本草纲目》所谓治"小肠疝气及阴核肿痛"。《本草备要》所谓："行肝气，消肿散毒。"本品虚者禁用。常用量3～9g。

⑨ 荔枝核，又称为荔支、荔仁、枝核、丹荔、丽枝，为无患子科植物荔枝的种子。荔枝核性温，味甘、微苦。入肝、肾二经。行气散结，祛寒止痛。主治肝郁气滞之疝痛，睾丸肿痛，胃脘痛，妇人腹中血气刺痛。无寒湿滞气者勿服。如《景岳全书》的荔香散，是以荔枝核（炮微焦）、大茴香（炒）各等份，为末，每服6～9g，酒调下，主治疝气疼痛及小腹疼痛；再如《证治准绳》的荔枝散，是以荔枝核（用新鲜者，烧炭存性）14枚，八角茴香（炒）、沉香、木香、青盐、食盐各3g，川楝子肉、小茴香各6g，均研为细末，每服9g，空腹时热酒调下，主治疝气阴核肿大，痛不可忍。常用量5～10g。

二诊（2016年4月18日） 停经43天，现觉腹痛，无阴道流血，头晕眼花，恶心欲吐，矢气多，肠鸣。舌淡，苔薄白，脉细滑。

4月15日B超示宫内无回声（早孕？）盆腔积液22mm×6mm。尿HCG阳性。查血P 53.05ng/mL，HCG 16414mIU/mL。

病情分析： 患者经治疗后妊娠，瘀血祛，气血运行通畅，胞宫胞脉通畅，两精可以结合故有子。但出现腹痛，头晕眼花，恶心欲吐，矢气多，肠鸣。舌淡，苔薄白，脉细滑。考虑气血虚弱所致，血虚不能荣养胞宫胞脉，故出现下腹疼痛；血虚不能荣养清窍，故出现头晕眼花；脾气亏虚，健运失司，故出现恶心欲吐，矢气多，肠鸣。舌淡，苔薄白，脉细滑均为气血虚弱的表现。

西医诊断： ① 先兆流产；② 子宫内膜异位症；③ 不良妊娠。

中医诊断： ① 胎动不安；② 癥瘕。

诊疗思路： 由于患者有卵巢巧克力囊肿，妊娠后出现腹痛，结合兼症考虑妊娠腹痛为血虚所致，予以养血安胎止痛，方选当归芍药散加减，且患者还出现脾胃虚弱所致的恶心欲吐，矢气多，肠鸣。舌淡，苔薄白，脉细滑，还应加香砂六君子汤合用加减。

辨证： 气血虚弱。

治法： 养血安胎，健脾和胃。

方药： 当归芍药散合香砂六君子汤加减。

当归10g	白芍10g	山药10g	白术10g
茯苓10g	泽泻10g	砂仁5g	生党参10g
甘草10g	续断10g	木香5g（后下）	

10剂，水冲服，每日2次。

方中以当归养血活血，白芍养血缓急止痛；党参、白术、山药、茯苓、泽泻健脾益气，使后天气血生化有源，有利于胎儿生长发育；砂仁、木香健脾理气，使补气而不滞气；白芍、甘草酸甘化阴，缓急止痛；续断补肾安胎。全方共奏健脾益气、养血安胎之效，使胎元有肾气所系，有血所养，达到益母安胎目的。

按语：本案为清宫术后出现的子宫内膜异位症所致的痛经、癥瘕。陈慧侬教授认为子宫内膜异位症的关键病机为血瘀，治疗予以活血化瘀，行气止痛。方选内异痛经灵加减，使得瘀血祛除，气血运行通畅，则胞宫胞脉通畅，两精可以结合故有子。孕后出现腹痛，考虑妊娠腹痛，多以当归芍药散加减以养血活血，健脾安胎，使得气血充盛，则胎自安。

【病例2】不孕症、痛经、癥瘕（寒凝血瘀证）

梁某某，女，38岁，未婚，初诊时间：2021年4月13日。

主诉：痛经5年，加重2年余。

现病史：患者自诉于2016年开始无明显诱因下出现痛经，近2年加重，月经第3、4天痛甚，经后1周内仍小腹隐痛，腰酸坠胀，经期便溏，易失眠。末次月经2021年3月22日，经期7天，经量中，色暗，有块，痛经明显。现月经第22天，睡眠易醒，纳可，小便多，大便正常，舌暗淡胖有齿印，苔白腻，脉沉细弦。

经孕胎产史：月经13岁初潮，周期30天，经期7天，量中，色红有块，平素痛经不明显。末次月经2021年3月22日，经行7天。G0P0，未婚。

既往史：既往无特殊病史及传染病史。否认药物、食物过敏史。

辅助检查：2021年4月1日B超：① 子宫内膜厚1.0mm，不均匀；② 子宫肌瘤？内膜息肉？③ 右附件巧囊（5.8cm×5.5cm）；④ 输卵管积水。

病情分析：患者已痛经5年，加重2年，经行腹痛，B超提示右侧附件巧囊，西医诊断为痛经、子宫内膜异位症；中医诊断为痛经、癥瘕。子宫内膜异位症的中医关键病机为血瘀，瘀血阻滞胞宫胞脉，气血运行不畅，不通则痛，故出现痛经；瘀血阻滞，瘀积日久，气机阻滞，渐成癥瘕。

西医诊断：① 痛经；② 子宫内膜异位症。

中医诊断：① 痛经；② 癥瘕。

诊疗思路：该患者多是由于肝气郁结，加之宿由内瘀，导致冲任、胞宫气血运行不畅，不通则痛，故出现痛经，血瘀日久积聚成块，故出现癥瘕。女子以肝为先天，以血为本，肝气容易郁结，气机不畅易加重血瘀，气郁和血瘀互为因果，故治以活血化瘀，行气柔肝止痛。结合患者痛经，B超提示巧克力囊肿，考虑痛经、癥瘕均为血瘀所致，治疗予以活血化瘀为主，消癥散结。气为血之帅，活血化瘀基础上加行气止痛之品。结合患者经期便溏，舌暗淡胖有齿印，苔白腻，脉沉细弦，考虑脾阳不足，失于健运，故在活血化瘀的基础上予以温经散寒，健脾益气，血得温则行。气为血之帅，气行则血行。

辨证：寒凝血瘀证。

治法：活血化瘀，温经散寒，行气止痛。

方药：内异痛经灵加减。

黄芪20g	五灵脂10g	桂枝6g	荔枝核10g
橘核10g	川楝子10g	延胡索10g	血竭3g
泽兰10g	九香虫10g	没药6g	

15付，日一付，水冲服。

方解：方中以五灵脂、血竭、没药活血化瘀止痛为主药，使瘀得以消散，"通则不痛"。气为血之帅，气行则血行，佐以九香虫、橘核、荔枝核、延胡索、川楝子行气止痛，并助主药活血消瘀止痛；血遇寒则涩而瘀滞，温则消而去之，选用桂枝、九香虫以温运通达，使瘀消痛止。患者以月经将净之时及经后一周疼痛为主，兼见经期便溏，故治疗上予黄芪补气升阳、益气健脾；患者有巧囊又兼输卵管积水，故予泽兰活血祛瘀，利水消肿。全方共奏活血化瘀、行气柔肝止痛之效。

二诊（2021年5月15日） 末次月经2021年4月21日，经行7天后出现淋漓不净至10天方干净，经量中等，经色红，有血块，经行第4天开始出现下腹疼痛，无呕吐冷汗。现觉压力大，夜寐欠佳，难入睡，大便烂，小便调。舌淡，苔薄白，脉细弦。

方药：

黄芪20g	血竭3g	九香虫10g	橘核10g
荔枝核10g	蒲黄炭10g	小茴香5g	鬼箭羽10g
三棱10g	莪术10g	白芍10g	白术10g
川楝子10g	延胡索10g		

15付，日一付，水冲服。

患者经行仍出现痛经较重，经期延长，考虑为瘀血所致。瘀血阻滞，不通则痛，故痛经；瘀血阻滞，血不归经，故出现经期延长。治疗在上方的基础上去泽兰、没药，加小茴香、鬼箭羽、蒲黄炭活血化瘀，三棱、莪术活血化瘀，消癥散结，白术健脾祛湿，白芍柔肝养阴。

三诊（2021年6月1日）　月经周期第11天，末次月经2021年5月22日，经期7天，周期31天，经量中等，有血块，月经第4天下腹疼痛，较前缓解，经前5天开始失眠，潮热，经期腰酸，现夜寐欠佳，咽喉不适，下唇长痘。舌淡，苔薄白，脉细弱。

方药：当归芍药散加减。

当归10g	川芎9g	白芍10g	白术10g
茯苓10g	泽泻10g	桔梗10g	苦杏仁10g
薄荷6g	黄芩10g	三棱10g	莪术10g
香附10g			

15付，日一付，水冲服。

患者经治疗，经行腹痛缓解，现为经后期，予以当归芍药散养血调肝，健脾利湿；因咽部不适，加桔梗、苦杏仁、薄荷利咽；因潮热、失眠为肝郁化热所致，加黄芩清肝热；三棱、莪术活血化瘀、消癥散结；香附疏肝理气行滞。

四诊（2021年6月15日）　患者诉无口干口苦，经后一周下腹隐痛，腰酸6天，食欲一般，夜寐欠佳，入睡困难，偶有夜尿，二便调，舌淡暗苔黄腻，脉弦。

方药：当归芍药散合桂枝茯苓丸加减。

当归10g	川芎9g	白芍10g	白术10g
茯苓10g	泽泻10g	黄芪20g	党参10g
九香虫10g	荔枝核10g	小茴香5g	橘核10g
桂枝10g	桃仁10g	牡丹皮10g	

15付，日一付，水冲服。

患者经治疗痛经缓解，根据痛经的治疗原则，经期重在调血止痛以治标，及时缓解，控制疼痛；平素辨证求因以治本。考虑患者现月经尚未来潮，治以当归芍药散合桂枝茯苓丸加减以健脾利湿、养血疏肝、活血调经。方中白芍养血柔肝、缓急止痛；当归、川芎调和肝血；茯苓、白术、泽泻、黄芪、党参健脾利湿；九香虫、荔枝核、橘核行气止痛；血遇寒则涩而瘀滞，遇温则消而去之，加用小茴香、桂枝、九香虫以温运通达，使瘀消痛止；桃仁活血化瘀；牡丹皮清热凉血、活血祛瘀。

五诊（2021年7月8日） 月经周期第14天，末次月经2021年6月25日，经期7天，经量适中，色暗红，有少许血块，痛经较上次缓解，伴经前乳胀及腰酸，周期34天。现诉服用上药后口干明显，无口苦，今日偶有下腹部隐痛，腰酸，纳可，夜寐改善，二便调，舌淡胖苔白腻。

辅助检查：2021年7月8日B超示子宫内膜18mm；子宫实质性占位，考虑子宫肌瘤（29mm×24mm）；子宫肌壁回声欠均，腺肌症可能；子宫内膜增厚，请结合临床；左侧卵巢内小囊；右侧卵巢内液暗区，考虑巧克力囊肿（大小约59mm×62mm×53mm）。

方药：当归芍药散加减。

当归10g	川芎9g	白芍15g	白术10g
茯苓10g	泽泻10g	三七10g	血竭3g
桂枝6g	丹参10g	牡丹皮10g	桃仁10g

15付，日一付，水冲服。

患者经治疗痛经较前缓解，治疗有效，继续守上方加减治疗，在上方基础上，去黄芪、党参、九香虫、荔枝核、橘核，加三七、血竭、丹参活血化瘀。

六诊（2021年7月22日） 月经周期第28天，末次月经2021年6月25日，经期7天，周期34天。现诉乳胀，稍腰酸，觉不累，无口干口苦，无其他不适，二便调。舌淡暗，苔薄白，脉细弦。

方药：内异痛经灵加减。

五灵脂10g	小茴香5g	橘核10g	荔枝核10g
蒲黄炭10g	五灵脂10g	川楝子10g	延胡索10g
黄芪20g	血竭3g	三棱10g	莪术10g
茯苓10g	桃仁10g	九香虫10g	鬼箭羽10g

15付，日一付，水冲服。

患者现处于经前期，月经即将来潮，治疗上要因势利导，治疗上予内异痛经灵加减以活血化瘀，行气柔肝止痛。

按语：患者经治疗两月已经取得显著疗效，痛经明显缓解。该患者以经行腹痛，腹中有块为主症，属于中医的痛经、癥瘕范畴。多是由于患者血瘀阻滞，冲任、胞宫气血运行不畅，不通则痛，故出现痛经。血瘀日久积聚成块，故出现癥瘕。患者经期便溏，舌暗淡胖有齿印，苔白腻，脉沉细弦，考虑脾阳不足，失于健运，故在活血化瘀的基础上予以温经散寒，健脾益气。方中以五灵脂、血竭、没药活血化瘀止痛为主药，使瘀得消散，"通则不痛"。气为血之帅，气行则血行，佐以九香虫、橘核、荔枝核、延胡索、川楝子行气止痛，并助主药活血消癥止痛；血遇寒则涩而瘀滞，温则消而去之，选用桂枝、九香虫温运通达，使瘀消痛止；由于肝郁乘脾，脾气虚弱，故治疗上加黄芪补气升阳、益气健脾；患者有巧囊又兼输卵管积水，故予泽兰活血祛瘀，利水消肿。全方共奏活血化瘀、行气柔肝止痛之效。

【病例3】妇人腹痛、不孕症、痛经、癥瘕（湿热瘀结证）

覃某，女，36岁，已婚，初诊时间：2015年7月14日。

主诉： 未避孕未孕2年，诊刮术后下腹痛14天。

现病史： 患者自述2年前人工流产术后至今未避孕未孕，人工流产术后开始出现下腹痛，以经期加重，月经失调，周期30～60天。末次月经日期为2015年5月30日，因反复阴道流血两个月，于7月1日行诊刮术，术后7天血止，但觉腹胀，下腹痛，需服止痛药方能缓解，有肛门坠胀感，带下量多，色黄。舌红暗苔黄腻，脉弦。

经孕胎产史： 月经13岁初潮，周期30～60天，经期7～60天，量中，色红有块，痛经明显，末次月经2015年5月30日，经行2月。G3P1，人工流产2次。

既往史： 既往无特殊病史及传染病史。否认药物、食物过敏史。

辅助检查： B超提示子宫腺肌病，右侧巧克力囊肿（31mm×28mm×23mm、29mm×24mm×22mm）。

妇检： 外阴正常，阴道通畅，宫颈光滑，后穹隆可触及多个触痛结节，子宫后位，正常大小，居中，活动，右附件增厚。

病情分析： 患者人工流产术后出现月经失调、痛经、不孕，且因阴道流血2月行诊刮术，出现下腹痛，结合B超提示子宫腺肌病、右侧巧克力囊肿，故西医诊断为① 不孕症；② 子宫内膜异位症；③ 子宫腺肌病；④ 异常子宫出血。中医诊断为① 妇人腹痛；② 不孕症；③ 痛经；④ 癥瘕。该患者带下黄，量多，舌红苔黄腻。考虑为湿热蕴结所致。因人工流产术后感受湿热之邪与余血浊液相搏结，瘀血阻滞，气血运行不畅，不通则痛，故出现妇人腹痛，经时气血下注冲任，胞脉气血更加壅滞，"不通则痛"，故经行小腹胀痛拒按。冲任气滞血瘀，故经行不畅，经血色暗有块。湿热瘀结，瘀血阻滞，血不归经，故经血非时而下，出现崩漏。湿热瘀结，冲任气血不畅，胞宫胞脉不通，不能摄精成孕，故不孕；湿热郁结，瘀血阻滞，瘀久成积，形成癥瘕。故该病病机为湿热瘀结，病位在胞宫胞脉。

西医诊断： ① 不孕症；② 子宫内膜异位症；③ 子宫腺肌病；④ 异常子宫出血。

中医诊断： ① 妇人腹痛；② 不孕症；③ 痛经；④ 癥瘕。

诊疗思路： 该患者出现的腹痛、不孕症、痛经、癥瘕均是由湿热瘀结所致，根据"急则治其标，缓则治其本"的治疗原则，该患者现主要是下腹疼痛，治以清利湿热，活血化瘀，行气止痛；方选二妙散合内异痛经灵汤加减治疗。

辨证： 湿热瘀结证。

治法： 清热祛湿，活血祛瘀，调经止痛。

方药： 二妙散合内异痛经灵汤加减。

黄柏10g	苍术10g	薏苡仁20g	青皮6g
川楝子10g	延胡索10g	蒲黄炭10g	五灵脂10g
黄芪10g	血竭5g	当归10g	橘核10g
山楂10g	甘草6g		

7付，日一付，水煎服。

方中二妙散清热利湿，失笑散、血竭活血化瘀止痛；金铃子散、橘核、青皮行气止痛，疏肝泄热；当归养血活血，黄芪健脾益气使活血而不伤正。药后患者瘀血祛，湿热清，气血运行通畅，故疼痛缓解。

二诊（2015年7月21日） 服药后腹痛缓解，肛门坠胀感、带下黄已减少。舌红暗苔黄腻，脉弦。

方药：

黄柏10g	苍术10g	薏苡仁20g	青皮6g
川楝子10g	延胡索10g	蒲黄炭10g	五灵脂10g
黄芪10g	血竭5g	当归10g	橘核10g
山楂10g	甘草6g		

10付，日一付，水煎服。

患者经治疗症状缓解，原方案治疗有效，继续守上方治疗。

三诊（2015年7月30日） 末次月经7月27日，现行经第3天，色鲜红，有血块，疼痛已明显缓解，周期27天，大便溏烂，夜寐可，舌淡红苔黄腻，脉细。

方药：

陈皮6g	法半夏10g	茯苓15g	甘草6g
川楝子10g	延胡索10g	蒲黄炭10g	五灵脂10g

黄芪20g	血竭5g	肉桂5g	砂仁5g（后下）
艾叶10g	牛膝10g	益母草10g	

3付，日一付，水煎服。

该患者经治疗月经周期正常，痛经缓解，现正值经期，患者有子宫内膜异位症、子宫腺肌病病史，经行有血块，下腹痛，考虑有瘀血阻滞，结合月经周期治疗，因势利导，予以活血化瘀，行气止痛，健脾化痰，使得瘀血从经血而祛除。方中川楝子、延胡索组成金铃子散行气止痛；蒲黄炭、五灵脂组成失笑散，活血化瘀；陈皮、法半夏、茯苓、甘草组成二陈汤，加砂仁起到理气化痰祛湿；黄芪、血竭为陈慧侬教授治疗子宫内膜异位症喜用的药对，黄芪健脾益气，血竭活血化瘀止痛，使得气行则血行，活血不伤正气；肉桂、艾叶温经散寒，血得温则行；牛膝、益母草活血化瘀，引血下行，使瘀血随经血排泄而祛除。

四诊（2015年8月4日）　月经周期第8天，末次月经7月27日，经量中，7天干净，月经周期27天，晨起咳少量白痰。舌红苔黄腻，脉细。

方药：

川楝子10g	延胡索10g	蒲黄炭10g	五灵脂10g
陈皮6g	法半夏10g	茯苓15g	甘草6g
黄芪20g	血竭5g	当归10g	白芍20g
黄柏10g	苍术10g	砂仁5g（后下）	

14付，日一付，水煎服。

患者经治疗月经周期、经期、经量恢复正常。崩漏的治疗原则"缓则治其本"，治法"澄源、复旧"，该患者的病机为湿热瘀结，故予以清热祛湿，活血祛瘀，调经止痛。方选二妙散合内异痛经灵汤加减。方中金铃子散疏肝理气止痛，失笑散活血化瘀；二陈汤加砂仁起到理气化痰祛湿；黄芪、血竭健脾益气，活血化瘀止痛，使得气行则血行，活血不伤正气；二妙散清热祛湿；当归、白芍养血活血。

按语：患者经治疗月经基本恢复正常，痛经缓解，取得满意的疗效。该患者为子宫腺肌病、子宫内膜异位症出现的腹痛、痛经、癥瘕、不孕以及月经失调。因患者人工流产术后感受湿热之邪与余血浊液相搏结，瘀血阻滞，气血运行不畅，不通则痛，故出现妇人腹痛。经时气血下注冲任，胞脉气血更加壅滞，"不通则痛"，故经行小腹胀痛拒按。冲任气滞血瘀，故经行不畅，经色暗有块。湿热蕴结故出现带下黄，量多，舌红苔黄腻。湿热瘀结，瘀血阻滞，血不归经，故经血非时而下，出现崩漏。湿热瘀结，冲任气血不畅，胞宫胞脉不通，不能摄精成孕，故不孕；湿热郁结，瘀血阻滞，瘀久成积，形成癥瘕。该病病机为湿热瘀结，病位在胞宫胞脉。治宜清热利湿，活血祛瘀，调经止痛。予二妙散合内异痛经灵汤加减治疗。

治疗该疾病时，应分清疾病的轻重缓急，结合月经的周期，分阶段和周期治疗。第一阶段辨疾病轻重缓急，患者就诊时以疼痛为主，故急则治其标，治疗以止痛为主，结合湿热瘀结的病机，予以清利湿热、活血化瘀、行气止痛，方选二妙散合内异痛经灵汤加减，加橘核、青皮行气止痛，疏肝泄热，药后患者瘀血祛，湿热清，气血运行通畅，故疼痛缓解。第二阶段调经止痛，结合患者正值经期，患者有子宫内膜异位症、子宫腺肌病，经行有血块，下腹痛，考虑有瘀血阻滞，结合月经周期治疗，因势利导，在二陈汤合内异痛经灵的基础上，加肉桂、艾叶温经散寒，血得温则行；牛膝、益母草活血化瘀，引血下行，使瘀血随经血排泄而祛除。第三阶段是调经，患者经治疗后月经周期、经期、经量恢复正常。崩漏的治疗原则为"缓则治其本"，治法为"澄源、复旧"，该患者的病机为湿热瘀结，故予以清热祛湿、活血祛瘀、调经止痛，方选二妙散合内异痛经灵汤加减，使得瘀血祛除，湿热清，气血调，故经调痛止。

第二节　癥瘕

【病例1】子宫内膜异位症之巧克力囊肿（巧囊）不孕症

雷某，女，32岁，已婚，初诊时间：2016年3月18日。

主诉： 未避孕不孕1年余，检查发现巧克力囊肿半年余。

现病史： 患者自诉夫妻生活正常，未避孕未孕1年，2015年6月21日B超提示双侧卵巢巧克力囊肿（左侧31mm×30mm×24mm；右侧两个分别44mm×47mm×45mm，39mm×42mm×30mm），症见口干，夜寐欠佳，入睡难。舌红，苔少，脉弦。

经孕胎产史： 平素月经周期30天，经行7天，末次月经2016年3月6日，经行7天，量中，色暗红，有血块，经行乳房胀痛。已婚，孕0产0。

既往史： 既往无特殊病史及传染病史。否认药物、食物过敏史。

辅助检查： 2016年3月9日B超提示右侧卵巢巧克力囊肿（三个分别为29mm×24mm、27mm×25mm、16mm×15mm大小），左侧卵巢巧克力囊肿（32mm×23mm）。性激素六项：FSH 9.02mIU/mL，LH 3.72mIU/mL，E_2 27pg/mL；P 0.1ng/mL，PRL 16.47ng/mL，T 36.8ng/dL。

病情分析： 患者因未避孕未孕1年，经行乳房胀痛，B超检查双卵巢巧克力囊肿，西医诊断为原发不孕症、子宫内膜异位症；中医诊断为不孕症、癥瘕、经行乳房胀痛。子宫内膜异位症的病机为血瘀。结合患者经行乳房胀痛，考虑为肝郁气滞所致。故该患者的病机为气滞血瘀。肝气郁结，气机不畅，故见乳房胀痛；气滞血瘀，胞宫胞脉不通，两精不能结合，故不孕。瘀血阻滞，瘀积日久，渐成癥瘕。

西医诊断：① 不孕症；② 子宫内膜异位症。

中医诊断：① 不孕症；② 癥瘕；③ 经行乳房胀痛。

诊疗思路：该患者以不孕、癥瘕、经行乳房胀痛为主要表现，病机为气滞血瘀，当治以行气活血，消癥散结，予以内异痛经灵加减。

辨证：气滞血瘀证。

治法：行气活血，调经止痛。

治疗：

（1）建议手术治疗。

（2）方药：

当归10g	白芍10g	五灵脂10g	蒲黄炭10g
川楝子10g	延胡索10g	橘核10g	荔枝核10g
九香虫10g	茯苓10g	川芎10g	黄芪20g

15付，日一付，水冲服。

方解：

（1）**活血祛瘀：五灵脂、蒲黄炭、川芎。**

五灵脂，味苦、咸、甘，性温。归肝经。具有活血散瘀，止血（炒炭）的功效。蒲黄炭性甘平，归肝、心包经，可凉血止血，活血消瘀，可用于痛经的治疗。《本草经集注》言其能"主心腹膀胱寒热，利小便，止血，消瘀血"。与五灵脂合用称为失笑散，有活血祛瘀、散结止痛之功。

（2）**行气止痛：川楝子、延胡索、橘核、荔枝核、九香虫。**

川楝子，味苦，性寒，善入肝经，疏肝气，泻肝火。延胡索，辛苦而温，行气活血，长于止痛。两药相配伍组成金铃子散，气行血畅，疼痛自止，为治疗气郁血滞而致诸痛的常用组合。陈慧侬教授临床治疗妇科痛症喜用金铃子散疏肝泄热、活血止痛。

橘核，性平味苦，归肝肾经，可理气止痛。《本草汇言》言："橘核，疏肝、散逆气、下寒疝之药也。"《日华子本草》云："主膀胱浮气，阴疝肿疼，或囊子冷如冰、硬如石，下坠如数十斤之重，取橘核数两作末，每早、中、晚各服一次，每次用药末一两，食前酒调下……又妇人瘕疝，小腹攻疼，腰胯重滞，气逆淋带等疾，以一两，白水煎服立定，盖取苦温入肝而疏逆气之功也。"

荔枝核：性温，味甘、微苦。入肝肾经，可行气散结，祛寒止痛。《本草备要》："入肝肾，散滞气，辟寒邪，治胃脘痛，妇人血气痛。"陈慧侬教授常喜用荔枝核与橘核药对，加强温经散寒、理气止痛之功效。

九香虫性温，行气止痛，温肾壮阳。

众药合用，寒温并行，气血运行通畅，郁结得散，癥瘕缓消，诸症自除。

（3）健脾益气、养血活血：当归、白芍、茯苓、黄芪。

当归，味甘、辛，性温，《长沙药解》曰："养血滋肝，清风润木，起经脉之细微，回肢节之逆冷，缓里急而安腹痛，调产后而保胎前，能通妊娠之小便，善滑产妇之大肠，奔豚须用，吐蛔宜加，寒疝甚良，温经最效。"白芍，味酸苦，养血敛阴，柔肝止痛；《滇南本草》记载："调养心肝脾经血，舒肝降气，止肝气痛。"当归、白芍为常用药对，可养营活血，养血柔肝。

黄芪，补气升阳，《本草经解》曰："人身之虚，万有不齐，不外乎气血两端。黄芪气味甘温，温之以气，所以补形不足也；补之以味，所以益精不足也。"茯苓味甘、淡，性平，《本草衍义》曰："茯苓、茯神，行水之功多，益心脾不可阙也。"黄芪、茯苓健脾益气，气足血旺，以助行血利水，消散癥瘕。

二诊（2016年4月15日） 停经40天，时有下腹隐痛，舌淡，苔薄白，脉弦滑。

2016年4月11日 血HCG＞1000mIU/mL，P 41.15ng/mL。4月14日 血HCG 34315mIU/mL，P 42.12ng/mL。B超：宫内见孕囊回声大小约14mm×28mm×11mm，未见胎芽胎心。左附件巧囊（大小约34mm×28mm），右附件两个无回声区（较大者约为51mm×47mm），边界清；右卵巢见两个低回声，较大者为36mm×27mm，边界清。

方药：

川楝子10g	延胡索10g	蒲黄炭10g	丹参10g
白芍10g	当归10g	桑寄生10g	续断10g
菟丝子10g	白术10g	茯苓10g	

15付，日一付，水冲服。

患者经治疗已经妊娠，B超提示双侧卵巢有巧囊，双附件有包块，中医认为癥瘕均为瘀血所致，孕后瘀血阻滞胞宫胞脉，气血不能荣养胎儿，胎元不固，则容易出现胎动不安，甚至堕胎。按照中医治未病"未病先防"思想，治以寿胎丸加减以补肾益气安胎。寿胎丸出自《医学衷中参西录》，具有补肾安胎功效，主治肾虚滑胎，及妊娠下血、胎动不安、胎萎不长者。方中菟丝子补肾益精，肾旺自能荫胎；桑寄生、续断补肝肾，固冲任，使胎气强壮；白芍养血调经，柔肝止痛；当归补血活血；白术、茯苓益气健脾，以后天养先天，生化气血以养胎；川楝子、延胡索行气止痛；蒲黄炭、丹参活血散瘀。诸药合用，使得肾气盛，气血旺，胎有所系，载养正常，则自无堕胎之虑。

按语： 患者经治疗后自然妊娠。该患者治疗分为两个阶段，第一阶段予以活血化瘀，行气止痛通络。该患者不孕、经行乳房胀痛、B超提示双侧卵巢巧囊，病机为气滞血瘀，治疗予以活血化瘀，行气止痛通络，方选内异痛经灵加减；第二阶段患者妊娠，考虑子宫内膜异位症患者有着较高的流产率，本着"治未病"思想，孕后给予及时安胎，缘由患者素禀肾虚，瘀血阻滞胞宫胞脉，系胎养胎无力，容易出现胎动不安，故治疗予以补肾安胎，养血活血，方选寿胎丸合当归芍药散加减，并结合患者的病症随机加减治疗，使得瘀血祛，新血生，气血运行通畅，肾气盛，故顺利妊娠。

【病例2】子宫内膜异位症之巧囊、高泌乳素血症、不孕

陆某某，女，29岁，已婚，初诊时间：2014年9月24日。

主诉： 月经量少1年，未避孕未孕9月余。

现病史： 患者自诉既往月经规则，周期28～30天，经期5～6天，经量中等，有少许血块，无痛经，近一年来月经量减少，减少为之前的1/3。现觉口干，腰酸，夜寐可，二便调。舌淡，苔薄白，脉弦。

经孕胎产史： 已婚，孕0产0。14岁初潮，月经5～6/28～30天，量中，有少许血块，无痛经，经行乳房胀痛，末次月经9月20日。

既往史： 既往无特殊病史及传染病史。否认药物、食物过敏史。

辅助检查： 2014年7月18日血PRL 1481mIU/L。2014年7月20日B超：右卵巢内巧囊（5.1cm×4.0cm）；子宫小肌瘤（0.6cm×0.5cm）。

病情分析： 该患者月经量少、经行乳胀、不孕9月，血PRL升高，B超提示右卵巢内巧囊和子宫小肌瘤，西医诊断为子宫内膜异位症、高泌乳素血症；中医诊断为月经过少、经行乳房胀痛、癥瘕。患者平素情志不畅，肝气郁结，气机不畅，肝司血海，冲任不充，血海不能满溢，故月经渐少；肝气郁结，气机不畅，故见经行乳房胀痛；肝郁气滞，气滞血瘀，瘀血阻滞胞宫胞脉，日久渐成癥瘕；气滞血瘀，胞宫胞脉不通，两精不能结合出现不孕。

西医诊断： ① 子宫内膜异位症；② 高泌乳素血症。

中医诊断： ① 月经过少；② 经行乳房胀痛；③ 癥瘕。

诊疗思路： 该患者月经量少、经行乳胀、癥瘕、不孕，病机为气滞血瘀，治以疏肝理气，健脾益气，方选逍遥散加减。因患者经行乳房胀痛，为肝气郁结，冲气上逆所致，故治疗在疏肝解郁基础上，加牛膝引血下行。

辨证： 肝郁血瘀证。

治法： 疏肝解郁。

方药：

柴胡10g	白芍10g	甘草10g	白术10g
茯苓10g	川楝子10g	党参10g	续断10g
谷芽10g	麦冬10g	麦芽10g	牛膝10g

共19付，日一付，水煎服。

方解：

（1）疏肝解郁，行气散结： 柴胡、白芍、川楝子、甘草。

柴胡，苦泄辛散，芳疏性升，微寒能清，入肝、胆经，疏散肝胆经郁结之气而疏肝解郁，使肝气得以调达；川楝子性寒，疏肝理气而止痛，两药相配，助柴胡以解肝经之郁滞，并增行气止痛之效。白芍、甘草组成芍药甘草汤，白芍酸寒，养血敛阴，柔肝止痛；甘草甘温，健脾益气，缓急止痛。二药相伍，酸甘化阴，调和肝脾，有柔筋止痛之效。诸药相合，共奏疏肝行气、活血止痛之功。

（2）健脾益气养阴： 党参、白术、茯苓、麦冬。

茯苓：味甘、淡，性平，《本草衍义》曰："茯苓、茯神，行水之功多，益心脾不可阙也。"见肝之病，知肝传脾，当先实脾，方中党参、白术、茯苓、甘草合为四君子汤可健脾益气，气足血旺，防子病及母。麦冬养阴清热。

（3）健胃消食，活血通络： 麦芽、谷芽、牛膝。

谷芽：甘，温，《本草纲目》曰："快脾开胃，下气和中，消食化积。"

麦芽：味甘，性平。《日华子本草》曰："温中，下气，开胃，止霍乱，除烦，消痰，破癥结。"

牛膝：苦、甘、酸，平，补肾强腰，引血下行。《名医别录》曰："主伤中少气，男子阴消，老人失溺，补中续绝，填骨髓，除脑中痛及腰脊痛，妇人月水不通，血结，益精，利阴气，止白发。"该患者高泌乳素血症，经行乳房胀痛为冲气上逆所致，加牛膝以引血下行。

二诊（2014年10月22日）月经周期第5天，末次月经10月18日，经量中等，无痛经，现阴道仍有点滴流血，量少。舌淡苔薄白，脉弦。2014年10月19日血查PRL：786.10mIU/L。

方药：

菟丝子10g	枸杞子10g	覆盆子10g	山茱萸10g
谷芽10g	柴胡10g	牛膝10g	甘草10g
续断10g	川楝子10g		

15付，日一付，水煎服。

患者经量仍少，复查泌乳素降低，治疗有效，经后期填补阴精，奠定阴血基础，予山茱萸、枸杞子、菟丝子、牛膝益肾填精；予覆盆子、续断温肾阳补肝肾，阳中求阴；予柴胡、谷芽、川楝子疏肝行气和胃，降低泌乳素。

三诊（2014年11月5日） 月经周期第18天，末次月经10月18日，经量少，周期28天，监测排卵提示上月卵泡未破，本月卵泡已排。舌淡苔薄白，脉弦。

方药：

菟丝子10g	枸杞子10g	山茱萸10g	覆盆子10g
杜仲10g	续断10g	牛膝10g	当归10g
谷芽10g	柴胡10g	白芍10g	陈皮5g

共15付，日一付，水煎服。

患者现处于排卵期后，阳长之期，可在原方基础上加用杜仲、当归，加强温肾助阳，养血活血之功；同时加陈皮理气健脾。

四诊（2014年12月1日） 停经44天，末次月经10月18日，周期28天，无不适，纳可，二便调，舌淡红，苔薄白，脉细滑。

11月26日B超提示：宫内早孕，见卵黄囊，未见胚芽及心管搏动，孕囊旁见液性暗区（出血？）；右卵巢巧囊（4.5cm×3.3cm×3.1cm），左侧附件区囊性占位。11月26日血HCG 6038mIU/mL，P 49.94nmol/L。11月29日血HCG 8714mIU/mL，P 107.60nmol/L。

方药：

菟丝子10g	续断10g	桑寄生10g	当归10g
茯苓10g	阿胶10g	桑叶10g	仙鹤草10g
太子参10g	墨旱莲10g		

共7付，日一付，水煎服。

患者经治疗已经妊娠，B超提示宫内早孕，出现宫内液性暗区，考虑绒毛膜下血肿。中医认为凡离经之血即为瘀血，瘀血阻滞，新血不得归经。该患者病机为肾虚血瘀，治以补肾安胎，养血活血。方选寿胎丸加减，方中寿胎丸补肾安胎，当归养血活血，桑叶、墨旱莲、仙鹤草凉血、收敛止血，茯苓、太子参健脾益气增载胎之力。

按语：患者经治疗自然妊娠，现顺利分娩。该患者治疗分为三阶段，第一阶段予以理气疏肝。该患者因月经量少、经行乳房胀痛、不孕就诊，辅助检查提示泌乳素增高、卵巢巧克力囊肿，曾行卵泡监测提示卵泡黄素化未破裂，均提示肝气郁结，气滞血瘀所致。治疗以疏肝行气通络为主；方选逍遥散加减；第二阶段予以补肾填精助卵泡发育，患者复查泌乳素降低，诊疗有效，结合月经周期为经后期，给予填补阴精，奠定阴血基础，同时兼顾健脾疏肝，以助卵泡发育；第三阶段孕后及时安胎，结合患者高泌乳素、子宫内膜异位症容易导致黄体功能不足引发流产，中医病机为患者肾虚体质，载胎系胎之力薄弱，加之素有癥瘕，脉络瘀滞，新血不得归经，血溢脉外，出现胎漏。故治疗予以补肾安胎，养血活血，止血安胎，方选寿胎丸加减，并结合患者的病症随机加减治疗，使得瘀血祛，新血生，气血运行通畅，肾气盛，故有子。

【病例3】子宫内膜异位症巧囊之不孕

赖某某，女，34岁，已婚，初诊时间：2014年6月9日。

主诉：未避孕未孕4年，双侧卵巢巧克力囊肿术后12天。

现病史：患者自诉夫妻生活正常，未避孕未孕4年，丈夫精液分析正常，于2014年5月27日在腹腔镜下行双侧卵巢囊肿剔除术+输卵管通水术，术后诊断：① 原发不孕；② 卵巢巧克力囊肿。现无特殊不适，纳寐可，二便调。舌淡，苔薄白，脉沉细。

经孕胎产史：已婚，孕0产0。月经14岁初潮，5～7/25～35天，量中，有血块，经行第一天腹痛明显，末次月经2014年5月15日。

既往史：既往无特殊病史及传染病史。否认药物、食物过敏史。

病情分析：患者因未避孕未孕4年，经行腹痛，行腹腔镜手术确诊为子宫内膜异位症，故西医可确诊为不孕症、子宫内膜异位症。结合患者的症状、体征，该患者中医诊断为不孕症、痛经。子宫内膜异位症的关键病机为瘀血内阻。瘀血浊液留滞胞宫胞脉，经血不能畅行，不通则痛，故出现痛经；瘀血阻滞，日久渐成癥瘕。瘀血阻滞胞宫胞脉，两精不能相合故不孕。

西医诊断：① 不孕症；② 子宫内膜异位症。

中医诊断：① 不孕症；② 痛经。

诊疗思路：患者不孕，经行腹痛，有巧囊病史。子宫内膜异位症的关键病机为血瘀。手术剔除巧囊，损伤气血以及肾气，结合脉沉细，说明该患者肾气亏虚。故该患者病机为肾虚血瘀，治疗以补肾养血，活血化瘀为原则。现患者正处于经前期，应加强温肾活血。

辨证：肾虚血瘀证。

治法：补肾养血，活血化瘀。

方药：

巴戟天10g	淫羊藿10g	牛膝10g	益母草10g
赤芍10g	鬼箭羽10g	薏苡仁20g	芡实10g
当归10g	白芍10g	甘草10g	续断10g

共7付，日一付，水煎服。

方解：

（1）**活血调经、化瘀消癥：**鬼箭羽、赤芍、牛膝、益母草。

鬼箭羽：苦、甘，寒。《日华子本草》曰："通月经，破癥结，止血崩、带下，杀腹脏虫，及产后血绞肚痛。"赤芍：味苦，性微寒。牛膝：苦、甘、酸，平。《名医别录》曰："主伤中少气，男子阴消，老人失溺，补中续绝，填骨髓，除脑中痛及腰嵴痛，妇人月水不通，血结。"益母草：苦、辛，微寒。《本草备要》曰："通行瘀血，生新血辛微苦寒。入手、足厥阴（心包、肝）。消水行血，去瘀生新，调经解毒。"四药合用凉血散瘀，活血通经，消癥散结。

（2）**温肾壮阳助孕：**续断、巴戟天、淫羊藿。

续断：微温，味苦、辛，补肝肾，续筋骨，调血脉。《日华子本草》曰："助气，调血脉，补五劳七伤，破癥结瘀血，消肿毒，肠风，痔瘘，乳痈，瘰疬，扑损，妇人产前后一切病，面黄虚肿，缩小便，止泄精，尿血，胎漏，子宫冷。"

巴戟天：味辛、甘，性微温，《本草新编》曰："补虚损劳伤，壮阳道，止小腹牵痛，健骨强筋，定心气，益精增志。"

淫羊藿：辛、甘，温，具有补肾阳、强筋骨、祛风湿之功效。《名医别录》曰："坚筋骨，消瘰疬赤痈，下部有疮，洗出虫。丈夫久服，令人有子。"

（3）**健脾利湿：**薏苡仁、芡实。

薏苡仁：味甘、淡，性凉。利水渗湿，健脾止泻，除痹，排脓，解毒散结。《本草新编》曰："最善利水，又不损耗真阴之气，凡湿感在下身者，最宜用之。"

芡实：甘、涩，平。补脾益肾、涩精。《景岳全书》："味甘，气平，入脾肾两脏。能健脾养阴止渴，治腰膝疼痛，强志益神，聪明耳目，补肾固精，治小便不禁，遗精白浊带下，延年耐老。"

两药合用可利湿健脾、补肾固精。

（4）补养阴血：当归、白芍、甘草。

白芍、甘草组成芍药甘草汤。白芍味酸苦，养血敛阴，柔肝止痛；甘草甘温，健脾益气，缓急止痛。二药相伍，酸甘化阴，调和肝脾，有柔筋止痛之效。当归，味甘、辛，气温，《长沙药解》曰："养血滋肝，清风润木，起经脉之细微，回肢节之逆冷，缓里急而安腹痛，调产后而保胎前，能通妊娠之小便，善滑产妇之大肠，奔豚须用，吐蛔宜加，寒疝甚良，温经最效。"白芍、当归能活血养营。

二诊（2014年6月16日） 月经周期第3天，现阴道流血量多，色鲜红，月经来潮第一天小腹隐痛，二便正常，舌红，苔少，脉细。性激素六项：FSH 5.07mIU/mL，LH 6.8mIU/mL，E_2 32.5pg/mL，P 0.25ng/mL，PRL 12.86ng/mL，T 0.25nmol/L。CA125：64.07U/mL。

方药：

丹参12g	鬼箭羽10g	龟甲10g	知母10g
黄柏10g	熟地黄10g	山药10g	甘草10g
太子参10g	麦冬10g	何首乌20g	

共15付，日一付，水煎服。

患者有子宫内膜异位症病史，巧克力囊肿术后一月，现为月经期，结合患者舌红苔少，脉细，考虑肾阴虚；子宫内膜异位症CA125偏高，考虑瘀血较为明显，现患者病机为肾阴亏虚，瘀血阻滞；治以补肾养阴，活血化瘀；方选大补阴丸加减。方中以熟地黄、龟甲补肾滋阴，阴复则火自降；黄柏、知母苦寒泻火，火降则阴可保；加何首乌、麦冬滋阴养血；丹参、鬼箭羽活血祛瘀，通经止痛；太子参、山药益气健脾。

三诊（2014年6月30日） 月经周期第17天。于月经周期第11天时行B超提示：子宫内膜9mm，右侧卵泡18mm×16mm。月经第12天行B超提示：右侧卵泡已排，子宫内膜10mm。

方药：

菟丝子20g	桑寄生10g	续断10g	太子参10g
当归10g	白芍10g	枸杞子10g	香附10g
山药10g	甘草6g		

共14付，日一付，水煎服。

患者正值排卵期，有成熟卵泡予以指导同房，根据中医治未病的原则，治宜补肾健脾，养血助孕，方用寿胎丸加减。方中寿胎丸补肾安胎；枸杞子补益肝肾；白芍、当归养血补血；香附疏肝解郁，调经止痛；山药、太子参补气健脾；

甘草调和诸药。

四诊（2014年7月14日） 停经31天，末次月经6月13日，现无不适，舌红苔少，脉细滑。尿HCG（＋），血HCG 1054.94mIU/mL，P 18.66ng/mL。

方药：

续断10g	菟丝子10g	桑寄生10g	白术10g
茯苓10g	黄芩10g	墨旱莲10g	石斛10g
麦冬10g			

共7付，日一付，水煎服。

经治疗患者自然妊娠，结合舌红苔少，脉细滑，且既往有子宫内膜异位症病史，考虑病机为阴虚内热，以补肾健脾，滋阴凉血安胎为治法，予寿胎丸加减。方中寿胎丸补肾安胎，白术、茯苓健脾益气，黄芩清热安胎；墨旱莲、石斛、麦冬养阴清热。

按语：患者经治疗后自然妊娠，该患者治疗分为三阶段。第一阶段该患者不孕4年，已行腹腔镜巧囊剔除手术，辨证为肾虚血瘀兼气血虚弱，治以补肾养血、活血化瘀为法。且正值经前期，加强温肾壮阳，活血化瘀，使得瘀血随月经排泄。第二阶段患者经后期，血海空虚，以阴血虚为主，治以大补阴丸加减滋阴养血、补肾填精，奠定基础，后续结合患者B超提示优势卵泡出现并排出，以补肾促孕为治法，方选寿胎丸加减。第三阶段孕后及时安胎，因子宫内膜异位症容易导致流产，由于瘀血阻滞胞宫胞脉，胎元不固，容易出现胎动不安，故治疗予以补肾安胎，滋阴益气，方选寿胎丸加减，并结合患者的病症随机加减治疗，使得肾气足，气血旺盛，固护胎元，自无堕胎之虞虑。

第三节　不孕

1　不孕（输卵管因素）

【病例1】不孕症；痛经；癥瘕（气滞血瘀证）

王某，女，32岁，已婚，初诊时间：2015年10月23日。

主诉： 未避孕未孕2年。

现病史： 患者自诉于2013年结婚，婚后未避孕未孕2年，于2014年10月31日腹腔镜手术，术中见双侧巧克力囊肿，右侧囊肿大小约61mm×51mm，左侧囊肿大小约39mm×33mm、23mm×17mm，行腹腔镜下盆腔粘连松解术＋双侧巧克力囊肿剔除术，术后予亮丙瑞林6个月治疗。症见口干，夜寐欠佳，入睡难，舌红，苔少，脉弦。

经孕胎产史： 已婚，孕0产0。14岁初潮，月经（4～5）/27天，量中，有血块，痛经重，经前偏头痛，经行腹泻。末次月经2015年6月10日。

既往史： 既往无特殊病史及传染病史。否认药物、食物过敏史。

辅助检查： 2015年10月22日B超示右卵巢巧囊26mm×28mm，上月B超监测有优势卵泡。

病情分析：患者因未避孕未孕2年，一年前行腹腔镜确诊为子宫内膜异位症，行盆腔粘连松解术+双侧巧克力囊肿剔除术，故西医可确诊为不孕症、子宫内膜异位症。结合患者的症状、体征，该患者中医诊断为不孕症、痛经、癥瘕。子宫内膜异位症的中医关键病机为血瘀。瘀血阻滞胞宫胞脉，气血运行不畅，不通则痛，故出现痛经；瘀血阻滞，瘀积日久，气机阻滞，渐成癥瘕。瘀血阻滞胞宫胞脉，两精不能结合故不孕。

西医诊断：① 不孕症；② 子宫内膜异位症。

中医诊断：① 不孕症；② 痛经；③ 癥瘕。

诊疗思路：患者未避孕未孕2年，手术剔除巧囊1年后未孕，且B超提示右卵巢巧囊复发，子宫内膜异位症的关键病机为气滞血瘀，治疗以活血化瘀，行气止痛。患者B超监测有优势卵泡，指导同房未受孕，考虑瘀血阻滞，胞宫胞脉不通，两精不能结合出现不孕，因此应加疏肝通络之品，如地龙、路路通等。

辨证：气滞血瘀证。

治法：活血化瘀，行气止痛。

方药：

川楝子10g	延胡索10g	蒲黄炭10g	五灵脂10g
甘草10g	血竭5g	当归10g	白芍10g
牡丹皮10g	地龙10g	黄芪20g	麦冬10g
橘核10g	路路通10g		

7付，日一付，水煎服。

方解：

（1）活血化瘀：血竭、蒲黄炭、五灵脂、牡丹皮。

血竭为散瘀止痛药，专主血分，《本草纲目》记载："散滞血诸痛，妇人血气，小儿瘛疭。"被李时珍誉为"活血圣药"，陈慧侬教授认为内异症多因血瘀所致，治疗"以通为用"，故以血竭活血化瘀为基本。

五灵脂，味苦、咸、甘，性温。归肝经。具有活血散瘀、止血（炒炭）的功效。

蒲黄炭性甘平，归肝、心包经，《本经集注》言其能"主心腹膀胱寒热，利小便，止血，消瘀血"。与五灵脂合用能活血化瘀，散结止痛。

牡丹皮，《滇南本草》记载："破血，行（血），消癥瘕之疾，除血分之热。"能化瘀清热。

（2）行气止痛：川楝子、延胡索、橘核、黄芪。

橘核出自《日华子本草》，其味苦，温而下气，所以能入肾与膀胱，除阴寒所生之也，疝气方中多用之；川楝子，《玉楸药解》记载："味苦，性寒，入足厥阴肝经，泻火除狂，利水止痛。"延胡索，《纲目》言："行血中气滞，气中血滞，故专治一身上下诸痛。"三者合用行气散结止痛，疏解肝郁，使瘀去肝舒则诸症自除。

黄芪补气升阳，《本草经解》曰："人身之虚，万有不齐，不外乎气血两端。黄芪气味甘温，温之以气，所以补形不足也；补之以味，所以益精不足也。"与血竭配合使用，使气旺血行，瘀去络通，同时补脾益气，常用于久病之人。

（3）补养阴血：当归、白芍、麦冬、甘草。

白芍、甘草组成芍药甘草汤。白芍味酸苦，养血敛阴，柔肝止痛；甘草甘温，健脾益气，缓急止痛。二药相伍，酸甘化阴，调和肝脾，有柔筋止痛之效。

麦冬善于滋养肺胃心阴液，能生津止渴。

当归，味甘、辛，气温，《长沙药解》曰："养血滋肝，清风润木，起经脉之细微，回肢节之逆冷，缓里急而安腹痛，调产后而保胎前，能通妊娠之小便，善滑产妇之大肠，奔豚须用，吐蛔宜加，寒疝甚良，温经最效。"白芍、当归能活血养营。

（4）活血通络：路路通、王不留行、地龙。

路路通，其味苦，性平。归肝、肾经，具有祛风活络，利水通经的功效，《中药志》记载："通经利水，除湿热痹痛。治月经不调，周身痹痛，小便不利，水肿胀满等症。"

地龙，味咸，性寒。归肝、脾、膀胱经，具有清热定惊、通络、平喘、利尿的功效。路路通配地龙能加强化瘀通络功效。

二诊（2015年11月4日）　月经周期第6天，末次月经10月30日，经行5天，周期24天，月经量较前减少，有血块，肛门坠胀感，左腰酸胀，自觉头晕，大便日行3～4次。舌红，苔少，脉沉。

方药：

川楝子10g	延胡索10g	蒲黄炭10g	五灵脂10g
甘草10g	血竭5g	当归10g	白芍10g
鳖甲10g	生地黄20g	钩藤10g	地龙10g
黄芪20g	橘核10g		

14付，日一付，水煎服。

灌肠：

黄柏20g	川楝子20g	地龙10g	功劳木20g
穿破石20g	桃仁20g	丹参20g	皂角刺20g
路路通20g	三棱20g	两面针10g	

12付，日一付，浓煎100mL灌肠。

患者月经先期，舌红，苔少，为阴虚内热，热扰冲任，冲任不固，经血妄行所致，予鳖甲生地黄养阴滋液。肝血不足，不能上荣头面则头晕，予白芍、钩藤、地龙柔肝平肝，清热定痉。经期腰酸胀，肛门坠胀，腰为肾之府，肾虚则腰酸，瘀血阻滞，不通则痛，故用内异痛经灵加减结合中药灌肠清热通络，化瘀止痛。

三诊（2015年11月12日） 月经第14天，末次月经10月30日，经治疗症状缓解，两少腹牵扯感明显缓解，舌红苔少，脉细弦。B超：子宫内膜10mm，右侧卵泡18mm×16mm，右侧巧囊37mm×30mm。

方药：

川楝子10g	延胡索10g	当归10g	白芍10g
甘草6g	白术10g	茯苓15g	菟丝子15g
续断10g	桑寄生10g	太子参15g	麦冬10g
石斛10g	丹参15g		

12付，日一付。水煎服。

患者经治疗经行腹痛缓解，现出现排卵期少腹部疼痛，有优势成熟卵泡，指导同房，治以行气止痛，补肾养血，方选金铃子散合当归芍药散以及寿胎丸加减。

四诊（2015年12月2日） 月经周期第6天，末次月经11月27日，周期28天，经量较前减少，有血块，经前头痛，经行下腹隐痛，肛门坠胀，昨日月经基本干净，今早仍有少量流血，大便溏烂，日行2次，左腰背牵扯痛。舌红，苔少，脉沉细。

方药：

川楝子10g	延胡索10g	蒲黄炭10g	五灵脂10g
甘草10g	血竭5g	当归10g	白芍10g
鳖甲10g	续断10g	菟丝子10g	桂枝10g
木香10g	黄芪20g	橘核10g	

12付，日一付。水煎服。

灌肠：守11月4日灌肠方治疗12天。

患者仍经行腰腹痛，肛门坠胀，继续予内异痛经灵加减结合中药灌肠清热通络，化瘀止痛。

五诊（2015年12月30日） 月经第8天，末次月经12月23日，经期4天，经量中等，有血块，经行第二天胃肠胀痛，腹泻6次，服保济丸后缓解，经行已无腹痛。口干，便秘，太阳穴胀痛。舌红，苔少，脉沉细，周期26天。

方药：

川楝子10g	延胡索10g	蒲黄炭10g	五灵脂10g
地龙10g	麦冬10g	生地黄10g	甘草10g
血竭5g	当归10g	白芍10g	党参15g
法半夏10g	柴胡9g	黄芩10g	

7付，日一付，水煎服。

灌肠：守11月4日灌肠方治疗12天。

患者出现太阳穴胀痛，太阳穴位于少阳经，考虑为少阳病症，予小柴胡汤和解少阳，治疗予以小柴胡汤合内异痛经灵加减内服，结合中药灌肠清热通络，化瘀止痛。

六诊（2016年1月21日） 月经第28天，末次月经12月23日。周期26天，无腹痛，大便秘，头胀晕，以太阳穴为主，恶心欲吐。自测尿HCG：阳性。舌红，少苔，脉细弦，略滑。

方药：

麦冬10g	党参15g	法半夏10g	黄芩10g
柴胡9g	大枣6g	甘草5g	续断15g
白术10g	菟丝子10g	桑寄生15g	白芍20g
石斛10g	当归身10g	阿胶10g（烊化）	

5付，日一付，水煎服。

患者经治疗已经妊娠，出现头胀晕，以太阳穴为主，恶心欲吐，均为少阳证，故治疗予以和解少阳，固肾安胎，方选小柴胡汤合寿胎丸加减。

七诊（2016年1月28日）：停经36天，周期26天，自昨天晚上开始出现右下腹偶有隐痛，便秘，头胀晕，恶心呕吐，舌红苔少，脉滑。2016年1月25日查血HCG 5335.67IU/mL，P 33.55ng/mL；1月27日查血HCG 12788.10IU/mL，P 49.94ng/mL。

方药：

当归身10g	白芍20g	黄芩10g	菟丝子15g
生地黄12g	石斛10g	麦冬10g	太子参15g

| 五味子5g | 女贞子12g | 墨旱莲12g | 甘草6g |
| 续断10g | 桑寄生15g | 山药15g | |

21付，日一付，水煎服。

患者妊娠后出现下腹隐痛，考虑为胎动不安。根据患者便秘，舌红苔少，考虑为肾阴虚型。治疗补肾安胎，养阴清热，方选寿胎丸合当归芍药散合二至丸加减。

八诊（2016年3月1日） 孕10周，容易饥饿，恶心呕吐，口干，夜寐欠佳，难入睡，舌红苔少，脉滑。B超：宫内早孕，见胎心。

方药：

石斛10g	山药15g	麦冬10g	沙参10g
白芍10g	菟丝子10g	枸杞子10g	续断10g
桑寄生15g	当归身10g	太子参15g	五味子5g
甘草6g			

7付，日一付。水煎服。

患者经治疗病情稳定，B超提示宫内早孕，现出现口干，容易饥饿，夜寐欠佳，难入睡，舌红苔少，脉滑，考虑为阴虚内热所致。予以寿胎丸合生脉饮加减。

按语：患者经治疗自然妊娠，顺利分娩一子。该患者治疗分为三阶段。第一阶段予以活血化瘀、行气通络止痛。该患者因不孕、痛经行腹腔镜手术，提示盆腔粘连较为严重，术后一年未孕，痛经，B超提示巧囊复发，但有优势卵泡，均说明瘀血阻滞，治疗予以活血化瘀、行气通络止痛，方选内异痛经灵加减；同时结合灌肠治疗，以改善盆腔的粘连，疏通输卵管。第二阶段结合患者出现经行头痛，以太阳穴疼痛为主，考虑为少阳病，予以和解少阳、活血化瘀、行气止痛，方选小柴胡汤合内异痛经灵加减。第三阶段孕后及时安胎，因子宫内膜异位症容易导致流产，由于瘀血阻滞胞宫胞脉，胎元不固，容易出现胎动不安，故治疗予以补肾安胎，养血活血，方选寿胎丸合当归芍药散加减，并结合患者的病症随机加减治疗，使得瘀血祛，新血生，气血运行通畅，肾气盛，故有子。

【病例2】继发不孕，子宫腺肌病，输卵管通而不畅

韦某，女，41岁，已婚，初诊时间：2016年5月5日。

主诉：未避孕未孕1年。

现病史：患者于2003年剖宫产一男孩，现备孕2胎，未避孕未孕1年。平素月经规则，周期28～29天，经期4～5天，末次月经4月20日，经量中，经行腹胀痛。舌淡，苔裂痕，脉弦。

经孕胎产史： 已婚，G1P1，2003年剖宫产1男孩。

既往史： 既往无特殊病史及传染病史。否认药物、食物过敏史。

辅助检查：

2016年1月9日性激素：FSH 8.92 mIU/mL，LH 7.3mIU/mL，PRL 510.7nmol/L，P 1.17nmol/L，T 0.84nmol/l。

2016年5月25日B超：右侧卵巢巧囊。丈夫精液分析正常。

2019年4月26日B超：子宫增大66mm×71mm×60mm，内膜4mm，子宫肌壁异常回声（腺肌症）。

中医诊断： ① 不孕症；② 痛经；③ 癥瘕。

西医诊断： ① 不孕症；② 子宫腺肌病。

诊疗思路： 该患者B超提示子宫腺肌病，经行下腹疼痛以胀痛为主，考虑为气滞血瘀所致。治疗以活血化瘀，行气止痛，方选内异痛经灵加减。

辨证： 气滞血瘀。

治法： 活血化瘀，行气止痛。

方药：

川楝子10g	延胡索10g	五灵脂10g	蒲黄炭10g
赤芍10g	桂枝3g	茯苓10g	橘核10g
荔枝核10g	三棱10g	丹参10g	甘草10g
菟丝子10g	续断10g		

15付，日一付，水煎服。

方解：

（1）**活血化瘀**：五灵脂、蒲黄炭、赤芍、丹参、三棱、桂枝、茯苓。

蒲黄炭：性平味甘，入肝心脾经，可消瘀血。《本草汇言》："蒲黄，性凉而利，能洁膀胱之原，清小肠之气，故小便不通，前人所必用也。至于治血之方，血之上者可清，血之下者可利，血之滞者可行，血之行者可止。凡生用则性凉，行血而兼消；炒用则味涩，调血而且止也。"

五灵脂：性温味苦、咸、甘，入肝脾经，生用行血止痛，炒用止血。时珍曰："五灵脂，足厥阴肝经药也。气味俱厚，阴中之阴，故入血分。肝主血，诸痛皆属于木，诸虫皆生于风；故此药能治血病，散血和血而止诸痛。"五灵脂与蒲黄组成失笑散，具有活血祛瘀散结之功效。

三棱：性平，味苦、辛，入肝、脾、肾经，可破血行气，消积止痛。《本草纲目》："通肝经积血，女人月水，产后恶血。"

丹参：苦，微寒，入心肝经，活血祛瘀，通经止痛，凉血消痈，清心除烦。《妇人明理论》云："四物汤治妇人病，不问产前、产后，经水多少，皆可通用。唯一味丹参散，主治与之相同。盖丹参能破宿血，补新血，安生胎，落死胎，调经脉，止崩中带下，其功大类当归、地黄、川芎、芍药故也。"

赤芍：苦，微寒。归肝经，可清热凉血，散瘀止痛。《本草崇原》云："主治邪气腹痛，除血痹，破坚积，寒热，疝瘕，止痛，利小便，益气。"

桂枝：辛、甘，温，入肺、心、膀胱经，可发汗解肌，温通经脉，助阳化气。《神农本草经》云："牡桂，味辛温，治上气咳逆，结气，喉痹吐吸，利关节，补中益气。"血得温则行，酌情加桂枝温通经脉，助阳化气，以促进气血运行通畅。

茯苓：味甘、淡，性平。归心、肺、脾、肾经。利水渗湿，健脾宁心。《金匮要略·水气病脉证并治》云："妇人则经水不通，经为血，血不利则为水，名曰血分。"故常在血瘀证加健脾利水的茯苓。

（2）行气止痛：川楝子、延胡索、橘核、荔枝核。

川楝子：味苦，性寒，善入肝经，疏肝气，泻肝火。延胡索，辛苦而温，行气活血，长于止痛。两药相配组成金铃子散，气行血畅，疼痛自止，为治疗气郁血滞而致诸痛的常用组合。陈慧侬教授在临床治疗妇科痛症喜用金铃子散疏肝泄热，活血止痛。

橘核：性平，味苦，归肝肾经，可理气止痛。《本草汇言》云："橘核，疏肝、散逆气、下寒疝之药也。"《日华子本草》云："主膀胱浮气，阴疝肿疼，或囊子冷如冰、硬如石，下坠如数十斤重，取橘核数两作末，每早、中、晚各服一次，每次用药末一两，食前酒调下……又妇人瘕疝，小腹攻疼，腰胯重滞，气逆淋带等疾，以一两，白水煎服立定，盖取苦温入肝而疏逆气之功也。"

荔枝核：性温，味甘、微苦。入肝肾经，可行气散结，祛寒止痛。《本草备要》云："入肝肾，散滞气，辟寒邪，治胃脘痛，妇人血气痛。"陈慧侬教授常喜用荔枝核与橘核药对，加强温经散寒、理气止痛之功效。

（3）补益肝肾：菟丝子、续断、甘草。

续断：性微温，味苦、辛，可补肝肾，强筋骨，续折伤，止崩漏。

菟丝子：性温，味甘，入肝、肾、脾经，可滋补肝肾，固精缩尿，安胎，明目，止泻。《本草汇言》云："菟丝子……补肾养肝……温脾助胃之药也……但补而不峻，温而不燥，故入肾经，虚可以补，实可以利，寒可以温，热可以凉，湿可以燥，燥可以润。非若黄柏、知母，苦寒而不温，有泻肾经之气；非若肉桂、益智，辛热而不凉，有动肾经之燥；非若苁蓉、锁阳，甘咸而滞气，有生肾经之湿者比也。"

甘草：《雷公炮制药性解》曰："味甘，性平，无毒。入心、脾二经，生则分身、梢而泻火，炙则健脾胃而和中。解百毒，和诸药，甘能缓急，尊称国老。"

二诊（2016年5月19日） 月经期第3天，末次月经5月17日，经量中，色红，有血块，偶有痛经，有腰疼，头疼，无乳房胀痛，周期27天。无不适，纳寐可，二便调。舌淡红，苔黄腻，脉弦细。

方药：

当归10g	白芍10g	白术10g	茯苓10g
橘核10g	荔枝核10g	川楝子10g	延胡索10g
香附10g	艾叶10g	蒲黄炭10g	五灵脂10g

15付，日一付，水煎服。

患者现月经第3天，经后期血海空虚，故治疗在活血化瘀的基础上，加以养血活血，予以当归芍药散合内异痛经灵加减，将赤芍改成白芍养血调经，香附疏肝理气、调经止痛，艾叶温经止血、散寒调经，全方共奏养血调经，活血止痛之功。

三诊（2016年6月2日） 末次月经5月17日，现月经期的第15天，周期27天。服药后无特殊不适，今日查B超示：子宫63mm×73mm×50mm，子宫内膜厚5.9mm。舌淡红，苔黄腻，脉细弦。

方药：

当归10g	白芍10g	白术10g	茯苓10g
橘核10g	荔枝核10g	川楝子10g	延胡索10g
香附10g	艾叶10g	蒲黄炭10g	五灵脂10g
菟丝子10g			

15付，日一付，水煎服。

现患者第15天，考虑为排卵期，但B超提示内膜较薄，故在上方基础上加菟丝子以补肾填精。

四诊（2016年6月16日） 月经期第5天，末次月经6月12日，经量中等，无明显痛经，周期26天，夜寐欠佳，纳可，易醒，二便调，舌淡红，苔黄腻，脉细弦。2016年6月查性激素：FSH 7.46mIU/mL，LH 4.70mIU/mL，PRL 17.85nmol/L，

E$_2$ 71.67nmol/L，T 0.174nmol/L。

方药：

当归10g	白芍10g	白术10g	茯苓10g
橘核10g	荔枝核10g	川楝子10g	延胡索10g
蒲黄炭10g	五灵脂10g	菟丝子10g	

15付，日一付，水煎服。

患者经治疗已无痛经，守上方去香附、艾叶治疗。

五诊（2016年7月7日） 月经期第26天，末次月经6月12日，周期26天，无不适，纳寐可，二便调，舌红，苔黄腻，脉弦细。子宫输卵管造影：双侧输卵管通而不畅。

方药：

当归10g	白芍10g	白术10g	茯苓10g
橘核10g	荔枝核10g	川楝子10g	延胡索10g
蒲黄炭10g	五灵脂10g	菟丝子10g	九香虫10g
覆盆子10g			

12付，日一付，水煎服。

患者HSG提示双管通而不畅，陈慧侬教授认为输卵管位于肝经所过之处，双管通而不畅考虑为气滞血瘀所致，治以行气活血通络为大法，故在上方基础上加九香虫温肾壮阳，覆盆子补益肝肾。

六诊（2016年10月13日） 月经期第15天，末次月经9月29日，经期4天，周期27天，经量中，无痛经，余无不适，无口干，二便调，寐可，舌红，苔黄，脉弦。B超监测排卵提示有成熟卵泡排出，排卵期有同房。

方药：

桂枝3g	石斛10g	菟丝子10g	当归10g
赤芍20g	橘核10g	川楝子10g	延胡索10g
蒲黄炭10g	寄生10g	续断10g	茯苓15g
甘草6g	牡丹皮10g	桃仁（打）10g	

12付，日一付，水煎服。

患者现为排卵期，排卵后根据治未病原则，在予以桂枝茯苓丸活血化瘀、缓消癥块的基础上加补肾助孕安胎的寿胎丸加减。

七诊（2016年11月3日） 月经期第7天，末次月经10月27日，经期4天，经量中，无痛经，周期28天。舌红，苔裂，脉弦。CA125：27IU/L。丈夫查精液分析正常。

方药：

当归10g	白芍10g	白术10g	茯苓10g
橘核10g	荔枝核10g	川楝子10g	延胡索10g
蒲黄炭10g	五灵脂10g	菟丝子10g	王不留行10g
鳖甲10g			

10付，日一付，水煎服。

患者上月有成熟卵泡但未孕，考虑气滞血瘀引起输卵管通而不畅所致，故在活血化瘀的内异痛经灵基础上加行气通络之王不留行，患者舌红、苔裂，加鳖甲滋阴潜阳，软坚散结。

八诊（2016年11月24日） 月经期第29天，末次月经10月27日，现患者无乳房胀痛，无腰酸，周期27天，舌尖红，苔裂、薄白，脉滑。尿HCG（＋）。

方药：

白芍10g	白术10g	茯苓10g	当归身10g
甘草6g	石斛10g	菟丝子15g	续断10g
寄生15g	麦冬10g	太子参15g	阿胶（烊）10g

7付，日一付，水煎服。

患者高龄，已经41岁，经治疗已经妊娠，根据中医治未病的原则，当以补肾安胎，益气养血，方选当归芍药散合寿胎丸加减。

按语： 该患者治疗分为三阶段。第一阶段主要是活血化瘀、行气止痛。根据患者未避孕未孕1年的病史、辅助检查提示子宫腺肌病，经行腹痛症状，结合其舌暗苔黄腻，脉弦涩，四诊合参，诊断为不孕症、癥瘕、痛经，辨为气滞血瘀证，方选内异痛经灵加减。方中五灵脂、蒲黄炭、三棱、茯苓、桂枝、赤芍、丹参活血化瘀；橘核、荔枝核、延胡索、川楝子疏肝理气止痛，使气行则血行；续断、菟丝子补肾，甘草调和诸药为使药。第二阶段为活血通络，针对患者输卵管通而不畅治疗，在活血化瘀基础上加行气通络之品，如王不留行、鳖甲等，以疏通输卵管，使得冲任胞脉气血通畅，摄精成孕。第三阶段为孕后及时安胎，考虑子宫腺肌病的中医病机主要是血瘀，故予以补肾安胎，养血活血，方选寿胎丸合当归芍药散加减。

【病例3】不孕，癥瘕、痛经（气滞血瘀证）

李某，女，28岁，已婚，初诊时间：2016年4月25日。

主诉： 婚后未避孕未孕1年，体检发现右侧卵巢巧囊1年余。

病史：患者婚后未避孕未孕1年，体检发现右侧卵巢巧囊1年余。既往月经规则，经行下腹痛，经行乳房胀痛，经后偶见双侧下腹扯痛。纳寐可，午饭后腹泻，舌红，苔黄，脉细滑。

经孕产史：已婚，孕0产0。月经规则，周期27～30天，经期7天，经量中等，有血块，有痛经，末次月经4月15日。

既往史：既往无特殊病史及传染病史。否认食物药物过敏。

辅助检查：2016年4月23日B超：左侧囊肿2.6cm×1.2cm，右侧巧囊4.2cm×3.1cm，回声不均。

病情分析：患者未避孕未孕1年，检查发现腹部有包块（卵巢巧克力囊肿），伴有痛经，属于中医的痛经、癥瘕的范畴，证属于气滞血瘀证，血瘀胞宫，致新血不生，气机不畅，不通则痛，则见经行腹痛；瘀血久聚成块，故见包块；瘀血阻滞胞宫胞脉，两精不能结合故不孕。

西医诊断：① 不孕症；② 子宫内膜异位症。

中医诊断：① 不孕症；② 癥瘕；③ 痛经。

诊疗思路：患者经行腹痛、乳房胀痛，盆腔有包块，为气滞血瘀所致。气血运行不畅则产生瘀血，瘀血阻滞胞宫胞络，不通则痛，故患者下腹疼痛，经行腹痛。气滞血瘀，气血运行不畅渐成癥瘕。治疗以活血化瘀为主，由于气血两者关系密切，气行则血行，在活血化瘀的同时，还要理气行滞。肝郁乘脾，脾失健运，不能运化水湿，故出现腹泻，治疗还应健脾化湿。

辨证：气滞血瘀证。

治法：活血化瘀，行气止痛。

方药：内异痛经灵散加减。

白术10g	茯苓10g	蒲黄炭10g	五灵脂10g
川楝子10g	橘核10g	荔枝核10g	三棱10g
九香虫10g	枳壳5g	延胡索10g	香附10g

7付，日一付，水煎服。

方解：

（1）活血化瘀：蒲黄炭、五灵脂、三棱。

蒲黄炭、五灵脂组成失笑散，为理血剂，失笑散出自《太平惠民和剂局方》。具有活血祛瘀，散结止痛之功效。主治瘀血停滞证。五灵脂苦咸甘温，入肝经血分，功擅通利血脉，散瘀止痛；蒲黄甘平，行血消瘀，炒用并能止血，二者相须为用，为化瘀散结止痛的常用组合。调以米醋，或用黄酒冲服，乃取其活血脉、行药力、化瘀血之功，以加强活血止痛之功，且制五灵脂气味之腥臊。

三棱，味辛、苦，性平，归肝、脾经，具有破血行气、消积止痛的功效。用于癥瘕痞块，痛经，瘀血经闭，胸痹心痛，食积胀痛。王好古言："三棱，破血中之气，肝经血分药也。"

（2）行气止痛：川楝子、延胡索、橘核、荔枝核、九香虫、枳壳、香附。

川楝子、延胡索组成金铃子散（《活法机要》），为理气剂，具有疏肝泄热、活血止痛之功效。金铃子（即川楝子）味苦性寒，善入肝经，疏肝气，泻肝火；延胡索辛苦而温，行气活血，长于止痛。《本草纲目》言："楝实，导小肠膀胱之热，因引心胞相火下行，故心腹痛及疝气为要药。"以金铃子能降火逆，延胡索能散结血，功胜失笑散，而无腥秽伤中之患。

橘核与荔枝核为伍，有理气散结，散寒止痛之功。

九香虫，性温，味咸。归肝、脾、肾经。功效：理气止痛，温中壮阳。《本草新编》言："虫中之至佳者。入丸散中，以扶衰弱最宜。但不宜入于汤剂，以其性滑，恐动大便耳。"

香附，味微苦、微甘，性平。归肝、胆经，主入肝经气分，芳香辛行，善散肝气之郁结，味苦疏泄以平肝气之横逆，故为疏肝解郁、行气止痛之要药。

枳壳，味苦辛、酸；性微寒，归经脾、胃经，具有宽胸理气、消胀除痞的功效。

（3）健脾利湿：白术、茯苓。

白术，其味甘、苦，性温。归脾、胃经。具有健脾益气、燥湿利尿、止汗，安胎的功效。

茯苓，其味甘、淡，性平。归心、脾、肾经，具有利水消肿、渗湿、健脾、宁心的功效，助白术健脾助阳。

二诊（2016年6月1日） 月经期第14天，末次月经5月19日，经期8天，痛经较前缓解，偶有外阴痒，纳寐可，二便调。舌红，苔黄腻，脉细滑。

方药：

当归10g	白芍10g	川芎10g	菟丝子10g
橘核10g	蒲黄炭10g	五灵脂10g	川楝子10g
延胡索10g	荔枝核10	九香虫10g	枳壳5g
黄柏10g			

15付，日一付，水煎服。

患者经治疗痛经缓解，二便调，但外阴痒，结合舌红，苔黄腻，考虑有湿热，故在上方基础上去白术、茯苓、香附，加黄柏清热利湿，当归、白芍、川芎养血活血，菟丝子补益肝肾。

三诊（2016年6月27日） 月经期第11天，末次月经6月17日，经期7天，量中，色暗红，有血块，痛经缓解，周期28天。现面部长痘，外阴痒，白带少，色黄，无异味。舌红，少苔，脉细。

方药：

黄芪20g	黄柏10g	白芍10g	续断10g
陈皮10g	茯苓10g	两面针10g	甘草10g
薏苡仁10g			

7付，日一付，水煎服。

患者出现面部长痘、阴痒、色黄，舌红少苔，为湿热下注所致，予四妙散加减。原方中以黄柏、牛膝、薏苡仁、苍术四药组成，本方去掉牛膝、苍术加陈皮、茯苓、黄芪、白芍、续断、两面针、甘草，增强健脾燥湿、清热利湿的功效。方中黄柏味苦，性寒，归肾、膀胱、大肠经，具有清热燥湿、泻火除蒸、解毒疗疮功效，薏苡仁味甘、淡，性微寒，归脾、胃、肺经，具有利水渗湿、祛湿除痹、健脾止泻、清热排脓的功效，陈皮合茯苓能健脾除湿，使无生痰之源，甘草合两面针能清热解毒化瘀，黄芪味甘，性微温，归脾、肺经。具有健脾补中、升阳举陷、益卫固表、利尿、托毒生肌功效，合茯苓、陈皮能行气利水，白芍合甘草缓解止痛，续断壮肾强腰。

四诊（2016年7月27日） 月经期第10天，末次月经7月18日，经期7天，经量中，色鲜红，有血块，痛经较前缓解，周期31天。现大便时溏，寐欠佳，梦多，跑步时两少腹扯痛。舌红，少苔，脉细。2016年6月27日HSG提示双侧输卵管通而不畅。B超：双卵巢巧克力囊肿，左侧2.9cm×2.1cm，右侧4.9cm×3.5cm。

方药：

炮穿山甲10g	王不留行10g	当归10g	川芎10g
白芍10g	茯苓10g	橘核10g	荔枝核10g
地龙10g	川楝子10g	延胡索10g	皂角刺10g

15付，日一付，水煎服。

患者造影提示双侧输卵管通而不畅，B超双侧卵巢巧克力囊肿，考虑输卵管通而不畅为瘀血阻滞胞所致脉，予活血通络化瘀治疗，方用疏管汤加减。方中炮穿山甲善于走窜，性专行散，既可活血化瘀，又能消癥通经；王不留行、地龙善走血分，入血脉，活血通经；皂角刺通窍搜风，破坚宣清合川楝子疏肝行气。荔枝核、橘核能活血行气止痛，再加上当归、白芍、川芎拟四物调理气血。炮穿山甲、地龙为血肉有情之品，搜剔脉络，破血祛瘀，促进输卵管病灶周围组织的血液循环，以利病灶吸收消散。以上诸药共用，共奏活血祛瘀、行气通络之效。

五诊（2016年9月21日） 月经期第3天，末次月经9月19日，量中，色鲜红，有少许血块，经行第一天痛经，但较前缓解，偶有下腹扯痛，纳可，夜梦多，二便调，舌红，苔黄燥，脉弦。

方药：

炮穿山甲10g	王不留行10g	当归10g	白芍10g
橘核10g	荔枝核10g	地龙10g	蒲黄炭10g
五灵脂10g	川楝子10g	三棱10g	丹参10g

15付，日一付，水煎服。

患者现处于行经期，守上方加丹参、莪术、失笑散加强活血止痛、化瘀消癥功效。

六诊（2016年10月28日） 停经39天，末次月经9月19日，自测血HCG阳性，现偶有双侧少腹抽痛，无流血，劳累后头晕，寐差，梦多，二便调，舌红，少苔，无口干，脉弱。10月25日HCG 1470.4IU/L，P 40.31ng/mL。10月27日血HCG：2056.69IU/L，P 15.3ng/mL，E_2 310nmol/L。

方药：

桑寄生10g	续断10g	菟丝子10g	阿胶10g（烊化）
太子参10g	白芍10g	当归10g	黄芪10g
麦冬10g	石斛10g		

7付，日一付，水煎服。

患者经治疗，已经妊娠，但出现双下腹抽痛，考虑胎动不安，为肾虚不固所致。肾气虚不能系胎，胎元不固，故出现胎动不安；劳累后头晕，为气虚清阳不升而致，夜梦多，舌红、少苔为阴虚火旺。方选寿胎丸加减。寿胎丸出自《医学衷中参西录》，方中菟丝子，其味辛、甘，性平，归肾、肝、脾经，补肾益精，肾旺自能荫胎，为君药。桑寄生，其性平，味苦、甘，具有祛风湿、补肝肾、强筋骨、安胎的功效，《本草求真》云："桑寄生，号为补肾补血要剂。"续断，味苦、辛，性微温，入肝、肾经，《本草汇言》曰："续断……补续血脉之药也……大抵所断之血脉非此不续……所损之胎孕非此不安，久服常服，能益气力，有补伤生血之效，补而不滞，行而不泄，故女科、外科取用恒多也。"桑寄生、续断补肝肾，固冲任，使胎气强壮。阿胶味甘，性平，归肺、肝、肾经，具有滋阴补血、安胎的功效，滋养阴血，使冲任血旺，则胎气自固，共为臣药。四药相配，共奏补肾安胎之功。在寿胎丸基础上加上太子参、黄芪益气健脾，当归、白芍养血柔肝，麦冬、石斛滋阴清热，治予补肾益气安胎，佐以益气健养血安胎。

按语：患者因有子宫内膜异位症引起的痛经、癥瘕、不孕病史，病机为瘀血阻滞，瘀阻胞宫胞络，精卵不能结合而导致不孕症。瘀血阻滞，表现为舌暗。瘀血阻滞，不通则痛，故出现痛经。故本病诊断为：① 不孕症，② 癥瘕，③ 痛经。辨证为气滞血瘀。治法：行气活血化瘀。该患者治疗经过三个阶段，第一阶段活血化瘀，行气止痛，针对子宫内膜异位症的关键病机瘀血阻滞，方选内异痛经灵散加减，经治疗患者痛经缓解；第二阶段针对患者输卵管通而不畅，在活血化瘀基础上活血通络，方选内异痛经灵散合疏管汤加减，以疏通输卵管；第三阶段经治疗怀孕，予以补肾安胎，养血活血，方选寿胎丸合当归芍药散加减。经治疗，瘀血祛，胞脉通，气血运行通畅，肾气盛，故有子。

2　内异不孕，试管助孕失败，自然妊娠

【病例1】不孕，癥瘕（湿热瘀阻）

刘某，女，32岁，已婚，初诊时间：2017年9月9日。

主诉：未避孕未孕3年余。

病史：患者自述2012年结婚，于2013年孕7周自然流产，流产后未避孕未孕至今已经3年，于2017年在外院诊治提示多囊卵巢综合征，行人工授精2次，试管婴儿移植1次，均失败，已无冻胚。平素月经规则，5～7/30～35天，经量中，有血块，色鲜红，无痛经，末次月经2017年9月1日。平素畏寒，易上火，进食油腻易腹泻，脸长痘，寐可，纳欠佳，二便调。舌淡，苔黄腻，脉沉细。

经孕胎产史：已婚，G1P0，于2013年孕7周自然流产。月经规则，5～7/30～35天，经量中，有血块，色鲜红，无痛经，末次月经2017年9月1日。

既往史：否认传染病史，否认药物、食物过敏史。

辅助检查：2015年HSG示输卵管粘连。2017年9月3日性激素六项：FSH 6.55IU/L，LH 5.10IU/L，PRL 10ng/mL，E_2 34.69pg/mL，P 0.44ng/mL，T 0.2ng/mL。血AMH 6.08ng/mL。B超：右侧卵巢巧克力囊肿15mm×15mm。

病情分析：患者流产后未避孕未孕3年，人工授精失败2次，移植失败1次。B超提示右侧卵巢巧克力囊肿，中医属"癥瘕""不孕"范畴。患者既往有多囊病史，平素嗜食油腻之品，结合患者舌脉象，舌淡，苔黄腻，脉沉细，辨证为湿热瘀阻。患者流产后胞宫胞脉空虚，湿热乘虚而入，感受湿热之邪，湿热阻滞胞宫胞脉，气血运行不畅，瘀血阻滞，瘀积日久，气机阻滞，渐成癥瘕。瘀血阻滞胞宫胞脉，两精不能结合故不孕。子宫输卵管造影提示输卵管粘连，均说明胞宫胞脉阻滞不通。

西医诊断：① 继发性不孕症；② 子宫内膜异位症；③ 多囊卵巢综合征。

中医诊断：① 不孕症；② 癥瘕。

诊疗思路：因患者脸长痘，易上火，苔黄腻考虑有湿热内蕴，但平素畏寒，进食油腻易腹泻，舌质淡，脉沉细，考虑为脾胃虚弱所致。患者由于脾胃虚弱，不能运化水湿，蕴而化热，湿热瘀阻，所致癥瘕、不孕，治则清利湿热，活血化瘀。清利湿热方选二妙散，活血化瘀予以理冲汤加减。

辨证：湿热内蕴，瘀血阻滞。

治法：清利湿热，活血化瘀。

处方：理冲汤合二妙散加减。

方药：

苍术10g	黄柏10g	党参15g	黄芪20g
白术10g	茯苓15g	当归10g	王不留行10g
三棱10g	莪术10g	两面针10g	续断10g
菟丝子10g	甘草6g		

7付，日一付，水煎服。

方解：

（1）**活血化瘀：三棱、莪术、当归、王不留行。**

三棱，性平，入血分，破血行气、消积，《开宝本草》曰："主老癖癥瘕结块。"莪术辛苦温，《慎斋遗书》言："治妇人血积血块，经闭。"三棱、莪术相须为用以消瘀血，陈慧侬教授认为内异巧囊多因血瘀所致，治疗"以通为用"，故以三棱、莪术活血化瘀。

当归，养血活血，《本草正》言："当归，其味甘而重，故专能补血，其气轻而辛，故又能行血，补中有动，行中有补，诚血中之气药，亦血中之圣药也。""大约佐之以补则补，故能荣养营血，补气生精，安五脏，强形体，益神志，凡有形虚损之病，无所不宜。"

王不留行，味苦，性平，归肝胃经，活血通经，渗湿利尿。

（2）清热利湿：苍术、黄柏、两面针。

黄柏，取其苦以燥湿、寒以清热，其性沉降，长于清下焦湿热。苍术，辛散苦燥，长于健脾燥湿。苍术、黄柏组成二妙散，为祛湿剂，具有清热燥湿之功效。主治湿热下注证。

两面针，味苦、辛，性平，归肝、胃经，活血化瘀，行气止痛，祛风通络，解毒消肿。

（3）健脾益气：党参、黄芪、白术、茯苓、甘草。

党参，甘温益气，健脾养胃；白术，苦温，健脾燥湿，加强益气助运之力；茯苓，甘淡，健脾渗湿，苓术相配，则健脾祛湿之功益著；甘草，益气和中，调和诸药。四药配伍组成四君子汤，共奏益气健脾之功。黄芪，味甘，性微温，归脾、肺经，补气固表，加强健脾益气之功效，使得脾气健运，水湿得以运化，气血运行通畅。

（4）补益肝肾：菟丝子、续断。

续断，味苦辛，性微温，入肝、肾经，补肝肾，续筋骨，调血脉。《本草汇言》曰："续断……补续血脉之药也……大抵所断之血脉非此不续……所损之胎孕非此不安，久服常服，能益气力，有补伤生血之效，补而不滞，行而不泄，故女科、外科取用恒多也。"菟丝子，味辛、甘，性平，归肝、脾、肾经，二者合用，补患者先天之肾精不足。

二诊（2017年9月16日）　月经期第16天，末次月经9月1日，周期30～35天。用药后无其他特殊不适。舌淡苔薄白，脉沉细。B超示Em 9mm，右卵巢巧克力囊肿26mm×19mm，左卵泡18mm×11mm。

方药：

苍术10g	黄柏10g	党参15g	黄芪20g
白术10g	茯苓15g	当归10g	王不留行10g
三棱10g	莪术10g	续断10g	菟丝子10g
甘草6g	鹿角胶10g（烊化）		

7付，日一付，水煎服。

患者此次就诊舌苔黄腻、面部痤疮较前好转，但脉沉细。在上方基础上去两面针，减轻其清热解毒功效，加用鹿角胶温补肝肾，益精养血。方中党参、黄芪、白术、茯苓健脾益气，扶正培元；三棱、莪术破瘀散结；当归、王不留行活血通经；续断、菟丝子补益肝肾；苍术、黄柏清热祛湿；甘草调和诸药。

三诊（2017年9月23日）　月经期第23天，患者诉口淡，食欲稍差，寐欠佳，梦多，排便不爽，小便调，无口干口苦，舌红，苔白，脉沉细。诉未同房。9月18日B超：子宫内膜12mm，左卵泡18mm×11mm。9月20日B超：子宫内膜厚17mm，左卵泡已排。

方药：

苍术10g	黄柏10g	党参15g	黄芪20g
白术10g	茯苓15g	当归10g	王不留行10g
三棱10g	莪术10g	续断10g	菟丝子10g
甘草6g	鹿角胶10g（烊化）		

14付，日一付，水煎服。

考虑患者为黄体期，继续予守方加减治疗。

四诊（2017年10月14日）　月经周期第10天，末次月经10月5日，周期34天，量中，色鲜红，少许血块，无痛经。夜寐欠佳，难入睡，易犯困，无口干口苦，纳可，二便调，偶有腹泻，舌红苔腻，脉沉细。

方药：

龟甲10g	黄柏10g	熟地黄10g	菟丝子10g
枸杞子10g	甘草6g	山药10g	覆盆子10g
白术10g	茯苓10g	党参10g	鹿角胶10g（烊化）

12付，日一付，水煎服。

患者现为黄体期，经行腹痛，脉细，考虑肾阳不足；夜寐多梦，口干，无腰酸痛，便秘，舌红苔少，考虑肾阴亏虚，治疗在补肾填精、养阴清热基础上温肾壮阳，方选大补阴丸合四君子汤合五子衍宗丸加减。方中熟地黄、龟甲补肾滋阴，阴复则火自降；黄柏苦寒泻火，火降则阴可保；覆盆子、枸杞子、菟丝子三子补肾填精；鹿角胶为血肉有情之品，能温补肝肾，益精养血，以增强补肾填精的功效；党参、山药、白术、茯苓健脾益气，甘草调和诸药，全方共奏滋阴清热，补肾益气之功。

五诊（2017年11月14日）　月经周期第14天，末次月经11月1日，经期6天，周期28天，经量中，色鲜红，无血块，无痛经。口干欲饮，纳可，夜寐难入睡，便秘，大便干硬，两日一次，小便正常。舌红苔腻，脉沉细。

方药：

苍术10g	黄柏10g	知母10g	龟甲10g
生地黄10g	王不留行10g	麦冬10g	地龙10g

续断10g	甘草6g	川楝子10g	沙参10g
当归10g	枸杞子10g	石斛10g	

12付，日一付，水煎服。

考虑患者出现口干欲饮，夜寐难入睡，便秘，大便干硬，舌红苔腻，为阴虚内热兼有湿热，予以补养肝肾，清热利湿，方选二妙散、大补阴丸合一贯煎加减。方中二妙散清热利湿；大补阴丸补肾填精，养阴清热；一贯煎滋阴疏肝；加续断、王不留行、地龙活血通经。

六诊（2018年1月4日）月经周期第9天，末次月经12月26日，经期6天，周期56天，经量中，无痛经，口干，纳寐可。舌红，苔黄腻，脉沉细。造影提示：左输卵管粘连，右输卵管积水。

方药：

苍术10g	黄柏10g	川楝子10g	延胡索10g
蒲黄炭10g	麦冬10g	菟丝子10g	五灵脂10g
甘草6g	续断10g	茯苓10g	泽泻10g
土茯苓10g			

7付，日一付，水煎服。

患者B超监测有优势成熟卵泡但未孕，造影提示左输卵管粘连，右输卵管积水。结合患者舌红，苔黄腻，脉沉细。B超：右侧卵巢巧克力囊肿。考虑为湿热瘀阻所致，治疗予以活血化瘀，清利湿热，方选二妙散合内异痛经灵加减。方中苍术、黄柏清热祛湿；续断、菟丝子补益肝肾；川楝子、麦冬清热养阴生津；延胡索、蒲黄炭、五灵脂活血行气；茯苓、泽泻清热，利水渗湿；土茯苓除湿解毒。

七诊（2018年1月11日）月经第16天，患者自觉口干，寐欠佳，梦多，便调，舌红苔黄腻，脉沉细。

方药：

知母10g	黄柏10g	龟甲10g	熟地黄10g
菟丝子10g	枸杞子10g	覆盆子10g	麦冬10g
沙参10g	甘草6g	王不留行10g	当归10g
茯苓10g	桂枝5g	泽泻10g	

12付，日一付，水煎服。

患者现月经第16天，已排卵，陈慧侬教授认为患者既往有输卵管粘连、积水，在前方滋阴清热的基础上加用桂枝，温阳利水，以消除输卵管积水，加覆盆子、枸杞子、菟丝子三子增强补肾填精之功。

八诊（2018年1月25日） 停经31天，至今经未行，患者诉晨起有痰，口干，便秘，寐可，白带增多，舌红苔黄腻，脉细。

方药：

当归10g	川芎10g	陈皮6g	法半夏15g
茯苓10g	益母草10g	牛膝10g	白术10g
苍术10g	香附10g	菟丝子10g	巴戟天10g

7付，日一付，水煎服。

患者经前期，喉中有痰，白带偏多，苔黄腻，考虑体内痰湿偏盛，予苍附导痰汤加减。方中苍术健脾燥湿，陈皮、香附行气解郁，白术、茯苓、半夏化湿祛痰；川芎、益母草行气活血，牛膝、巴戟天补肝肾强腰膝，菟丝子滋阴补肾。

九诊（2018年2月10日） 月经第11天，末次月经1月31日，经行6天，周期36天，经量中，色红，有血块，无痛经，经净后小腹隐痛，无口干口苦，纳寐可，舌暗红苔少，舌尖有瘀点，脉沉细。HSG提示双输卵管上举，通畅，造影剂较聚集。

方药：

菟丝子10g	枸杞子10g	覆盆子10g	鹿角胶10g
甘草6g	山茱萸10g	熟地黄10g	龟甲10g
山药10g	蒲黄炭10g	续断10g	王不留行10g
地龙10g			

15付，日一付，水煎服。

患者经治疗输卵管基本通畅，现经后期，血海空虚，予以补肾填精，方选左归丸加减，方中山茱萸、熟地黄填精补髓、滋阴补肾；覆盆子、枸杞子、菟丝子三子补肾填精；鹿角胶、龟甲为血肉有情之品，能温补肝肾，益精养血，以增强补肾填精的功效；续断补肝肾，强筋骨；山药健脾益气，使滋补而不碍脾胃；蒲黄炭、王不留行、地龙活血化瘀通络；甘草调和诸药。

十诊（2018年3月1日） 月经周期第2天，末次月经2月28日，周期28天，经量偏少，无痛经，无腰酸，梦多，无口干，二便调，舌嫩红、苔黄腻，边有齿痕，脉细。

方药：

当归10g	白芍10g	王不留行10g	地龙10g
菟丝子10g	枸杞子10g	覆盆子10g	党参10g

| 黄芪20g | 续断10g | 山茱萸10g | 鹿角胶10g（烊化） |
| 甘草6g | 熟地黄10g | 山药10g | |

12付，日一付，水煎服。

患者经行期血海空虚，继续予以左归丸加减，滋阴补肾。当归、白芍养血活血；覆盆子、枸杞子、菟丝子、山茱萸、熟地黄补肾填精益髓；鹿角胶为血肉有情之品，能温补肝肾，益精养血；党参、黄芪健脾益气；山药健脾益气，使滋补而不碍脾胃；王不留行、地龙活血化瘀通络；甘草调和诸药。

十一诊（2018年3月24日） 月经周期第25天，现无不适。3月20日B超检查：子宫内膜14mm，左卵泡19mm×15mm，指导同房，舌红苔少，脉细。

方药：

太子参10g	麦冬10g	五味子5g	菟丝子10g
续断10g	桑寄生10g	山药10g	白芍10g
甘草6g	枸杞子10g	墨旱莲10g	山茱萸10g

10付，日一付，水煎服。

考虑患者黄体期，有卵泡成熟，有不良妊娠史，根据中医治未病原则，予以补肾健脾、益气安胎的寿胎丸合生脉散加减。枸杞子、菟丝子、五味子三味种子类药物，"以子补子"，补肾固肾止遗、涩精止带，能增强补肾填精之作用，助卵泡的发育；桑寄生、续断补肝肾，固冲任，使胎气强壮；白芍养血和营；墨旱莲、山茱萸补肝肾、益精填髓；太子参、山药健脾益气，麦冬养阴生津；甘草调和诸药。

十二诊（2018年4月12日） 停经44天，易喷嚏流涕，纳可，二便调。舌淡苔白腻，脉细滑。尿HCG（+）。血HCG 3372.41 IU/L，P 23.21ng/mL，E_2 410.9pg/mL。

方药：

太子参10g	麦冬10g	五味子5g	菟丝子10g
续断10g	桑寄生10g	山药10g	白芍10g
甘草6g	枸杞子10g	墨旱莲10g	山茱萸10g
阿胶10g	黄芪20g		

14付，日一付，水煎服。

经治疗患者已经妊娠，在上方基础上加阿胶、黄芪益气养血安胎。

十三诊（2018年4月26日） 孕8W，现无腹痛腰酸，无出血，白带量减少，寐欠佳，入眠难，口干，无口苦，二便调，舌红苔黄，脉细滑。4月23日血HCG 31628.64 IU/L，P 19.97ng/mL，E_2 497.47pg/mL。B超示：宫内早孕，见心管搏动，孕囊大小19mm×13mm。

方药：

太子参10g	麦冬10g	五味子5g	菟丝子10g
续断10g	桑寄生10g	山药10g	白芍10g
甘草6g	枸杞子10g	墨旱莲10g	山茱萸10g
阿胶10g	黄芪20g	女贞子12g	

14付，日一付，水煎服。

患者胚胎发育良好，原治疗方案有效，继续守上方加女贞子补肾养阴、益气安胎。

按语： 患者自然流产后不孕，行人工授精2次，试管婴儿移植1次，均失败，且输卵管粘连，右侧卵巢巧克力囊肿，性激素以及B超均提示多囊卵巢综合征，考虑患者不孕是由于多囊卵巢综合征、子宫内膜异位症、输卵管不通畅所致。结合患者的症状和体征，患者有自然流产史，考虑冲任不固所致，流产后损伤气血，气虚血瘀，阻滞胞络，故经有血块；平素畏寒，脉沉细，均气血不足的表现；易上火，进食油腻易腹泻，舌淡，苔黄腻，提示脾虚不能运化水谷，内生湿热。中医认为病机为湿热瘀阻所致。第一阶段针对输卵管不畅和子宫内膜异位症治疗，予以清热利湿，活血化瘀，方选二妙散合理冲汤加减，方中党参、黄芪、白术、茯苓健脾益气，扶正培元；三棱、莪术破瘀散结；当归、王不留行活血通经；续断、菟丝子补益肝肾；苍术、黄柏、两面针清热祛湿；甘草调和诸药。经过治疗于2月10日行造影检查提示输卵管通畅。第二阶段针对多囊卵巢综合征治疗，予以补肾填精，活血通络，方选左归丸加减，以助卵泡发育成熟。第三阶段针对患者有自然流产史，排卵后及时安胎，予以补肾安胎，益气养阴，方选寿胎丸合生脉饮加减治疗，气血调，肾气充，故有子。

【病例2】不孕、痛经（肾虚血瘀）内异不孕、输卵管梗阻、内膜薄、IVF失败－自然妊娠

谭某，女，34岁，已婚，初诊时间：2015年7月4日。

主诉： 婚后未避孕未孕4年。

病史： 患者于2011年结婚，婚后未避孕未孕4年，曾因"子宫内膜异位症、双输卵管堵塞"行IVF助孕2次均失败。2015年3月4日，因怀孕两个月胚胎停育行清宫术。现剩余1个囊胚待移植。2015年6月行诊刮术提示：子宫内膜息肉。

本计划本月经后行IVF囊胚移植，但因子宫内膜偏薄，暂时取消移植。舌暗红，苔少，脉沉细。

经孕胎产史： 已婚G1P0，现拟调理后备孕。13岁初潮，月经5/25～27天，量中，有痛经，腰酸，末次月经2015年6月25日。

既往史： 有巧克力囊肿病史。否认其他特殊病史及手术史。否认药物食物过敏史。

西医诊断： ① 不孕症；② 子宫内膜异位症。

中医诊断： ① 不孕症；② 痛经。

诊疗思路： 该患者因子宫内膜异位症的中医病机为血瘀，瘀血阻滞，冲任气血运行不畅，故出现痛经；瘀血阻滞，冲任气血运行不畅，双侧输卵管堵塞，两精不能相搏，故不孕。胚胎停育行清宫术，更损伤肾气，肾虚不能濡养外府，故患者经行腰痛，子宫内膜薄，脉沉细均为肾气亏虚的表现。患者舌苔少，脉细考虑肾阴不足。本病病机肾虚血瘀，治疗补肾填精，活血化瘀。

辨证： 肾虚血瘀。

治法： 补肾养血，活血化瘀。

方药：

当归10g	白芍15g	川楝子10g	延胡索10g
血竭5g	太子参10g	麦冬10g	龟甲10g
鹿角胶10g（烊化）	菟丝子15g	紫河车10g	甘草6g
枸杞子10g	覆盆子10g	蒲黄炭10g	

7付，日一付。水煎服。

方解：

（1）行气活血化瘀：川楝子、延胡索、血竭、蒲黄炭。

血竭，味甘、咸，性平，可入血分，《本草纲目》记载："散滞血诸痛，妇人血气，小儿瘈疭。"被李时珍誉为"活血圣药"，陈慧侬教授认为本病关键病机为血瘀，治以通为用，故常用血竭散瘀止痛。

蒲黄炭，《本草经集注》言："味甘，平，无毒。主治心腹膀胱寒热，利小便，止血，消瘀血。"

川楝子，味苦，性寒，善入肝经，疏肝气，泻肝火。延胡索，辛苦而温，行气活血，长于止痛。两药相配组成金铃子散，气行血畅，疼痛自止，为治疗气郁血滞而致诸痛的常用组合。陈慧侬教授在临床治疗妇科痛症喜用金铃子散疏肝泄热，活血止痛。

（2）臣药：菟丝子、枸杞子、覆盆子、鹿角胶、龟甲、紫河车。

菟丝子、枸杞子、覆盆子三子补益肝肾，以助卵泡发育。菟丝子味甘，性平，《本草汇言》说道："菟丝子……补肾养肝……温脾助胃之药……但补而不峻，温而不燥，故入肾经，虚可以补，实可以利，寒可以温，热可以凉，湿可以燥，燥可以润。"陈慧侬教授认为本病久则伤肾，用其补益肾精，使其补而不峻，以滋肝肾之精。枸杞子味甘，性平，归肝肾经，有滋补肝肾，益精明目之效，与菟丝子合用补益肾精。覆盆子味甘、酸，性微温，《本草备要》："益肾脏而固精，补肝虚而明目。"以上三药均属果实类药，陈慧侬教授认为果实的种子恰如女子的卵子，果实类药物含有丰富的鞣性物质，甘润滋养可以补肾填精养卵，而且有类激素的作用，促进卵泡的发育成熟。

鹿角胶、龟甲、紫河车三者均为血肉有情之品，可补肾填精。

鹿角胶：《神农本草经》记载，本药味甘平，可用于妇人血闭无子，止痛，安胎等。既可温补肝肾，亦可益精养血，补肾之阴阳，促进肾-天癸-冲任-胞宫轴功能的恢复，使卵泡发育正常。

龟甲：《神农本草经》记载本药，味咸平，治漏下赤白，破癥瘕痎疟。具有滋阴潜阳，益肾强骨，养血补心，固经止崩之效，本方用之以滋阴养血为主，以滋养肾阴。

紫河车：《雷公炮制药性解》言其味甘，性大温，主诸虚百损，五劳七伤，骨蒸潮热，体弱气短，男子精衰，妇人无孕的仙丹，具有合坎离之色，得妙合之精，虽成后天之形，实禀先天之气，补益之功，更无足与俦者。可温肾补精，益气养血，以滋肾之先天。

三者均为血肉有情之品，陈慧侬教授在养肾阴时，常在滋肾益阴用药上加用血肉有情之品养之，以增填精益髓之功。

（3）补血养血，益气养阴：当归、白芍、太子参、麦冬、甘草。

当归，味甘辛，气温，《长沙药解》曰："养血滋肝，清风润木，起经脉之细微，回肢节之逆冷，缓里急而安腹痛，调产后而保胎前，能通妊娠之小便，善滑产妇之大肠，奔豚须用，吐蛔宜加，寒疝甚良，温经最效。"具有养血活血之功。白芍味酸苦，《滇南本草》记载："调养心肝脾经血，舒肝降气，止肝气痛。"当归与白芍合用起到养血补血之功效。

太子参，味甘，微苦，性平，可补益脾气。麦冬：味甘，微苦，性微寒，具有养阴生津之效。《神农本草经》曰："治心腹结气，伤中伤饱，胃络脉绝，羸瘦短气。久服轻身，不老不饥。"患者舌苔少，脉细考虑肾阴不足。太子参与麦冬合用起到益气养阴功效。

甘草，味甘，性平；入心、脾二经，具有健脾胃而和中之功效，与白芍之合用组成芍药甘草汤，具有养血和营，缓急止痛之效。

二诊（2015年7月11日） 月经期第17天，用药后无其他特殊不适，偶有失眠，多梦，纳可，大便调。舌红暗苔少，脉细弦。

方药：

当归10g	黄柏10g	龟甲10g	鹿角胶10g（烊化）
太子参10g	麦冬10g	甘草6g	生地黄12g
川楝子10g	延胡索10g	白芍15g	白术10g
茯苓15g			

14付，日一付。水煎服。

根据患者夜寐欠佳，偶有失眠多梦，结合舌红暗苔少，脉细弦，考虑为肾阴亏虚，阴虚内热，虚火上炎，扰乱心神，方选大补阴丸合当归芍药散加减，故方中黄柏、生地黄、龟甲补肾养阴清热，太子参、麦冬益气养阴；本病关键病机为血瘀，用川楝子、延胡索疏肝清热，理气活血；当归、白芍养血和血，白术、茯苓补益脾气，使得气血同治，补中有行，补而不滞，使冲任气血通畅。鹿角胶温补肝肾，益精养血，补肾之阴阳；甘草调和诸药。

三诊（2015年7月18日） 月经第23天，末次月经6月25日。自觉腰膝酸痛，乳胀，头晕，下腹时有隐痛。舌淡红苔薄白，脉细滑。今早查尿HCG：弱阳性。

方药：

党参15g	白术10g	茯苓15g	黄芪20g
白芍20g	菟丝子15g	枸杞子10g	续断15g
桑寄生15g	阿胶10g（烊化）	甘草6g	杜仲10g

7付，日一付。水煎服。

患者经治疗，已自然受孕，现患者腰酸，腹部隐痛症状，考虑胎动不安，根据患者的舌淡红苔薄白，脉细滑，考虑病机为脾肾两虚，治则补肾安胎，健脾益气，以寿胎丸合举元煎加减。方中寿胎丸固肾安胎，举元煎去辛香发散之升麻，以免伤胎，加茯苓，健脾安神，共奏以健脾益气、养血安胎之效。加枸杞子、杜仲滋补肝肾，加强补肾安胎之功效。全方共奏补肾健脾、养血安胎之功效。

按语：患者未避孕未孕4年，双侧输卵管堵塞，既往诊断子宫内膜异位症，现有痛经、胚胎停育行清宫术病史，归属于中医"痛经""不孕"范畴，结合本病病机关键为"瘀血阻滞"胞宫胞络，精卵不能结合而导致不孕症。瘀血阻滞，表现为舌暗。瘀血阻滞，冲任不通，不通则痛，故出现痛经。久病伤肾，肾阴亏虚，虚火内扰，故见舌红苔少，肾精不足，胞宫失于濡养，出现子宫内膜偏薄。结合舌脉象特点，可辨证为肾虚血瘀；治宜补肾填精，活血化瘀。分别以左归丸、大补阴丸加减治疗，使得瘀血祛，新血生，气血运行通畅，肾气盛，故有子。孕后用寿胎丸合四君子汤加杜仲、枸杞子补肾安胎，四君子汤健脾益气，养后天之本以补先天。

3 不孕，内异术后，自然妊娠

【病例1】不孕（湿热瘀结）–中医助孕成功

杨某，女，32岁，已婚，初诊时间：2015年3月31日。

主诉： 人工流产术后未避孕1年未孕，内异症腹腔镜术后10余天。

现病史： 患者人工流产术后未避孕1年未孕，于2015年1月26日行HSG提示：① 双侧输卵管不全阻塞并积水；② 不除外盆腔粘连改变。2015年3月18日因"继发性不孕"行腹腔镜盆腔粘连松解术，术中见：盆腔粘连较严重，子宫左后壁与直肠之间粘连，子宫直肠陷凹封闭，左侧卵巢粘连于子宫后壁，右侧卵巢粘连于盆腔，双侧输卵管外观正常。术后双侧输卵管通畅，术后诊断：① 子宫内膜异位症Ⅲ期；② 盆腔炎性疾病；③ 继发性不孕。术后予以达菲林治疗。平素月经规律。偶有头疼，口干，纳寐可，二便调。舌红，苔黄腻，脉弦。

经孕胎产史： 已婚，G1P0，人工流产1次。月经4～5/26～27天，月经量偏少，颜色暗红，有少量血块，偶有痛经，腰酸，时有经前乳胀。末次月经3月10日。

既往史： 既往无特殊病史及传染病史。否认药物、食物过敏史。

病情分析： 患者人工流产术后未避孕未孕1年，行HSG提示双侧输卵管不全阻塞并积水及盆腔粘连，行腹腔镜术后诊断为子宫内膜异位症Ⅲ期，盆腔炎性疾病，术后双管通畅，该患者西医诊断为① 继发性不孕；② 子宫内膜异位症；③ 盆腔炎性疾病。中医诊断为不孕症。子宫内膜异位症的关键病机为血瘀。该患者有人工流产手术病史，手术损伤气血，胞宫胞脉空虚，湿热之邪乘虚而入，湿热阻滞胞宫胞脉，气血运行不畅，不通则痛，故痛经；瘀血阻滞，脉络不通，两精不能结合故不孕；瘀积日久，形成癥瘕。现患者已行手术治疗，双管通畅，应把握术后1年黄金时间备孕。

西医诊断： ① 继发性不孕；② 子宫内膜异位症；③ 盆腔炎性疾病。

中医诊断： 不孕症。

诊疗思路： 陈慧侬教授认为本病的关键在于瘀血，治疗以活血通络为主。根据患者的病史、症状、体征及辅助检查，可诊断为不孕症，结合其舌脉，可辨为湿热瘀结证。湿热之邪稽留于冲任，蕴结于胞宫胞脉，阻滞气血运行，导致血瘀，湿热瘀血互相胶结而成癥瘕，并导致痛经、不孕。故治以清热利湿，活血通络。

辨证： 湿热瘀结证。

治法： 清热利湿，活血通络。

方药：

黄柏10g	苍术10g	薏苡仁20g	当归10g
川芎9g	地龙10g	赤芍15g	川楝子10g
皂角刺10g	路路通12g	甘草6g	益母草10g
麦冬10g			

7付，日一付，水煎服。

方解：

（1）清热利湿：黄柏、苍术、薏苡仁。

黄柏：味苦，性寒。归肾经、膀胱、大肠经。可清热燥湿、泻火解毒。《神农本草经》："治五脏肠胃中结气热，黄疸，肠痔；止泄痢，女子漏下赤白，阴阳蚀疮。"

苍术：味辛、苦；性温。归脾、胃、肝经。可燥湿健脾、祛风明目。《本草纲目》："治湿痰留饮，或挟瘀血成窠囊，及脾湿下流，浊沥带下，滑泻肠风。"

薏苡仁：性凉，味甘、淡。归脾、胃、肺经。可健脾渗湿，除痹止泻。《本草新编》："薏仁最善利水，又不损耗真阴之气，凡湿感在下身者，最宜用之，视病之轻重，准用药之多寡，则阴阳不伤，而湿病易去……故凡遇水湿之症，用薏仁一二两为君，而佐之健脾去湿之味，未有不速于奏效者也，倘薄其气味之平和而轻用之，无益也。"

三药同用，意取三妙散加薏苡仁合用，可清热燥湿。

（2）**养血活血：当归、川芎、赤芍、麦冬。**

当归：甘、辛，温。归肝、心、脾经。补血活血；调经止痛；润燥滑肠。元素曰："其用有三：一，心经本药；二，和血；三，治诸病夜甚。凡血受病，必须用之。血壅而不流则痛，当归之甘温能和血，辛温能散内寒，苦温能助心散寒，使气血各有所归。"

川芎：辛，温。入肝胆经。行气开郁，祛除风燥湿，活血止痛。《本草崇原》言："主治中风入脑头痛，寒痹，筋挛缓急，金创，妇人血闭无子。"

赤芍：苦，微寒。归肝经，可清热凉血，散瘀止痛。《本草崇原》言："主治邪气腹痛，除血痹，破坚积，寒热疝瘕，止痛，利小便，益气。"

麦冬：味甘、微苦，性微寒，归胃、肺、心经，有养阴润肺、益胃生津、清心除烦的功效。《医学衷中参西录》言其："能入胃以养胃液，开胃进食，更能入脾以助脾散精于肺，定喘宁嗽。"

以上是四物汤去熟地黄加麦冬，四物汤是补血的常用方，也是调经的基本方，该患者有湿热容易损伤阴液，故去滋腻的熟地黄，加养阴血的麦冬，共奏补养阴血、养血活血之功效。

（3）**行气活血通络：地龙、路路通、皂角刺、川楝子、益母草。**

地龙：味咸，性寒。归肝、脾、膀胱经。可清热、镇痉、止喘、利尿。地龙为虫类灵动之品，善入血分，走经络，通血脉，舒筋活络，活血通经。

路路通：味苦，性平。归肝、肾经。可祛风活络，利水通经。《中药志》言："通经利水，除湿热痹痛。治月经不调、周身痹痛、小便不利、水肿胀满等症。"

益母草：活血调经，利尿消肿，清热解毒。《本草求真》言："益母草（专入心包肝）。一名茺蔚。辛微苦寒。入肝心包络。消水行血。去瘀生新。调经解毒。"

皂角刺：味辛，性温。入肺、肝经。通窍搜风、破坚宣滞。《本草汇言》言："皂荚刺，拔毒祛风……凡痈疽未成者，能引之以消散，将破者，能引之以出头，已溃者能引之以行脓。于疡毒药中为第一要剂。"

川楝子：性寒，味苦；入肝、小肠、膀胱经，可疏肝、行气止痛、驱虫。《医林纂要》言："泻心火，坚肾水，清肺金，清肝火。"陈慧侬教授认为输卵管为肝经所过之处，常配疏肝理气药，一是可以引药直达病所，二是疏肝理气，气行则血行。

陈慧侬教授认为输卵管性不孕以"通"为大法，故以善于走行的虫类药物为君药，以达活血通络之效，常配疏肝理气药，意为瘀去肝舒则诸症自除。

（4）健脾调中：甘草。

甘草，《雷公炮制药性解》曰："味甘，性平，无毒。入心、脾二经，生则分身、梢而泻火，炙则健脾胃而和中。解百毒，和诸药，甘能缓急，尊称国老。"

二诊（2015年4月7日） 月经周期第5天，末次月经4月3日，量较之前稍多，颜色暗红，有较多血块，痛经较前缓解，无腰酸。于4月4日注射GnRH-a，5日下午背部出现红疹，瘙痒，自涂擦炉甘石，现自觉缓解，口干，纳寐可，舌尖红有瘀点，苔黄腻，脉弦。

方药：

王不留行10g	皂角刺10g	川楝子10g	黄柏10g
茯苓15g	苍术10g	薏苡仁20g	当归10g
白芍15g	鬼箭羽10g	川芎9g	地龙10g
白术10g	甘草6g	丹参15g	

10付，日一付，水煎服。

患者子宫内膜异位症盆腔粘连较为严重，予以注射促性腺激素释放激素激动剂，通过耗尽垂体GnRH受体而减少垂体促性腺激素的分泌，从而导致卵巢分泌的性激素下降，可出现暂时性绝经。根据患者舌脉，考虑湿热瘀结，在上方基础上加鬼箭羽、丹参清热凉血，活血化瘀。

三诊（2015年4月16日） 月经周期第14天，末次月经4月3日。患者诉口腔溃疡，口干。舌红苔薄白，脉沉细。

方药：

沙参10g	麦冬10g	龟甲10g	当归10g
白芍15g	白术10g	茯苓15g	山茱萸10g
生地黄12g	山药15g	丹参15g	黄柏10g
甘草6g	地龙10g	太子参15g	

12付，日一付，水煎服。

患者运用促性腺激素释放激素激动剂抑制卵巢功能，根据患者舌脉及临床症状考虑阴虚火旺，予以养阴清热、活血通络之知柏地黄丸加减。

四诊（2015年4月28日） 月经周期第26日，自诉口腔溃疡明显好转，无口干，但2天前上肢起疹，瘙痒，余无其他不适。舌红，苔黄，脉沉。

方药：

知母10g	黄柏10g	龟甲10g	生地黄10g
熟地黄10g	山茱萸10g	当归10g	白芍15g

| 麦冬10g | 沙参10g | 甘草6g | 石斛10g |
| 丹参15g | 浮小麦10g | 地骨皮10g | |

15付，日一付，水煎服。

患者经治疗口腔溃疡好转，但出现皮疹、瘙痒，考虑为血虚生风所致，治宜养阴清热，凉血调经，方选知柏地黄丸合两地汤加减。

五诊（2015年5月19日）　于5月1日用GnRH-a第2针，服上药后前2天出现大便溏，无腹痛，出汗较多，易疲倦乏力，口干。舌红苔黄，脉细。

方药：

太子参10g	麦冬10g	五味子5g	黄芪20g
血竭5g	当归10g	白术10g	白芍15g
蒲黄炭10g	甘草6g	浮小麦10g	川楝子10g
延胡索10g	川芎9g	鬼箭羽10g	

15付，日一付，水煎服。

灌肠方：

川楝子15g	两面针20g	桂枝10g	功劳木20g
丹参15g	三棱20g	黄柏10g	莪术15g
乳香15g	没药10g	地龙10g	

12付，日一付，浓煎100mL灌肠，共12天。

陈慧侬教授根据患者口干、疲倦，舌红苔黄，脉细，考虑气阴两伤，在予以生脉饮合内异痛经灵加减内服的基础上，辅助以活血化瘀通络之灌肠治疗，内外协同，以促进输卵管炎症的吸收，疏通输卵管。中药保留灌肠为中医妇科特色外治疗法。由于子宫输卵管与直肠相邻，药物通过直肠黏膜吸收，直达病所，药效发挥迅速，有利于炎症的消退，松解慢性粘连，改善子宫及输卵管病变，促进局部组织血液循环。

六诊（2015年6月9日）　5月28日用GnRH-a第3针，自诉打针后口干，大便改善。上症好转，舌尖红，苔黄，脉沉。

方药：

沙参12g	生地黄12g	麦冬10g	当归10g
枸杞子10g	菟丝子15g	知母10g	黄柏10g
龟甲10g	白芍20g	甘草6g	鹿角胶（烊）10g
石斛10g	太子参15g		

14付，日一付，水煎服。

陈慧侬教授认为使用促性腺激素释放激素后，容易出现阴虚症状，治疗应给予养阴清热、补肾填精之知柏地黄丸合一贯煎加减。

七诊（2015年6月23日） 第三针GnRH-a后28天，大便溏烂，1～2次/天。舌红苔黄，脉沉。B超监测：子宫内膜3mm，左卵泡9mm×6mm。

方药：

菟丝子15g	枸杞子10g	山茱萸10g	熟地黄12g
山药15g	龟甲10g	鸡血藤15g	鹿角胶（烊）10g
当归10g	白芍20g	茯苓15g	白术10g
川芎9g	甘草6g		

14付，日一付，水煎服。

患者子宫内膜异位症术后用GnRH-a第三针后28天，B超提示内膜薄，小卵泡。陈慧侬教授根据舌脉为肾阴不足、癸水不充，故以补肾养阴填精为主要原则，方选左归丸合当归芍药散加减，使天癸盛，冲任固，助卵泡生长发育成熟。方中当归芍药散养血活血，左归丸重用补肾益精之血肉有情之品，提高肾阴癸水的水平，奠定卵子产生成长的物质基础，配用少许补肾阳之药可达到促发排卵的目的。

八诊（2015年7月14日） 上症，经未行，大便溏，日行2～3次。舌淡红，苔白腻，脉沉。

方药：

当归10g	白芍15g	茯苓15g	白术10g
菟丝子15g	枸杞子10g	川芎9g	山楂炭10g
芡实10g	甘草6g	党参20g	薏苡仁20g
鹿角霜10g	砂仁（后下）5g		

7付，日一付，水煎服。

患者大便溏，舌淡红，苔白腻，脉沉，考虑为脾虚湿重所致，故在养血活血的基础上健脾祛湿，方选当归芍药散合参苓白术散加减。

九诊（2015年7月28日） 经未行，偶有胸闷，气短，大便改善，日行1次，手脚冰凉。B超监测：子宫内膜厚4～5mm，右卵泡9mm×8mm，左卵泡11mm×8mm。舌尖红，苔薄黄，脉沉细。

方药：

当归10g	白芍15g	川芎9g	白术10g
茯苓15g	菟丝子15g	两面针10g	枸杞子10g

覆盆子10g　　　　紫河车10g　　　　鹿角胶（烊）10g　　党参20g

甘草6g

7付，日一付，水煎服。

患者经治疗有优势卵泡，继续予补肾填精、养血活血治疗。

十诊（2015年8月1日）　无胸闷气短，二便调，无手脚冰冷，余无特殊不适。B超监测：子宫内膜厚5mm，右卵泡9mm×7mm，左卵泡15mm×7mm。

方药：

当归10g　　　　川芎9g　　　　　赤芍15g　　　　　菟丝子10g

枸杞子10g　　　熟何首乌20g　　甘草6g　　　　　鹿角胶（烊）10g

山茱萸10g　　　白术10g　　　　太子参10g　　　麦冬10g

五味子5g

5付，日一付，水煎服。

患者经治疗优势卵泡进一步发育，原治疗方案有效，继续予补肾填精、养血活血治疗，守上方加减。

十一诊（2015年8月18日）　无特殊不适。舌红苔黄，脉沉。B超监测：子宫内膜厚12mm，右卵泡16mm×11mm。

方药：

知母10g　　　　黄柏10g　　　　龟甲10g　　　　生地黄12g

菟丝子15g　　　枸杞子10g　　　覆盆子10g　　　鹿角胶（烊）10g

紫河车10g　　　甘草6g　　　　　太子参15g　　　麦冬10g

5付，日一付，水煎服。

患者经治疗优势卵泡发育已将近成熟，原治疗方案有效，继续予养阴清热、补肾填精治疗，方选大补阴丸合五子衍宗丸加减。

十二诊（2015年8月20日）　无特殊不适，舌红苔黄，脉细弦。B超监测：子宫内膜厚12mm，左、右卵泡无优势卵泡。

方药：

当归10g　　　　白芍15g　　　　川芎9g　　　　　黄柏10g

龟甲10g　　　　桃仁10g　　　　红花5g　　　　　鹿角胶（烊）10g

益母草10g　　　牛膝10g　　　　甘草6g　　　　　生地黄12g

白术10g　　　　茯苓15g

10付，日一付，水煎服。

患者经治疗，卵泡已排，内膜较厚，予以活血化瘀之桃红四物汤加减，以祛除瘀血。

十三诊（2015年9月5日）　停经5个月有余，咽痒，干咳，入睡难，纳可，二便调。舌红苔薄白，脉细滑。尿HCG（＋）。

方药：

菟丝子15g	续断15g	桑寄生15g	阿胶（烊）10g
五味子5g	麦冬10g	玄参15g	太子参15g
甘草6g	白芍20g		

10付，日一付，水煎服。

患者经治疗已经妊娠，根据中医治未病原则，根据患者舌脉考虑气阴两虚，予以补肾安胎，益气养阴，方选寿胎丸合生脉饮加减。方中菟丝子补肾益精，肾旺自能荫胎；阿胶、白芍滋阴养血，使冲任血旺，则胎气自固；桑寄生、续断补肝肾、固冲任，使胎气强壮；五味子、麦冬、玄参、太子参益气，养阴生津。甘草调和诸药。使肾气盛以系胎，脾气健以养胎，胎元得固。

十四诊（2015年9月15日）　患者无不适，纳可，二便调。舌红苔薄白，脉细滑。B超提示：宫内早孕（孕12周），多普勒可闻及胎心音，立产卡定期产检。

按语：患者人工流产术后出现内异症、输卵管因素、盆腔粘连导致的不孕，已行腹腔镜下盆腔粘连松解术，应抓住术后1年黄金备孕时间。根据其病史、症状，及其舌红苔黄腻、脉弦，中医诊断为不孕，证属湿热瘀结。本病的基本病机是宿瘀内结，感受湿热之邪。该患者治疗分三阶段：

第一阶段针对子宫内膜异位症所致的盆腔粘连和输卵管不通畅治疗，结合患者症状、舌脉，考虑腹腔镜手术多损伤气血，湿热瘀结，故予以清热利湿通络促输卵管通畅，方中二妙散四物汤加减治疗，方中二妙散清热燥湿；四物汤补血养血，能补能行，散血中之积滞。更用路路通、地龙以通行十二经脉而疏泄积滞；皂角刺清瘀除热，破除沉积；川楝子疏肝理气，使气血调畅；甘草调和诸药。

第二阶段针对子宫内膜异位症腹腔镜术后使用促性腺激素释放激素激动剂，结合术后出现口腔溃疡、口干，舌红苔少等症状，考虑为阴血内热所致，予以养血活血，补肾养阴保护卵巢功能，方选大补阴丸合生脉饮加减。

第三阶段停用促性腺激素释放激素激动剂后，予以补肾填精助卵泡发育促孕，方选大补阴丸合左归丸加减，患者肾气盛，精血充，瘀血祛，胞宫胞脉通畅，故有子，孕后方选寿胎丸合生脉饮加减补肾养阴清热安胎。

【病例2】不孕症、月经过少、痛经（肾阴亏虚）

吴某，女，30岁，已婚，初诊时间：2016年1月20日。

主诉：婚后未避孕未孕4年。

病史：患者自述婚后未避孕未孕4年，于2015年7月因左卵巢巧囊行"腹腔镜下盆腔粘连松解术+左侧卵巢囊肿剥除术+左侧卵巢修补术+子宫内膜异位病灶烧灼术"，术中见双侧输卵管伞有美蓝液体流出。术后予"达菲林"治疗一个月。术后月经规则，周期27～30天，经期3天，经量偏少，有少量血块（较经前好转），有痛经，无经前腹胀痛、腰酸，纳寐可，小便调，大便烂，日一次。舌红苔少，脉细。

经孕胎产史：已婚，孕0产0，术后月经规则，周期27～30天，经期3天，经量偏少，有少量血块，有痛经，无经前腹胀痛、腰酸，末次月经1月14日。

既往史：既往无特殊病史及传染病史。否认食物药物过敏。

病情分析：患者未避孕未孕4年，2015年行腹腔镜下粘连松解术+左侧卵巢囊肿剥除术+左侧卵巢修补术+子宫内膜异位病灶烧灼术，确诊子宫内膜异位症。子宫内膜异位症的病机为瘀血阻滞，因机体脏腑功能失调，气血失和，致部分经血不循常道而逆行，以致"离经"之血瘀积，留结于下腹，瘀滞冲任、胞宫。属血瘀证，瘀血阻滞胞宫胞脉，气血运行不畅，不通则痛，故出现痛经；瘀血阻滞，瘀积日久，气机阻滞，渐成癥瘕。瘀血阻滞胞宫胞脉，两精不能结合故不孕。

西医诊断：① 不孕症；② 子宫内膜异位症。

中医诊断：① 不孕症；② 月经过少；③ 痛经。

诊疗思路：该患者子宫内膜异位症已行手术剔除巧囊，现术后6个月，根据患者月经量少，舌红苔少，脉细，考虑患者肾阴亏虚为主，治疗应遵循"虚则补之，实则泻之，寒者热之，热者寒之"。患者有生育需求，虽已手术治疗，输卵管尚通畅，但久病伤肾，且内异症易复发，治疗上宜补肾养阴清热，养血活血。

辨证：肾阴亏虚。

治法：滋阴降火。

方药：大补阴丸加减。

知母10g	龟甲10g	黄柏10g	熟地黄10g
何首乌10g	白芍10g	山药10g	覆盆子10g
白术10g	赤芍10g	枸杞子10g	鹿角胶10g（烊化）

10付，日一付。水煎服。

方解：

（1）补肾填精：龟甲、鹿角胶、覆盆子、枸杞子。

龟甲降阴火补肾水，《药性论》："无毒"入肝、肾经，配知母，滋阴降火；配黄柏，水火济之。熟地黄益髓填精；龟甲为血肉有情之品，擅补精血，又可潜阳，二药重用，意在大补真阴，壮水制火以培其本。

鹿角胶为鹿角经水煎熬浓缩而成的固体胶，药味甘、咸，性温。归属于肝、肾经，温补肝肾，益精血，止血，用于肾虚，精血不足。

覆盆子出自《本草纲目》，《滇南本草》："入肝、肾二经。"补肝肾。

枸杞子入肝经、肾经，具有滋肾补肝的功效。

以上药物合用可补肝肾，益精血，使精血得而化生，以滋肾阴。

（2）清热泻火：黄柏、知母。

黄柏，味苦，性寒。清热解毒，泻火，降阴火，补肾水。"

知母，《本草经解》言："入足少阴肾经、手少阴心经。"滋阴降火，常同黄柏相须为用，配入养阴药中。黄柏，知母清热泻火，滋阴凉金，相须为用，泻火保阴以治其标，并助君药滋润之功，同为臣药。

（3）滋阴养血：熟地黄、何首乌、白芍、赤芍。

熟地黄主治肝肾阴虚诸证，质润入肾，善滋补肾阴，填精益髓，为补肾阴之要药。《本草纲目》言："填骨髓，长肌肉，生精血，补五脏、内伤不足。"《本草从新》言："滋肾水，封填骨髓，利血脉，补益真阴，治肝肾阴亏，虚损百病，为壮水之主药。"

何首乌归肝、心、肾经，治肝肾阴亏，补肝肾，益精血。《药品化义》言："益肝，敛血，滋阴。"

赤芍是常用药，是苦而微寒的药，归于肝经，作用是清热凉血、散瘀止痛，同时也用于肝郁导致的胁痛，也可以用于闭经、痛经，以及腹部癥瘕积聚、腹痛。患者见痛经，赤芍可活血化瘀止痛。

白芍，味酸、苦，具有养血调经、敛阴止汗、柔肝止痛、平抑肝阳之功效。常用于血虚萎黄，月经不调，胁痛，腹痛，头痛眩晕。《滇南本草》记载其能调养心肝脾经血，舒经降气，止肝气痛。与赤芍同用养血和营，缓急止痛。

（4）健脾益气：山药、白术。

山药，性平，味甘，归脾经、肺经以及肾经。有益气养阴、补脾肺肾、固精止带的作用。

白术，味苦、甘，性温。归脾、胃经，具有健脾益气的功能。患者大便烂，加白术以健脾益胃。

二诊（2016年1月29日） 月经周期第15天，末次月经1月14日，无不适，舌红苔少，脉细弦。1月28日B超：内膜厚9mm，C型；盆腔积液，前后径16mm，右卵巢卵泡16mm×14mm。

方药：

知母10g	龟甲10g	黄柏10g	熟地黄10g
枸杞子10g	川芎5g	山药10g	鹿角胶10g（烊化）
白芍10g	当归10g	甘草10g	续断10g

14付，日一付。水煎服。

考虑患者卵泡期，治以补肾填精、养阴清热，故在大补阴丸基础上合当归芍药散加减。方中熟地黄益髓填精；龟甲为血肉有情之品，擅补精血，又可潜阳，二药重用，意在大补真阴，壮水制火以培其本，共为君药。黄柏、知母清热泻火，滋阴凉金，相须为用，泻火保阴以治其标，并助君药滋润之功，同为臣药。鹿角胶、枸杞子滋阴补肾，川芎、当归、续断活血补血通络，山药、白芍补益脾肾，甘草调和诸药。全方起滋阴补肾、清热泻火、活血补血之功，以助卵泡发育。

三诊（2016年3月10日） 月经周期第20天，末次月经2月19日，量少，经色暗，经行下腹疼痛。3月2日少许阴道流血，2天干净。夜寐多梦，口干，无腰酸痛，便秘，小便正常。舌红苔少，脉细弦。3月7日测排卵：内膜厚14mm，卵泡已破。

方药：

巴戟天10g	淫羊藿10g	当归10g	川芎10g
皂角刺10g	枸杞子10g	菟丝子10g	覆盆子10g
山药10g	牛膝10g	益母草10g	

10付，日一付。水煎服。

患者经前期，阳长为主，治宜益肾养血助阳，予右归丸加减。患者月经量少，色暗，经行下腹疼痛，考虑瘀血积聚胞宫，血行不畅，故以当归、川芎、益母草活血补血，调经止痛。巴戟天、淫羊藿、菟丝子补肾壮阳；覆盆子、枸杞子补肾填精；牛膝、益母草活血化瘀引药入胞宫；山药健脾，全方共奏补肾养血之功。

四诊（2016年4月7日） 月经周期第17天，末次月经3月22日。经量中，经色暗，无痛经。夜寐可，无口干，纳少，无腰酸，二便调。舌红苔少，脉细。B超：内膜厚15mm，C型，右卵泡20mm×16mm。

方药：

知母10g	龟甲10g	黄柏10g	熟地黄10g
墨旱莲10g	续断10g	女贞子10g	山茱萸10g
何首乌10g	白芍10g	山药10g	

12付，日一付。水煎服。

患者经治疗经行无腹痛，有成熟卵泡，根据舌红苔少，脉细，考虑肾阴虚，治以补肾养阴清热，方用大补阴丸加减。方中熟地黄益髓填精；龟甲为血肉有情之品，擅补精血，又可潜阳，二药重用，意在大补真阴，壮水制火以培其本，共为君药。黄柏、知母清热泻火，滋阴凉金，相须为用，泻火保阴以知其标，并助君药滋润之功，同为臣药。山药、白芍补益脾肾，墨旱莲、女贞子、续断、何首乌、山茱萸、枸杞子补益肝肾，滋阴养血，全方起滋阴补肾、清热泻火、活血补血之功。

五诊（2016年4月24日）　月经周期第28天，末次月经3月22日，无腹痛，无阴道流血。舌淡红苔薄白，脉细滑。今晨自测尿HCG：阳性。

方药：

菟丝子10g	续断10g	桑寄生10g	阿胶10g（烊化）
当归10g	川楝子10g	白芍10g	白术10g
茯苓10g	牡蛎10g	砂仁5g（后下）	

7付，日一付。水煎服。

患者经治疗，已经妊娠，考虑患者有子宫内膜异位症手术史，素有瘀血阻滞胞宫，冲任虚损，久则伤肝肾导致不孕。怀孕后治以补肝肾安胎，方选寿胎丸合当归芍药散加减。寿胎丸方中菟丝子补肾益精，肾旺自能荫胎；桑寄生、续断补肝肾，固冲任，使胎气强壮；阿胶滋养阴血，使冲任血旺，则胎气自固。四药相配，共奏补肾安胎之功。牡蛎滋阴潜阳。当归芍药散主治患者妊娠肝脾两虚，由于患者久病伤及肝脾，故治以养血调肝，健脾利湿。方中当归养血活血，白术、茯苓健脾化湿，白芍泻肝木、安脾土，砂仁理气，全方有补有泻，有和血理气止痛之功效。与寿胎丸共起补肾益气安胎、养血柔肝健脾之效。

按语：患者子宫内膜异位症行腹腔镜手术术后6月未孕，结合患者痛经、月经量少、舌红苔少，脉细，考虑肾阴亏虚，瘀血阻滞。治以补肾养阴清热，活血化瘀，方选大补阴丸合当归芍药散加减。方中以熟地黄、何首乌、龟甲补肾滋阴，阴复则火自降；黄柏、知母苦寒泻火，火降则阴可保，覆盆子、鹿角胶、枸杞子补肝肾，益精养血，赤芍活血祛瘀，山药、白术益气健脾，白芍柔肝止痛。全方共奏补肾填精、活血化瘀之功效，瘀血祛，新血生，气血运行通畅，肾气盛，卵泡长，故有子。孕后及时补肾安胎，予以寿胎丸合当归芍药散加减。

【病例3】子宫内膜异位症之不孕——不孕、癥瘕（肾虚血瘀）

覃某，女，36岁。已婚，未育。初诊时间：2013年11月27日。

主诉：婚后2年未避孕未孕，子宫内膜异位症术后1年。

现病史：患者于2011年结婚，婚后未避孕未孕2年，于2012年11月行宫腹腔镜手术，术中见子宫内膜息肉、子宫腺肌瘤、盆腔粘连，行子宫内膜息肉电切术+子宫腺肌瘤剔除术+盆腔粘连分解术，术中见双输卵管有美蓝溢出，术后用达菲林3个月治疗经未行，人工周期治疗3个月后月经规则，丈夫精液尚可。舌淡苔薄白，脉沉。

经孕胎产史：已婚，G0P0，上月开始试孕。13岁初潮，月经6～7/25～28天，量偏多，有血块，无痛经，觉腰酸，LMP：11/11。

既往史：既往无特殊病史及传染病史。否认药物、食物过敏史。

辅助检查：B超（16/10）示子宫肌瘤8mm×8mm×6mm，右附件囊肿31mm×28mm×27mm。

病情分析：患者未避孕而未孕2年，一年前行宫腹腔镜术确诊为子宫内膜异位症，行子宫腺肌瘤剔除术+子宫内膜息肉电切术+盆腔粘连分解术。子宫内膜异位症结合症状可散见于"痛经""癥瘕""不孕症""月经不调"的范畴内，在中医证属血瘀证，血瘀胞宫，致新血不生，气机不畅，日久则见腹胀腰酸、经行腹痛、月经不调等，且久则伤肾，肾气亏虚，生之根本受损，胞宫不得温煦滋养，卵泡难以形成，两精不能结合，继而发为不孕。但患者输卵管通畅，可调理后自然受孕。

西医诊断：① 不孕症；② 子宫内膜异位症；③ 子宫肌瘤。

中医诊断：① 不孕症；② 癥瘕。

诊疗思路：瘀血积聚形成癥瘕，患者虽已行手术剔除不孕之因，且输卵管通畅，但肾-天癸-冲任-胞宫生殖轴功能失调，瘀阻冲任，肾阴肾阳受损，此乃本虚标实。治疗以活血化瘀，补肾养血，恢复月经周期，改善胞宫环境，提高受孕率。

辨证：肾虚血瘀。

治法：补肾养血，活血化瘀。

方药：

当归10g	白芍10g	川芎10g	巴戟天10g
血竭5g	黄芪20g	续断10g	川楝子10g
香附10g	丹参12g	牡丹皮10g	鬼箭羽10g
甘草10g			

7付，日一付，水煎服。

方解：

（1）**君药：血竭、黄芪**。

血竭为散瘀止痛药，专主血分，《本草纲目》记载："散滞血诸痛，妇人血气，小儿癥疥。"被李时珍誉为"活血圣药"，陈慧侬教授认为内异症多因血瘀所致，治疗"以通为用"，故活血化瘀为基本，因此以血竭作为君药。黄芪补气升阳，《本草经解》曰："人身之虚，万有不齐，不外乎气血两端。黄芪味甘性温，温之以气，所以补形不足也；补之以味，所以益精不足也。"与血竭配合使用，使气旺血行，瘀去络通，同时补脾益气，常用于久病之人。

（2）**臣药：川芎、丹参、鬼箭羽、牡丹皮、续断**。

川芎，味辛，性温，为妇科调经的要药，可活血行气，调经止痛，《雷公炮制药性解》曰："上行头角，引清阳之气而止痛；下行血海，养新生之血以调经。"常用于血瘀气滞所致的月经不调。使气旺而助血行，经脉气血得舒，则冲任自通。以助肾-天癸-冲任-胞宫生殖轴的重建。丹参，味苦，性微寒，可"破宿血，补新血"。鬼箭羽，味苦，性寒，《神农本草经》记载："治女子崩中下血，腹满汗出。"《唐本草》称其可"疗妇人血气"，陈慧侬教授选其破血祛瘀，用于帮助内异术后病灶的吸收消散。牡丹皮，味辛、苦，性微寒，《药性论》曰："治冷气，散诸痛，治女子经脉不通，血沥腰痛。"陈慧侬教授常用活血药来抑制内异症患者子宫内膜的增生，促进包块吸收、粘连软化，帮助组织修复和再生。

续断，味苦、辛，性微温，入肝、肾经，《本草汇言》曰："续断……补续血脉之药也……大抵所断之血脉非此不续……所损之胎孕非此不安，久服常服，能益气力，有补伤生血之效，补而不滞，行而不泄，故女科、外科取用恒多也。"患者手术后失血过多，需补血兼活血，帮助伤口恢复，同时帮助子宫瘢痕愈合，促进其他药物的吸收。

（3）佐药：当归、白芍、香附、川楝子。

当归，味甘、辛，性温，《长沙药解》曰："养血滋肝，清风润木，起经脉之细微，回肢节之逆冷，缓里急而安腹痛，调产后而保胎前，能通妊娠之小便，善滑产妇之大肠，奔豚须用，吐蛔宜加，寒疝甚良，温经最效。"

白芍，味酸、苦，《滇南本草》记载："调养心肝脾经血，舒肝降气，止肝气痛。"陈慧侬教授在此取白芍之养血和营，缓急止痛之效。香附，味苦而甘，入肝、胆经，可引血药至气分。且妇人病久，常发为情志之病，可合白芍解郁。

川楝子，《玉楸药解》记载："味苦，性寒，入足厥阴肝经，泻火除狂，利水止痛。"患者月经血块多，陈慧侬教授常配疏肝理气药，意为瘀去肝舒则诸症自除。

（4）使药：甘草。

甘草，《雷公炮制药性解》曰："味甘，性平，无毒。入心、脾二经，生则分身、梢而泻火，炙则健脾胃而和中。解百毒，和诸药，甘能缓急，尊称国老。"

二诊（2013年12月6日）　月经周期第25天，末次月经11月11日。周期25～28天，内异症腹腔镜术后1年，无不适，夜寐差，难入睡，舌暗红，苔薄白，脉细弱。

方药：

当归10g	川芎10g	白芍20g	太子参12g
熟地黄10g	丹参12g	菟丝子10g	巴戟天10g
石斛10g	甘草10g		

7付，日一付，水煎服。

患者现寐差、难入睡，脉细弱，考虑血虚所致，心主神明，心血亏虚则难入睡，血偏衰者，则脉细，内异术后，常处于气血两虚夹瘀，瘀则见舌暗。陈慧侬教授认为，女性阳常有余，阴常不足，女性一生中需耗伤大量阴血，肾中阴血不足，胞宫不得濡养，月经不调，两精无法汇合。主方以四物汤加减，补血和血，调经化瘀。治冲任虚损，月经不调，腹内积有瘀血。加菟丝子、巴戟天，入心、肝、肾三经，补不足，益气力，寻患病之源。肾阴肾阳得充，则冲脉气血调达，经调有子。加太子参、石斛以养肾阴、益精血，补五脏虚劳羸瘦，且石斛久服，亦可厚肠胃，有利于后天的补充。加丹参增强活血化瘀之力。佐甘草调和诸药。

三诊（2013年12月12日）　末次月经12月7日，现月经周期的第6天，周期26天，患者无不适。舌淡红，苔薄白，脉细。

方药：

何首乌20g	山茱萸10g	枸杞子10g	覆盆子10g
五味子5g	丹参12g	鬼箭羽10g	白芍20g
白术10g	茯苓10g	鹿角胶10g（烊化）	

10付，日一付，水煎服。

根据患者的月经周期，现为月经后期，阴虚亏虚，故在予以活血化瘀的同时补肾养阴，助卵泡发育。陈慧侬教授认为该病的病机为血瘀，以丹参、鬼箭羽活血化瘀；经后期予以补肾养阴，以何首乌、山茱萸、白芍填精补髓、滋阴补肾；以枸杞子、覆盆子、五味子三味种子类药物，"以子补子"，补肾固肾止遗、涩精止带，能增强补肾填精之作用，助卵泡的发育。鹿角胶为血肉有情之品，能温补肝肾，益精养血，以增强补肾填精的功效。方中养阴药物较多，加白术、茯苓健脾益气，促进脾气健运，使得气血得以生化，冲任气血充盛。

四诊（2014年1月2日） 月经周期第25天，末次月经2013年12月7日。左少腹隐痛，舌淡，苔薄白脉细弱。

方药：

血竭5g	黄芪20g	覆盆子10g	枸杞子10g
菟丝子20g	茯苓20g	橘核10g	川楝子10g
丹参12g	牡丹皮10g		

10付，日一付，水煎服。

现患者少腹隐痛，考虑为子宫内膜异位症的关键病机血瘀所致，瘀血阻滞，不通则痛。治疗予以活血化瘀、行气止痛，兼以补肾。以黄芪、血竭健脾益气，活血化瘀；覆盆子、枸杞子、菟丝子三子补肾填精；"血不利则为水"，故在活血化瘀的基础加用健脾利水的茯苓；以橘核、川楝子理气、止痛，且《医林纂要》记载："润肾、坚肾。"调带脉之气，止腰腹之痛。丹参、牡丹皮活血祛瘀，通经止痛，有加强止痛之功效。

五诊（2014年1月10日） 停经33天，末次月经2013年12月7日。于1月7日查尿HCG（+），现无不适，舌淡白，苔薄白，脉细。

方药：

菟丝子20g	续断10g	桑寄生10g	阿胶10g
当归5g	白芍10g	白术10g	茯苓10g
甘草10g	枸杞子12g		

7付，日一付，水煎服。

患者经治疗，已自然受孕，根据患者的病机肾虚血瘀，予以补肾养血安胎，以寿胎丸合当归芍药散加减，方中寿胎丸固肾安胎，当归芍药散去辛温香燥，去走而不守的川芎和利水渗湿的泽泻以免伤胎，以健脾益气、养血安胎。加枸杞子滋补肝肾，加强补肾安胎之功效。全方共奏补肾健脾、养血安胎之功效。

六诊：2014年1月17日，孕40天，末次月经2013年12月7日。于1月16日查P 19.57ng/mL，HCG 32884.1IU/L，无阴道流血，腹痛时作，大便干结，口干苦。舌质稍红，苔偏少，脉细滑。

方药：

何首乌20g	山茱萸10g	枸杞子10g	覆盆子10g
太子参12g	麦冬10g	五味子5g	菟丝子20g
续断10g	桑寄生10g		

7付，日一付，水煎服。

患者孕后腹痛时作，口干苦，便干结，为肝肾阴虚，不能荣养胞宫胞脉，以致胎元不固。陈慧侬教授在寿胎丸固肾安胎的基础上，加何首乌补肾养阴、添精髓、固腰膝，苦泄心火。生脉饮除烦热，补虚劳，益阴生津，收敛固摄，使胎有所系。覆盆子、山茱萸补肝肾、固精安胎，且《雷公炮制药性解》记载："女子食之多孕，久服延年。"

按语：患者因有子宫内膜异位症引起的不孕病史，病机关键在于"瘀血阻滞"胞宫胞络，精卵不能结合而导致不孕症。瘀血阻滞，表现为舌暗。该患者脉沉细提示肾气不足，舌红苔少提示肾精不足。肾气不足为其本。辨证为肾虚血瘀。该病多为瘀血阻滞，久病伤及肾气，导致肾虚血瘀。治法：补肾填精，活血化瘀。以当归芍药散加减，当归、白芍、川芎养血活血，白术、茯苓健脾益气，在此基础上予以黄芪、血竭健脾活血化瘀，使得气行则血行；可选用丹参、鬼箭羽、丹参、牡丹皮等加强活血化瘀之功效；川楝子、橘核行气止痛。补肾方面，可选用山茱萸、何首乌以补养肝肾；巴戟天、鹿角胶补养肾阳；五子衍宗丸的覆盆子、枸杞子、覆盆子、五味子补肾填精等。全方共奏补肾填精、活血化瘀、行气止痛之功效，瘀血祛，新血生，气血运行通畅，肾气盛，故有子。孕后用寿胎丸合当归芍药散以固肾安胎，养血活血，加何首乌、山茱萸、枸杞子、覆盆子加强补肾、安胎之效，生脉散益气生津、敛阴。

4 内异不孕，自然妊娠

【病例1】不孕、痛经、癥瘕（肾阴亏虚，瘀血阻滞）

谭某，女，35岁。已婚，初诊时间：2014年8月7日。

主诉：未避孕未孕2年。

现病史：患者自诉未避孕未孕2年，平素月经正常，经行第一天下腹痛甚，余无特殊不适。舌红苔裂，脉弦。

经孕胎产史：已婚，G0P0。月经7/28～30天，经量中等，色质正常，经行第一天下腹疼痛，末次月经7月17日。

既往史：既往无特殊病史及传染病史。否认食物、药物过敏史。

辅助检查：2014年5月14日性激素六项，FSH 8.04mIU/mL，LH 8.53mIU/mL，PRL 570.9nmol/L，E_2 317pmol/L，P 0.746nmol/L，T 0.426nmol/L。5月25日B超示右侧卵巢巧囊。丈夫精液分析正常。

西医诊断：① 不孕症；② 子宫内膜异位症。

中医诊断：① 不孕症；② 痛经；③ 癥瘕。

诊疗思路：患者未避孕未孕2年，经行第一天下腹疼痛，B超提示右侧卵巢巧囊，子宫内膜异位症的关键病机为血瘀，结合患者舌红苔裂，脉弦，考虑肾阴虚所致，故该患者病机为肾阴亏虚，瘀血阻滞；治疗以补肾养阴，活血化瘀，行气止痛。

辨证：肾阴亏虚，瘀血阻滞。

治法：补肾养阴，活血祛瘀，行气止痛。

方药：

知母10g	龟甲10g	黄柏10g	熟地黄10g
枸杞子10g	覆盆子10g	续断10g	甘草10g
香附10g	石斛10g	川楝子10g	鬼箭羽10g

15付，日一付，水煎服。

方解：

（1）**君药：熟地黄、龟甲。**

熟地黄，滋阴补血，益精填髓，味甘，性微温，归肝、肾经，《本草纲目》记载："填骨髓，长肌肉，生精血，补五脏、内伤不足，通血脉，利耳目，黑须发，男子五劳七伤，女子伤中胞漏，经候不调，胎产百病。"龟甲，补肾滋阴潜阳，与熟地黄相须为用，以补精血，滋肾阴。患者正值五七，阳明脉衰，精气渐减，陈慧侬教授认为首当补以肾之精血，新血生，气血运行通畅，肾气盛，故有子。

（2）臣药：黄柏、知母、石斛、川楝子、鬼箭羽、香附。

知母、黄柏味苦，性寒，《本草纲目》曰："古书言知母佐黄柏滋阴降火，有金水相生之义。盖谓黄柏能制膀胱、命门阴中之火，知母能清肺金，制肾水之化源，去火可以保阴，是即所谓滋阴也。故洁古、东垣皆以为滋阴降火之要药。"患者婚久不孕，肾中阴精不足，陈慧侬教授予以黄柏、知母及石斛滋阴生津，又兼以降肾中虚火。鬼箭羽，味苦，性寒，《神农本草经》记载："治女子崩中下血，腹满汗出。"《唐本草》称其可"疗妇人血气"，陈慧侬教授选其破血祛瘀，用于帮助内异巧囊病灶的吸收消散。川楝子，《玉楸药解》记载："味苦，性寒，入足厥阴肝经，泻火除狂，利水止痛。"香附，味苦而甘，入肝、胆经，可引血药至气分。且妇人病久，常发为情志之病，陈慧侬教授常配疏肝理气药，意为瘀去肝舒则诸症自除。

（3）佐药：续断、枸杞子、覆盆子。

续断，味苦、辛，性微温，入肝、肾经，补肝肾，续筋骨，调血脉。《本草汇言》曰："续断……补续血脉之药也……大抵所断之血脉非此不续……所损之胎孕非此不安，久服常服，能益气力，有补伤生血之效，补而不滞，行而不泄，故女科、外科取用恒多也。"枸杞子，味甘性平，归肝肾经，《本草纲目》记载："枸杞子甘平而润，性滋补，能补肾、润肺、生精、益气，此乃平补之药。"佐以覆盆子滋补肝肾，陈慧侬教授予滋补肝肾之品补患者先天之不足，让患者精血充盛，得以培育胎元。

（4）使药：甘草。

甘草，《雷公炮制药性解》曰："味甘，性平，无毒。入心、脾二经，生则分身、梢而泻火，炙则健脾胃而和中。解百毒，和诸药，甘能缓急，尊称国老。"

二诊（2014年8月29日）　停经42天，末次月经7月17日，月经7/28～30天，经量中等，色质正常，经行第一天下腹疼痛，现无不适，舌淡苔白，脉细滑。血HCG 17400mIU/L，P 24.44nmol/L。

方药：

菟丝子10g	续断10g	桑寄生20g	阿胶10g（烊化）
当归10g	石斛10g	白术10g	白芍20g

茯苓10g　　　　　甘草10g　　　　　杜仲10g

10付，日一付，水煎服。

患者经治疗，已经妊娠，根据中医治未病的原则，予以补肾安胎，健脾养血，予寿胎丸合当归芍药散加减治疗，方中以菟丝子补肾益精为君药，桑寄生、续断、杜仲补肾安胎为臣，当归、白芍、阿胶滋养阴血，使冲任血旺，则胎气自固；茯苓、白术健脾化湿，扶助中运，并固胎元；石斛以养肾阴、益精血，补五脏虚劳羸瘦，且石斛久服，亦可厚肠胃，有利于后天的补充。甘草调和诸药，合白芍可缓急止痛。

按语： 患者就诊1次，运用中药治疗就怀孕了，说明疗效立竿见影。该患者子宫内膜异位症引起的不孕、痛经病史，说明"瘀血阻滞"胞宫胞络，精卵不能结合而导致不孕症。瘀血阻滞，不通则痛，故出现痛经。根据患者舌红苔裂，脉弦，考虑肾阴虚所致，故该患者病机为肾阴亏虚、瘀血阻滞；治疗以补肾养阴，活血化瘀，行气止痛，方选大补阴丸加减。方中以熟地黄、龟甲补肾滋阴，阴复则火自降；黄柏、知母苦寒泻火，枸杞子、覆盆子补肾填精，续断补益肝肾，香附、川楝子行气止痛，鬼箭羽活血化瘀；石斛滋阴生津，甘草调和诸药。全方共奏补肾填精，活血化瘀之功效，瘀血祛，新血生，气血运行通畅，肾气盛，故有子。既孕予寿胎丸合当归芍药散加减补肾安胎，健脾养血。

【病例2】子宫内膜异位症之不孕、痛经（气滞血瘀）

蔡某，女，32岁。已婚。初诊时间：2020年3月27日。

主诉： 未避孕未孕5年。

现病史： 患者婚后未避孕未孕5年，月经规则，5/（27～32）天，末次月经3月24日，经期5天，经量中等，色鲜红，有血块，经行下腹疼痛。现经中药、针灸治疗已无痛经。B超见有优势成熟卵泡，丈夫精液正常。于2018年11月30日HSG右侧输卵管未见显影，左侧输卵管通畅。于2018年12月4日行宫腹腔镜手术，行盆腔粘连分离术+左宫骶韧带、直肠窝内异灶清除术，术后双侧输卵管见有美蓝流出，术后诊断：子宫内膜异位症Ⅰ期。现月经周期第四天，现月经量少，纳可，夜寐尚可，口干，二便调。舌红，苔裂，脉弦。

经孕胎产史： 已婚，G0P0，13岁初潮，月经5/（27～32）天，经量中等，色鲜红，有血块，经行下腹疼痛，末次月经3月24日。

既往史： 既往无特殊病史及传染病史。否认药物、食物过敏史。

病情分析： 患者未避孕未孕5年，于一年前行宫腹腔镜手术，确诊为子宫内膜异位症，西医诊断子宫内膜异位症Ⅰ期，根据症状，中医诊断为不孕症、痛经。子宫内膜异位症是有活性的内膜细胞种植在子宫内膜以外的位置而形成的疾病。异位的内膜会随着卵巢激素周期的变化而产生经血，但无法排出体外，蓄积在盆腔。中医认为，此"离经之血"为瘀血，瘀血阻滞，阻于少腹，气血运行不畅，不通则痛，故痛经；阻于胞宫、胞脉，经脉不通，两精不能相结合，故不孕。

西医诊断：① 不孕症；② 子宫内膜异位症。

中医诊断：① 不孕症；② 痛经。

诊疗思路：该患者有成熟卵泡，丈夫精液正常，考虑不孕症由子宫内膜异位症引起的输卵管粘连所致。中医认为，子宫内膜异位症的病机关键在于血瘀。瘀血阻于胞宫、胞脉，两精不能相合，故不孕；不通则痛，故痛经。该患者病机为气滞血瘀，治以活血化瘀，行气通络止痛。

辨证：气滞血瘀。

治法：活血化瘀，行气通络止痛。

方药：

蒲黄炭10g	五灵脂10g	川楝子10g	醋延胡索10g
黄芪20g	当归10g	茯苓10g	甘草6g
地黄10g	续断10g	王不留行10g	菟丝子10g
血竭3g			

6付，日一付，水煎服。

方解：

（1）活血化瘀：血竭、蒲黄炭、五灵脂、王不留行。

血竭为散瘀止痛药，专主血分，《本草纲目》记载："散滞血诸痛，妇人血气，小儿瘹疾。"被李时珍誉为"活血圣药"，陈慧侬教授认为内异症多因血瘀所致，治疗"以通为用"，故活血化瘀为基本，因此以血竭作为君药。

蒲黄炭入肝、心二经，《神农本草经》"味甘，平"，《本草纲目》"手、足厥阴血分"，可凉血止血，活血消瘀，可用于痛经的治疗。五灵脂能活血散瘀，炒用可止血。《本草衍义补遗》言："能行血止血。治心腹冷气，妇人心痛，血气刺痛。"蒲黄炭与五灵脂相配为失笑散，《三因极一病证方论》言："治小肠气痛，及妇人血痛，心腹绞痛欲死十余日，百药不验。"《外科理例》言："治产后心腹绞痛欲死，或血迷心窍，不知人事及寻常腹内瘀血，或积血作痛，妇人血气痛之圣药也……"能祛瘀止痛，常用于痛经的治疗。

王不留行有行血通经的功能，其以善于行血知名，"虽有王命不能留其行"，所以叫"王不留行"，《本草纲目》："王不留行能走血分，乃阳明冲任之药，俗有"穿山甲，王不留，妇人服了乳长流"之语，可见其性行而不住也。"在此巧配王不留行以加强行散腹中瘀血之效，血分通顺，则疼痛自止。

血竭、蒲黄炭、五灵脂、王不留行四药共奏活血化瘀之效，且同归肝经，肝经过胞宫，亦为病位所在，四药均可直达病所。

（2）行气止痛：川楝子、延胡索。

川楝子苦寒，能行气止痛。延胡索能活血散瘀，理气止痛，《开宝本草》言："主破血，产后诸病，因血所为者。妇人月经不调，腹中结块，崩中淋露，产后血运，暴血冲上，因损下血，或酒摩及煮服。"

二药合为金铃子散，可疏肝泄热，行气止痛，主治肝郁有热，心腹胁肋诸痛。方中川楝子疏肝气、泄肝火，延胡索行血中气滞、气中血滞。二味相配，一泄气分之热，一行血分之滞，使肝火得清，气机通畅，则诸痛自愈。

（3）健脾益气，养血活血：黄芪、当归、茯苓、地黄、甘草。

黄芪，味甘性温，温之以气，所以补形不足也；补之以味，所以益精不足也。气为血之帅，黄芪与血竭配合使用，使气旺血行，瘀去络通，同时可起到补脾益气的效果。当归，味甘、辛，性温，《名医别录》曰："温中止痛，除客血内塞。"《药性论》曰："止呕逆、虚劳寒热，破宿血。"能补血和血，调经止痛，可用治月经不调，经闭腹痛，癥瘕结聚，崩漏，血虚头痛，眩晕等。黄芪、当归二药合为当归补血汤，有益气养血之功。方中重用黄芪大补脾、肺之气，以资生血之源，配以当归养血和营，使阳生阴长，气旺血生。

地黄主滋阴养血，患者月经量少，口干，舌红苔裂，考虑有瘀久化热伤阴，故用生地黄以滋阴清热。

茯苓入心、脾、肺经，味甘、淡，性平，能健脾和胃，渗湿利水。此处配以茯苓，一用以健其脾运以资气血生化，二有取"血不利则为水"之意，治水以治血。

甘草主要起调和诸药的作用，《雷公炮制药性解》曰："味甘，性平，无毒。入心、脾二经，生则分身、梢而泻火，炙则健脾胃而和中。解百毒，和诸药，甘能缓急，尊称国老。"

（4）补益肝肾：菟丝子、续断。

瘀血阻滞，必然损及胞脉胞络之根本，故配以菟丝子、续断补益肝肾，以培补胞宫，助其受孕。菟丝子入肝、肾经，能补肝肾、益精髓，《本草汇言》言："菟丝子……补肾养肝……温脾助胃之药也……但补而不峻，温而不燥，故入肾经，虚可以补，实可以利，寒可以温，热可以凉，湿可以燥，燥可以润……"续断，味苦、辛，性微温，入肝、肾经，《本草汇言》曰："续断……补续血脉之药也……大抵所断之血脉非此不续……所损之胎孕非此不安，久服常服，能益气力，有补伤生血之效，补而不滞，行而不泄，故女科、外科取用恒多也。"续断由于其味苦而重，故能入血分调血脉。续断能补肝肾固其根本，又能通行百脉、破瘀血生新血治其病因。

二诊（2020年4月8日） 月经周期第15天，末次月经3月24日。周期27～32天，内异症腹腔镜术后1年半。口干，易情绪化，易烦躁，纳可，夜寐尚可，二便调。舌红，苔裂，脉弦。CA199 36.4IU/L，CA125 21.77IU/L。丈夫精液分析：浓度$93.8×10^6$/mL，PR+NP=69.6%+18.4%，正常形态6%。2020年4月6日B超示子宫内膜厚7mm，A型，右侧卵泡19mm×14mm。

方药：

蒲黄炭10g	五灵脂10g	川楝子10g	醋延胡索10g
黄芪20g	当归10g	茯苓10g	甘草6g
地黄10g	续断10g	王不留行10g	菟丝子10g
血竭3g	地龙6g		

6付，日一付，水煎服。

经治疗，现患者正值排卵期，卵泡发育较好，丈夫精液正常，守上方加地龙以活血通络，以疏通输卵管。

三诊（2020年4月27日） 末次月经3月24日，现停经33天。现觉时有口干，口腔溃疡，时有下腹隐痛。无腰酸，无阴道流血。纳可，二便调。舌红，苔裂，脉细滑。

方药：

太子参10g	麦冬10g	五味子3g	石斛10g
菟丝子10g	续断10g	桑寄生10g	山药10g
墨旱莲12g	甘草6g	阿胶6g	白芍10g
黄芪10g			

6付，日一付，水煎服。

经治疗，患者已经妊娠，现时有下腹隐痛，无阴道流血，考虑为胎动不安。因患者有口干，口腔溃疡，舌红苔裂，脉细滑，考虑为阴虚内热所致。该患者病机为肾阴虚，治以养阴清热，固肾安胎，方选寿胎丸合生脉散加减。妊娠初期，多习惯用寿胎丸进行保胎治疗，尤其是屡孕屡堕的妇女用之皆效。寿胎丸一方来源于《医学衷中参西录》，补肾安胎，"胎在母腹，若果善吸其母之气化，自无下坠之虞。且男女生育，皆赖肾脏作强"，主治肾虚滑胎，及妊娠下血，胎动不安，胎萎不长者。方中菟丝子补肾益精，肾旺自能荫胎；桑寄生、续断补肝肾，固冲任，使胎气强壮；阿胶滋养阴血，使冲任血旺，则胎气自固。四药相配，共奏补肾安胎之功。患者见口干、舌红苔裂脉细滑之阴虚内热之象，再加上正处于妊娠初期需以气系胎，故用生脉散以补肺益气，养阴生津。方中太子参补肺健脾，益气生津，麦冬养阴清肺而生津，五味子敛肺滋肾，生津止渴。

四诊（2020年5月3日）　停经40天，末次月经2020年3月24日。无阴道流血，无腰酸。舌红，苔裂，脉细滑。2020年4月26日血HCG 773.92mIU/mL，P 21.36μg/mL，E_2 81.9μg/L；4月28日查血HCG 1463.90mIU/mL，P 24.16μg/mL，E_2 90.6μg/L。

方药：

太子参10g	麦冬10g	五味子3g	石斛10g
菟丝子10g	续断10g	桑寄生10g	山药10g
墨旱莲12g	甘草6g	阿胶6g	白芍10g
黄芪10g	当归5g		

7付，日一付，水煎服。

经治疗，患者已无腹痛，考虑子宫内膜异位症病机为血瘀，故酌加养血活血之品，守上方加当归。

五诊（2020年5月8日）　停经45天，末次月经2020年3月24日。现觉恶心欲吐，咽部有痰，纳差，口干。舌质淡，苔裂，脉滑。2020年5月8日B超提示：宫内早孕。血HCG $3.56×10^4$mIU/mL，P 33.12μg/mL，E_2 169.1μg/L。

方药：

太子参10g	麦冬10g	五味子3g	石斛10g
菟丝子10g	续断10g	桑寄生10g	山药10g
墨旱莲12g	甘草6g	阿胶6g	白芍10g
黄芪10g	当归5g		

6付，日一付，水煎服。

经治疗，患者病情稳定，B超提示宫内早孕，守方治疗。

六诊（2020年5月22日）　孕7周+，末次月经2020年3月24日。于5月20日出现少量黄褐色阴道分泌物，擦纸可见，无腹痛，咽部有痰，饱食后觉恶心欲吐，纳可，时有外阴痒，白带不多。夜尿2～3次/天，口干不苦，大便质软，

1～2日一次。舌淡胖，苔薄白，上有裂纹，脉细滑。2020年5月20日B超提示：宫内早孕（相当于孕7周6天），孕囊大小约34mm×30mm×27mm，见卵黄囊、胎芽，见胎心，宫腔少量积液36mm×10mm。

查P 19.57ng/mL，HCG 32884.1IU/L，无阴道流血，腹痛时作，大便干结，口干苦。舌质稍红，苔偏少，脉细滑。

方药：

党参10g	白术10g	茯苓10g	陈皮6g
菟丝子10g	续断10g	桑寄生10g	山药10g
墨旱莲12g	阿胶5g	甘草6g	白芍10g
黄芪20g	当归3g		

7付，日一付，水煎服。

患者出现阴道少量出血，结合患者便软，恶心呕吐，舌淡苔薄白，B超提示宫内早孕，宫腔少量积液，考虑胎漏，为脾肾两虚，治以健脾益气，固肾安胎，方选异功散合寿胎丸加减。患者孕7周+出现恶心欲吐，在继续使用寿胎丸保胎治疗的基础上合异功散以温中和气以治呕吐。异功散为四君子汤加陈皮，四君子汤用以补气，陈皮入脾胃，可顺气止呕吐。

七诊（2020年5月29日） 孕9周+。末次月经2020年3月24日。于5月27日上午阴道少量流血至今，色淡红，无下腹痛及腰酸，现口腔溃疡，口干，口淡，纳可，舌淡胖，苔裂，脉滑。2020年5月29日B超提示：宫内早孕（孕9周+），宫腔积液10mm×4mm。

方药：

党参10g	麦冬10g	五味子5g	
菟丝子10g	续断10g	桑寄生10g	山药10g
墨旱莲12g	阿胶5g	甘草6g	白芍10g
黄芪20g	当归3g		

7付，日一付，水煎服。

患者仍有阴道少量流血，但B超提示宫内积液明显减少，原方治疗有效，继续守方治疗。经治疗，患者已无阴道流血，定期产检，于2020年12月20日足月顺产1女婴。

按语：该患者在有成熟卵泡、丈夫精液正常的情况下仍无法受孕，考虑是由子宫内膜异位症引起的输卵管粘连所致。中医认为，子宫内膜异位症的病机关键在于血瘀。瘀血阻于胞宫胞脉，两精不能相合，故不孕；不通则痛，故痛经。四诊合参，辨证为气滞血瘀，又见舌红苔裂脉细，为瘀血日久，伤阴化热。故治疗以活血化瘀、行气通络止痛为主，兼以滋阴清热。瘀血渐散，患者成功受孕后以寿胎丸为主方进行保胎治疗，方中菟丝子补肾益精，肾旺自能荫胎；桑寄生、续断补肝肾，固冲任，使胎气强壮；阿胶滋养阴血，使冲任血旺，则胎气自固。四药相配，共奏补肾安胎之功。合生脉散以益气生津敛阴，合异功散加强补肾、安胎之效。

第四节 月经失调

1 崩漏

【病例1】崩漏、癥瘕（气阴两虚）——异常子宫出血、子宫腺肌病

蒙某，女，34岁，已婚，初诊时间：2015年9月25日。

主诉： 月经失调2年余，阴道流血15天，量多1周。

病史： 患者自诉2年前开始出现月经失调，周期15～40天，经期常持续15～30天不净，已行2次诊刮术，今年6月行诊刮术提示：内膜息肉，子宫腺肌瘤，增生期内膜，术后一直服用"优思明"治疗，本月停用"优思明"后三天，末次月经9月7日，量时多时少，淋漓不净，有血块，至今未净，近5天经量增多，色暗红，有血块，偶有腹痛，曾到西医医院就诊，建议手术治疗，患者不愿意手术，遂来我院就诊。刻见面色苍白，头晕，腰酸，夜寐欠佳，纳差，二便调。舌淡红苔薄白，脉沉弦。查：纸垫见经血量多，色暗，有血块。

经孕胎产史： 已婚，G2P1。近两年月经（15～30）/（15～40）天，量时多时少，色暗红，有血块，偶有腹痛，腰酸，末次月经9月7日。

既往史： 既往无特殊病史及传染病史。否认药物、食物过敏史。

辅助检查： B超示子宫增大，回声不均，考虑子宫腺肌病。

病情分析： 本病例患者经期延长至15～30天，周期15～40天，现阴道流血已经15天，经量时多时少，经期、周期、经量均发生异常改变，当属中医之"崩漏"范畴。患者刮宫提示有内膜息肉，子宫腺肌瘤，中医认为其病机与血瘀密不可分；此外患者经血色暗、有血块、时有腹痛说明有瘀血，瘀阻冲任，血不归经，故崩漏。因阴道流血日久，耗伤气血，气阴两伤，不能上荣脑窍，故头晕；血虚失于濡养，故面色苍白；气随血脱，气虚不能摄血运血，血溢脉外，故血流不止，量多且有块。故本病辨病为"崩漏"；辨证为气虚血瘀；治法为健脾益气，活血化瘀。

西医诊断： ① 异常子宫出血；② 子宫腺肌病。

中医诊断： ① 崩漏；② 癥瘕。

诊疗思路： 现患者已流血半月余，本着"急则救其标，缓则救其本"的原则，目前急当"塞流"止崩，以防厥脱。出血量减少后再针对不同的出血原因，采取适当的治疗法则。该患者出血的主要病机为气虚血瘀，故治疗上当以健脾益气、活血化瘀为主。

辨证： 气阴两虚夹有血瘀。

治法： 益气养阴、活血化瘀。

方药： 当归补血汤加减。

黄芪30g	当归10g	桑叶10g	墨旱莲10g
仙鹤草10	益母草10g	山茱萸10g	太子参20g
牡蛎20g			

5付，日一付，水煎服。

云南白药4g×3瓶，2g，每日3次。

方解：

（1）君药：黄芪。

黄芪：味甘，性微温，归脾、肺两经。主要功效为补气升阳、固表止汗。《本草经解》曰："人身之虚，万有不齐，不外乎气血两端。黄芪气味甘温，温之以气，所以补形不足也；补之以味，所以益精不足也。"重用黄芪，三倍于当归，取其量大力宏，补气固表的同时又助生血，使阳生阴长，气旺血生，故以之为君。

（2）臣药：太子参、当归、墨旱莲、仙鹤草、桑叶。

太子参味甘、微苦，性平，入脾、肺三经。《本草从新》云："大补元气。"

能加强君药的补气之功效。当归，味甘、辛，性温，归肝、心、脾经。主要功效为补血活血、调经止痛。《本草正》云："当归，其味甘而重，故专能补血，其气轻而辛，故又能行血，补中有动，行中有补，诚血中之气药，亦血中之圣药也。""大约佐之以补则补，故能荣养营血，补气生精，安五脏，强形体，益神志，凡有形虚损之病，无所不宜。"当归活血的同时又能补血，使瘀血去新血生，瘀去而不伤正。

墨旱莲，味甘、酸，性寒，归肾、肝经。主要功效为滋补肝肾、凉血止血。墨旱莲善于滋补肝肾之阴，常用于肝肾阴虚所致头晕目眩、视物昏花、腰膝酸软等。本病患者阴道异常流血半月余，急则治其标，当"塞流"止崩。桑叶，味甘、苦，性寒，归肺、肝经，《本草从新》言其"滋燥，凉血，止血"。桑叶、墨旱莲是陈慧侬教授常用的药对，主要用以养阴清热止血。

仙鹤草：味苦、涩，性平，归心、肝经。味涩收敛，入血分，长于收敛止血，广泛用于全身各部出血，因药性平和，大凡出血，无论虚实寒热，皆可配伍应用。与墨旱莲、桑叶等同用，增强了止血功效。

（3）佐使药：益母草、山茱萸、牡蛎。

益母草：味苦、辛，性微寒，归肝、心包、膀胱经。主要功效为活血调经。本品主入血分，善活血调经、祛瘀通经，为妇科要药。患者既往有子宫腺肌病、内膜息肉，中医认为该病病机与血瘀关系密切；当以活血化瘀、调经止血为要。

山茱萸：味酸、涩，性微温，归肝、肾经。《医学衷中参西录》云："山茱萸……大能收敛元气，振作精神，固涩滑脱……收涩之中兼具条畅之性，故又通利九窍，流通血脉，治肝虚自汗……"山茱萸温而不燥，补而不峻，既能益肾精，又能助肾阳，为平补阴阳之要药。

牡蛎：味咸，性微寒，归肝、胆、肾经。此处取其潜阳补阴、重镇安神、收敛固涩之效。与山茱萸合用，共同起到固冲调经之效。

二诊（2015年9月28日） 经治疗，经血基本干净，见少许褐色分泌物，今无不适，脉细弦。

方药：

黄芪20g	当归10g	桑叶10g	墨旱莲10g
女贞子10g	牡蛎10g	山茱萸10g	太子参20g
麦冬10g	五味子10g	何首乌20g	阿胶（烊化）10g

7付，日一付，水煎服。

患者经治疗，经血明显减少，现基本干净，考虑崩漏引起气阴两伤，血止后予以益气养阴、养血补血，在上方的基础上加何首乌、阿胶。阿胶补血滋阴的同时也能止血；何首乌味苦、甘、涩，补中兼收，善补肝肾、益精血，为滋补良药。

三诊（2015年10月12日）　阴道流血已止，白带量多，色黄。自觉偶有口干，纳寐可，二便调。舌淡红苔薄白干，脉细弱。血常规：中度贫血。B超：子宫增大，回声不均，考虑子宫腺肌病，子宫内膜9mm。

方药：

黄芪30g	当归10g	桑叶10g	蒲黄炭10g
五灵脂10g	太子参10g	麦冬10g	何首乌20g
枸杞子10g	川芎10g	益母草10g	牛膝10g
九香虫10g			

7付，日一付，水煎服。

经治疗，患者阴道流血已止，B超提示子宫腺肌病，中医认为子宫腺肌病的病机为血瘀，结合患者阴道流血较长时间，损伤气血，气血两虚，故在益气养阴的基础上加行气活血化瘀之失笑散、川芎、九香虫、牛膝。

四诊（2015年10月28日）　末次月经10月24日，经行第2、3天量多，有血块，经行下腹隐痛，现月经周期第5天，经未净，量中，经色暗红，现自觉乏力，腰酸甚，纳寐可，二便调。舌淡苔薄白，脉细弦，重按无力。

方药：

黄芪20g	当归10g	桑叶10g	何首乌20g
太子参10g	仙鹤草10g	麦冬10g	五味子10g
牡蛎10g	白芍10g	枸杞子10g	

15付，日一付，水煎服。

考虑患者为行经期，月经量多、经期长，该患者的病机为气不摄血，气阴两虚，治疗关键在于健脾益气，养阴止血，守9月25日方加减治疗。

五诊（2015年11月25日）　末次月经11月25日，前次月经10月24日，周期32天，现为月经周期的第一天，今早起白带夹有血丝，昨晚开始下腹隐痛，舌淡红，苔黄腻，脉弦细。

方药：

当归10g	川芎10g	白芍10g	续断10g
何首乌20g	太子参10g	丹参10g	鹿角胶10g（烊化）
桑叶10g	甘草10g		

5付，日一付，水煎服。

患者经治疗，月经基本正常，现患者正值经期，予以补肾健脾，养血止血，方中当归、川芎、白芍、何首乌养血活血，太子参、甘草益气健脾；丹参、川芎、当归补血活血；桑叶、续断、鹿角胶补益肝肾，益精养血，以增强补肾填精的功效。

六诊（2015年12月2日）　末次月经11月25日，6天净，周期32天，量偏多，经色暗红，有小血块，常觉腰酸。舌淡红，苔白腻，脉沉细。

方药：

当归10g	川芎10g	白芍10g	蒲黄炭10g
五灵脂10g	益母草10g	橘核10g	荔枝核10g
牡蛎10g	覆盆子10g	枸杞子10g	

15付，日一付，水煎服。

患者经治疗，月经已经恢复正常2个月经周期，根据患者的子宫内膜息肉、子宫腺肌病病史，考虑有血瘀，予以补肾养血，活血化瘀，消癥散结。方选内异痛经灵加减。方中以当归、川芎、白芍养血活血；蒲黄炭、五灵脂、益母草活血化瘀；橘核、荔枝核行气止痛、消癥散结，并助活血药物祛瘀之功；牡蛎软坚散结；枸杞子、覆盆子补肾调经。

按语： 患者月经失调2年余，阴道流血15天，量多1周就诊属于中医的崩漏。患者反复月经失调，失血伤阴，气随血耗，导致气阴两伤，气虚不摄血，阴虚内热，热扰冲任，迫血妄行，冲任不固，经血非时而下，故出现崩漏。而且患者有子宫腺肌病，说明有血瘀内阻，瘀阻冲任，血不归经，加重崩漏，故出现量时多时少，淋漓不净，有血块，腹痛。失血过多，故面色苍白，头晕；阴虚内热，热扰心神，故夜寐欠佳。肾阴虚则不能濡养其外府故腰酸；脾气虚则失于运化故纳差。舌淡红苔薄白，脉沉弦均为气阴两虚的表现。故本病诊断崩漏，辨证为气阴两虚夹有血瘀，治则益气养阴，固冲止血调经，由于患者出血较多，先予以云南白药塞流止血，同时方选当归补血汤加减，方中黄芪、太子参、当归健脾益气，升阳止血，气能摄血，正气充盛，则血不行于脉外；桑叶、墨旱莲、仙鹤草凉血止血；益母草、山茱萸、牡蛎固冲调经，全方共奏益气养阴、固冲止血之效，气血双补，阴血得滋，血行脉道之内，故服药后血止。患者现已止血，月经规律，经行6～7天则止。血止后澄源复旧，根据患者气阴两虚夹有血瘀治疗，在益气养阴的基础上加活血化瘀、祛瘀生新之失笑散加减后经调，再针对患者的子宫腺肌病血瘀证予以养血活血，消癥散结的内异痛经灵加减治疗。

【病例2】崩漏、痛经、癥瘕（气虚血瘀证）

谭某，女，31岁，已婚，初诊时间：2019年6月20日。

主诉：药流清宫术后腹痛、反复阴道流血2月余。

现病史：患者自诉于2019年4月14日孕7周，因口服消炎药后，于省人民医院行药物流产，于4月17日行清宫术，术后点滴出血至5月4日，因腹痛不适及阴道流血增加到省人民医院就诊，行彩超示：子宫内膜稍厚14mm，回声欠缺，宫腔内少量积液（4mm），子宫实性低回声区，肌瘤？腺肌瘤？21mm×17mm，双附件未见明显肿块，子宫大小45mm×47mm×45mm。于5月13日开始因阴道流血量增大，行彩超示：左侧卵巢见34mm×25mm液性暗区，口服黄体酮2片，每日2次，服3天，未见流血量减少，5月18日打缩宫针、止血针4天，仍未好转，后住院治疗，予头孢西丁诊治，"优思悦"止血，治疗后出院，阴道流血明显减少，6月4日阴道流血增多，日一片卫生巾，于6月10日停用优思悦，改用黄体酮胶囊（3片，一天三次），6月14日加量4次3片，6月19停用。现阴道流血未停，经量时多时少，今觉腹痛加重，头晕眼发黑，口干无口苦，纳寐可，大便量多，不成型，日2～3次，小便调。舌质淡胖，苔薄白，脉沉细。

经孕胎产史：已婚，G2P0（10年前人工流产一次）。平素月经（4～5）/（25～28）天，痛经明显，于2013年开始出现痛经，已加重3年。

既往史：于2018年4月23日行腹腔镜下右侧卵巢囊肿剥除术+双管通液术+盆腔粘连松解术（术后诊断：右卵巢囊肿、子宫内膜异位症Ⅳ期、子宫腺肌病）。有卡洛磺钠、破伤风针过敏史。

妇检：外阴正常，阴道畅，宫颈光，内有少量血液，子宫稍大，活动，质中，无压痛，双附件未触及异常。

辅助检查：2019年6月19日B超示① 子宫内膜回声不均；② 子宫实性占位病变，考虑肌瘤可能（2.6cm×1.5cm×2.5cm）；③ 双附件无异常。子宫内膜厚0.87cm。6月19日血常规，Hb 88g/L，血HCG 0.32mIU/mL。

病情分析：患者行药流清宫术后阴道流血2月余，时多时少。当属中医的崩漏。患者既往有子宫腺肌病、子宫内膜异位症，中医认为该病病机与血瘀关系密切。且患者有人工流产、腹腔镜手术、药流清宫手术史，多次手术史损伤胞宫胞脉，气血损伤，气血运行不畅，气滞血瘀，瘀血阻滞，不通则痛，故患者每次行经时腹痛不已。瘀血阻滞，血不归经则出血不止。出血日久，必定气血虚弱，临床上可伴有贫血貌（头晕、乏力、气短等），气能行血、载血、摄血，气虚不能固摄血液，故崩漏；而且血为气之母，血能载气，气行则血行，气虚无力鼓动血液运行，血行迟滞则为瘀，两者互为影响，故阴道流血不止；所以该病辨证为气虚血瘀。治法为益气养血、活血化瘀。

西医诊断： ① 异常子宫出血；② 子宫内膜异位症。

中医诊断： ① 崩漏；② 痛经；③ 癥瘕。

诊疗思路： 现患者阴道流血已经3月余，且出现了贫血貌，血色素也比较低下（HB：88g/dL），本着"急则救其标，缓则救其本"的原则，目前急当"塞流"止崩，以防厥脱。出血量减少后再针对不同的出血原因，采取适当的治疗法则。该患者出血的主要原因为气虚血瘀，故治疗上当以益气活血为主。

辨证： 气虚血瘀证。

治法： 健脾益气，活血化瘀。

方药：

黄芪20g	茯苓10g	白术10g	升麻6g
益母草10g	当归10g	蒲黄炭10g	党参10g
麦冬10g	五味子5g	女贞子12g	墨旱莲12g
甘草6g			

3付，日一付，水煎服。

方解：

（1）健脾益气：黄芪、党参、茯苓、白术、升麻、甘草。

该患者崩漏是气虚血瘀所致，气虚不能摄血，故以举元煎加茯苓健脾益气，使得脾气健旺，气能摄血。

黄芪：味甘，性微温，归脾、肺两经。主要功效为补气升阳、固表止汗。重用黄芪，二倍于当归，取其量大力宏，补气固表的同时又助生血，使阳生阴长，气旺血生。

党参：味甘，性平，归肺、脾经。主要功效为养血生津、补脾益肺。本品补气生血，常与当归、白术等配伍。

白术：味苦、甘，性温，归脾、胃经。主要功效为益气健脾、燥湿利水、止汗、安胎。白术用在此处主要是加强君药的补气之功，以达到补气生血之效。同时又能健脾，脾为后天之本，脾健则气血生。《医学衷中参西录》云："白术……善健脾胃……脾弱四肢运动无力，甚或作疼。与凉润药同用，又善补肺；与升散药同用，又善调肝；与镇安药同用，又善养心；与滋阴药同用，又善补肾。

为其具土德之全，为后天资生之要药，故能于金、木、水、火四脏，皆能有所补益也。"

茯苓：味甘、淡，性平，归心、肺、脾、肾经。常与人参、白术、甘草合用益气健脾。

升麻：味辛、微甘，性微寒，归肺、脾、胃、大肠经。常与人参、黄芪等补气摄血药同用以治疗气虚之崩漏下血。

甘草：味甘，性平，归心、肺、脾、胃经。调和诸药，缓和药物的烈性；同时甘草还能益气健脾，加强了黄芪、党参补气之功效。

（2）活血化瘀：当归、蒲黄炭、益母草。

当归：味甘、辛，性温，归肝、心、脾经。主要功效为补血活血、调经止痛、润肠通便。

蒲黄炭：味甘，性平，归肝、心包经。主要功效为化瘀止血。本品能化瘀止血的同时又能收敛止血，适用于体内外各种出血，无论属寒属热，有无瘀滞皆可，但以属实夹瘀者尤宜。治疗月经过多、漏下不止，可配合龙骨、艾叶等。

益母草：味苦、辛，性微寒，归肝、心包、膀胱经。主要功效为活血调经、利水消肿、清热解毒。本品主入血分，善活血调经，祛瘀通经，为妇科要药。患者既往有子宫腺肌病、子宫内膜异位症，中医认为该病病机与血瘀关系密切；且有多次手术史，耗伤气血，损伤脉络，滞留成瘀，当活血化瘀，调经止血为要。

（3）益气养阴止血：麦冬、五味子、女贞子、墨旱莲。

该患者口干，因出血多时间长，容易损伤阴血，阴虚内热耗伤阴血，故口干。《素问》曰："阴虚阳搏谓之崩。"说明崩漏多是由于阴虚血热所致，治疗在健脾益气的基础上加益气养阴止血之品，故加生脉饮合二至丸。

麦冬、五味子：麦冬味甘、微苦，性微寒，归心、肺、胃经；五味子味酸、甘，性温，归肺、心、肾经。两者均能养阴生津。五味子味酸收敛，能上敛肺气而止咳；下滋肾阴而涩精；甘能益气，酸可生津；故又能益气生津，常用于津伤口渴，常与麦冬、人参合用，以益气养阴，如生脉散。

女贞子，甘苦而凉，善能滋补肝肾之阴；墨旱莲，甘酸而寒，补养肝肾之阴，又凉血止血。二药性皆平和，两药合用组成二至丸，共奏滋补肝肾、益阴止血之功。急则治其标，当止血为主。

二诊（2019年6月22日）　阴道流血量少，无须护垫，色红，无血块，下腹闷痛不适，13/5～10/6，期间量多，有较多大血块排出。现头晕，乏力，气短，纳寐可，口干欲饮，大便烂，2次/天，小便调，舌红苔薄黄，脉弦。

方药：

黄芪20g	党参10g	升麻6g	山药10g
麦冬10g	五味子5g	墨旱莲12g	女贞子12g
当归10g	蒲黄炭10g	益母草10g	桑叶10g
甘草6g			

6付，日一付，水煎服。

患者经治疗阴道流血已明显减少，原方案治疗有效，继续守上方加减治疗。

三诊（2019年6月29日） 患者于6月24日阴道流血已止，下腹闷痛不适已缓解，经行头晕头痛，发冷，汗出，乏力气短，口干，喜饮温水，无口苦，纳可寐欠，易醒，小便调，大便成形，1～2次/天。舌红苔白边齿痕，脉细。

方药：

党参15g	黄芪20g	当归10g	麦冬10g
五味子5g	山茱萸10g	熟地黄10g	女贞子12g
墨旱莲12g	桑叶10g	甘草6g	山药10g
法半夏9g	合欢皮10g		

7付，日一付，水煎服。

患者经治疗阴道流血已止，腹痛已缓解，根据急则治其本，缓则治其本，现阶段主要是补肾健脾，益气止血，方选以当归补血汤合生脉二至丸巩固疗效。在上药的基础上加山茱萸、熟地黄、山药等。熟地黄补血滋阴、填精益髓，为滋补肝肾阴血之要药。山茱萸补益肝肾、收敛固涩，既益肾精，又助肾阳，为平补阴阳之要药。患者寐欠佳予合欢皮安神定志。

按语： 患者因药流后清宫出现腹痛、阴道流血2月余，属中医的崩漏、痛经。既往有子宫腺肌病、子宫内膜异位症病史，中医认为其病机与血瘀关系密切。出血量多、时间长，容易损伤气血，气血虚弱，气不摄血，故崩漏；瘀血阻滞，血不归经，进一步加重崩漏。故本病病机为气虚血瘀，治则"急则治其本，缓则治其本"，治法"塞流、澄源、复旧"。第一阶段是塞流止血，治则补气健脾，活血化瘀，方选举元煎合生脉二至丸加减。经治疗后阴道流血已止，第二阶段予以澄源、复旧，主要是补肾健脾，益气止血，在上方的基础加山茱萸、熟地黄、山药等补肾调经。

2 月经过多

【病例】子宫腺肌病、痛经、月经过多

郑某，女，34岁。已婚，初诊时间：2021年3月21日。

主诉：人工流产术后痛经、月经量多1月余。

现病史：患者自诉于2021年2月1日行人工流产术，术后出现行经下腹疼痛，以经行第一天明显，胀痛为甚，伴有腰酸，经量较多，晚上需用拉拉裤，有血块，块出痛减。现觉腰酸胀，晨起明显，偶小腹胀痛，晨起口干苦，无痰，易疲倦，纳寐可，二便调。舌淡胖，苔薄白，脉沉。

经孕胎产史：已婚，G3P2A1，2013年顺产1女孩，2014年顺产1女孩，2021年人工流产一次。月经，13岁初潮，6/28天，经量偏多，经色暗红，有血块，末次月经3月1日。

既往史：既往无特殊病史及传染病史。否认药物、食物过敏史。

辅助检查：3月12日B超示子宫局限性腺肌病（约16mm×22mm×10mm），双侧附件区未见明显肿块。

病情分析：患者人工流产术后出现经行下腹疼痛、月经量多、B超提示子宫局限性腺肌病，西医诊断为子宫腺肌病、痛经、异常子宫出血；中医诊断为痛经、月经过多、癥瘕。该患者有分娩和人工流产术病史，多产房劳损伤肾气，冲任失调，气血运行不畅，血不归经，从而导致瘀血形成。瘀血阻滞胞宫胞脉，气血运行不畅，不通则痛，故见痛经；瘀血阻滞，新血不能归经，故月经量多；瘀血阻滞，日久成积，渐成癥瘕。

西医诊断：① 子宫腺肌病；② 痛经；③ 异常子宫出血。

中医诊断：① 痛经；② 月经过多；③ 癥瘕。

诊疗思路：患者人工流产术后出现经行下腹疼痛、月经量多、B超提示子宫局限性腺肌病为主要临床表现，其病机为血瘀。结合患者的腰酸，易疲倦，舌淡胖，苔薄白，脉沉细，考虑为脾肾气虚所致。故该患者的病机为脾肾气虚，瘀血阻滞。治则健脾益气，化瘀止痛。

辨证：脾肾气虚，瘀血阻滞。

治法：健脾益气，化瘀止痛。

方药：举元煎加减。

黄芪20g	党参10g	白术10g	茯苓15g
当归10g	川芎9g	赤芍10g	甘草6g
蒲黄炭10g	五灵脂10g	桂枝5g	醋延胡索10g
续断10g			

7付，日一付，水煎服。

方解：

（1）健脾益气：黄芪、党参、白术、茯苓、甘草。

黄芪、党参甘温益气，健脾养胃。白术苦温，健脾燥湿，加强益气助运之力；茯苓甘淡，健脾渗湿，苓术相配，则健脾祛湿之功益著。甘草益气和中，调和诸药。诸药配伍，共奏益气健脾之功。

（2）养血活血：当归、川芎、赤芍。

当归：味甘、辛，性温，归肝、心、脾经。补血活血，调经止痛，用于月经不调，经闭痛经。

赤芍：味苦，性微寒，归肝经。散瘀止痛。

川芎：味辛，性温，为妇科调经的要药，可活血行气，调经止痛，《雷公炮制药性解》曰："上行头角，引清阳之气而止痛；下行血海，养新生之血以调经。"三药合用，起到养血活血的功效。

（3）活血化瘀，行气止痛：蒲黄炭、五灵脂、桂枝、醋延胡索。

五灵脂，味苦、咸、甘，性温，入肝经血分，功擅通利血脉，散瘀止痛；蒲黄，甘，平，行血消瘀，炒用并能止血，二者相须为用，为化瘀散结止痛的常用组合，药简力专，共奏祛瘀止痛、推陈出新之功，使瘀血得去，脉道通畅，则诸症自解。

桂枝，味辛、甘，性温。归心、肺、膀胱经。具有发汗解肌、温通经脉、助阳化气、平冲降气的功效。血得温则行，桂枝加强温通经脉，活血化瘀之功效。

延胡索，味辛、苦，性温，入肝、胃、心经，有活血、行气、止痛之功效，用于气血瘀滞诸痛证。本品辛散温通，能行血中气滞，气中血滞，故专治一身上下诸痛，止痛作用强。

（4）补肾壮腰：续断。

续断，其性微温，味苦、辛；归肝、肾经。有补肝肾、强筋骨、续折伤、止崩漏的功效。患者人工流产术后出现腰酸，予以续断补肝肾强腰之功效。

二诊（2021年4月14日）　患者自诉于3月30日经行，经量多，有血块，但较前明显减少，腹痛明显缓解，已无乳胀腰酸。现晨起觉腰酸，白带稍黄稠，量不多，外阴瘙痒，纳寐可，二便调。舌淡胖，苔薄白，脉沉。

方药：

黄芪20g	党参15g	白术10g	茯苓15g
当归10g	蒲黄炭10g	五灵脂10g	醋延胡索10g
桂枝5g	独活6g	桑寄生10g	杜仲10g
甘草6g			

10付，日一付，水煎服。

患者经治疗后月经量较前减少、腹痛缓解，但仍腰酸，说明人工流产损伤肾气，故在健脾益气、活血化瘀的基础上，加补肾壮腰之品，守上方去赤芍、川芎、续断，加独活、桑寄生、杜仲补肾强腰。

三诊（2021年6月6日） 患者末次月经5月25日，经行6天，经量多，色暗红，多血块，痛经较前改善，无经前乳胀腰酸，前次月经4月28日，周期25天。舌淡胖，苔薄白，脉沉。

方药：

黄芪20g	党参15g	白术10g	茯苓15g
当归10g	生牡蛎20g	墨旱莲10g	甘草6g
桑寄生10g	杜仲10g	五灵脂10g	蒲黄炭10g
醋延胡索10g			

10付，日一付，水煎服。

患者服药后痛经较前改善，但月经过多，故在补肾健脾益气、活血化瘀的基础上去温通之药桂枝，加收敛止血的生牡蛎、墨旱莲。

四诊（2021年8月15日） 患者于7月24日经行，经行5天，经量多，色暗红，血块多，经行1～2天下腹胀痛，较前缓解，无经前乳胀，前次月经6月25日，周期29天。现腰酸，白带量多，色黄，质稠，有异味，时有外阴瘙痒，无口干苦，无痰，纳可，易醒，大便软，1次/天，小便调。舌淡胖，苔薄白，脉沉。

方药：

黄芪20g	党参15g	白术10g	茯苓15g
当归10g	桑寄生10g	杜仲10g	五灵脂10g
蒲黄炭10g	醋延胡索10g	桂枝5g	生牡蛎20g
甘草6g			

10付，日一付，水煎服。

患者经行腹痛，较前缓解，经量多，腰酸，结合舌淡胖，苔薄白，脉沉，考虑为脾肾两虚，瘀血阻滞，继续予以健脾补肾，活血化瘀，守上方去墨旱莲，加桂枝。

五诊（2021年11月12日） 患者于10月18日经行，经量偏多，较前明显减少，经色鲜红，经行1～2天下腹胀痛，较前缓解，腰酸，无乳胀，前次月经7月20日，周期28天，多梦，纳可，二便调，舌淡胖边齿痕，苔薄白，脉沉。

8月31日B超提示：子宫附件未见异常。

方药：

黄芪20g	党参15g	白术10g	茯神10g
当归10g	桑寄生10g	杜仲10g	五灵脂10g
蒲黄炭10g	醋延胡索10g	桂枝5g	生牡蛎20g
甘草6g			

患者经治疗痛经明显缓解，月经量也较前明显减少，复查B超提示子宫未见明显异常，说明原治疗方案有效，现患者夜寐欠佳，梦多，考虑血虚不能荣养心神所致，继续守上方，将茯苓改茯神宁心安神。

六诊（2022年1月16日） 患者于1月10日经行，经期6天，经量较前明显减少，经量中，色暗红，有血块，经行1～2天下腹胀痛，伴经前乳胀，上次月经12月13日，周期28天，现腰酸，心情烦躁，易发脾气，晨起口干苦，无痰，疲倦，足跟痛明显缓解，纳可，寐一般，二便调，舌淡胖边齿痕，苔薄白，脉沉。

方药：

黄芪20g	党参15g	白术10g	茯神10g
升麻10g	当归10g	桑寄生10g	杜仲10g
五灵脂10g	蒲黄炭10g	生牡蛎20g	桂枝5g
甘草6g			

7付，日一付，水煎服。

患者经治疗痛经缓解、经量减少，病情稳定，原方案治疗有效，守上方去醋延胡索，加升麻以清热解毒，升阳举陷。

按语：患者经治疗痛经缓解、月经量减少恢复至正常，B超子宫未见明显异常，说明治疗方案有效。患者人工流产术后出现经行下腹疼痛、月经量多、B超提示子宫局限性腺肌病为主要临床表现，其病机为血瘀。结合患者的腰酸、易疲倦，舌淡胖，苔薄白，脉沉细，考虑为脾肾气虚所致。人工流产后损伤肾气，肾气虚。冲任失调、血不归经，从而导致瘀血形成，血瘀胞宫，致新血不生，气机不畅，不通则痛，则现症见腰酸胀、小腹胀痛，痛经。故该患者的病机为脾肾气虚，瘀血阻滞。治则健脾益气，化瘀止痛。方选举元煎合失笑散加减。

方中蒲黄炭、五灵脂、醋延胡索活血祛瘀、行气止痛，合桂枝温通血脉，助化瘀药之力；黄芪、党参健脾益气，白术、茯苓健脾祛湿，甘草益气和中，调和诸药，诸药配伍，共奏益气健脾之功；当归、赤芍、川芎养血活血；续断补肾强腰。在此基础上随证加减，经治疗瘀血祛，肾气盛，气血旺，气血运行通畅，患者痛经缓解，经量正常，癥瘕消除。

3 月经过少

【病例】子宫内膜异位症之月经量少

黄某，女，30岁，已婚，初诊时间：2013年5月20日。

主诉：清宫术后月经量少7年余。

现病史：患者自诉7年前自然流产清宫术后出现月经量少，末次月经2013年5月15日，经量少，经色暗，腹痛不重，今月经周期第5天，月经未干净，仍有少量经血，色暗。平时白带不多，纳可，二便调。舌淡暗，苔薄白，边有齿印，脉细。

经孕胎产史：已婚，孕1产0，于2006年自然流产行清宫术。月经初潮13岁，月经28～30天，末次月经2013年5月15日，经量少，色暗，无痛经。

既往史：既往无特殊病史及传染病史。否认食物药物过敏。

辅助检查：子宫小肌瘤，左附件1.7cm×1.9cm大小低回声区（巧囊）。

病情分析：患者不良妊娠清宫后，出现月经量少，属中医"月经过少"范畴。B超提示左附件1.7cm×1.9cm大小低回声区（巧囊），则西医诊断为子宫内膜异位症，中医诊断为癥瘕。自然流产多由于肾气亏虚所致，加上清宫术更损伤肾气，肾气亏虚，精亏血少，冲任气血不足，经血乏源，故出现月经量少。经色淡暗，舌淡暗，苔薄白，边有齿印，脉细均为肾气亏虚，失于荣养所致。癥瘕多是由于清宫术后胞宫胞脉空虚，余血浊液阻滞，气血运行不畅，瘀血阻滞，日久成积所致。

西医诊断： ① 月经稀少；② 子宫内膜异位症。

中医诊断： ① 月经过少；② 癥瘕。

诊疗思路： 患者因自然流产清宫术后月经量少，且患者有巧囊、子宫肌瘤病史，属中医"癥瘕"，考虑其气血瘀滞，瘀滞冲任，血行不畅，导致月经量少。且因巧囊日久，肾气受损，精血不充，冲任血海亏虚，冲任气血不畅，以致经行量少。患者经色暗，白带量少，腹痛不重，为肾气受损表现。治疗原则主要在于补肾养血，活血调经。

辨证： 肾虚血瘀。

治法： 补肾养血，活血化瘀。

方药：

黄芪20g	当归10g	川芎10g	白芍20g
白术10g	何首乌20g	山茱萸10g	鹿角胶10g（烊化）
菟丝子10g	香附10g	茯苓10g	甘草10g

15付，日一付，水煎服。

方解：

（1）补肾填精：何首乌、山茱萸、菟丝子、鹿角胶。

何首乌归肝、心、肾经，治肝肾阴亏，补肝肾，益精血。《药品化义》言："益肝，敛血，滋阴。"

鹿角胶为鹿角经水煎熬浓缩而成的固体胶，味甘、咸，性温，归属于肝、肾经，温补肝肾，益精血，止血，用于肾虚，精血不足。

菟丝子，续绝伤，补不足，益气力，肥健人，补肝肾，益精血。

山茱萸，《汤液本草》言："入足厥阴经、少阴经。"《药品化义》言："入肝、心、肾三经。"主治补肝肾，涩精气，固虚脱。月经量少因肾虚血少所致，故在调理冲任的同时，加强补肾以益血调经。

（2）补血养血：当归、川芎、白芍、何首乌。

当归，味甘、辛，性温，《长沙药解》曰："养血滋肝。"川芎，味辛，性温，为妇科调经的要药，可活血行气，调经止痛，《雷公炮制药性解》曰："上行头角，引清阳之气而止痛；下行血海，养新生之血以调经。"常用于血瘀气滞所致的月经不调。使气旺而助血行，经脉气血得舒，则冲任自通。患者月经量少，为气血冲任失调，血行不畅，瘀滞胞宫所致，故用当归、川芎活血补血，以调经。白芍，味酸、苦，《滇南本草》记载："调养心肝脾经血，舒肝降气，止肝气痛。"三药合何首乌共奏补血养血之功效。

（3）健脾益气：黄芪、白术、茯苓、香附、甘草。

黄芪，味甘，性微温，归肺、脾、肝、肾经，有补气、养血、益中功效，适用于内伤劳倦、脾虚泄泻、气虚、血虚、气衰等症。黄芪补气升阳，《本草经解》曰："人身之虚，万有不齐，不外乎气血两端。黄芪气味甘温，温之以气，所以补形不足也；补之以味，所以益精不足也。"方中重用黄芪为君，取其补气养血之功。白术、茯苓健脾益气，促进脾气健运，使得气血得以生化，冲任气血充盛。

香附，味苦而甘，入肝、胆经，可引血药至气分。

甘草，《雷公炮制药性解》曰："味甘，性平，无毒，解百毒，和诸药。"香附有助于理气，以推动精血化生。

二诊（2013年6月24日）　月经周期第12天，末次月经2013年6月13日，经期4天，经量已经较前稍有增多，无痛经，周期28天。舌淡暗，苔薄白，边有齿印，脉细。

方药：

黄芪20g	血竭5g	当归10g	川芎10g
丹参20g	菟丝子20g	紫河车10g	鹿角胶10g（烊化）
何首乌20g	白芍20g	艾叶5g	山茱萸10g

7付，日一付，水煎服。

考虑患者巧克力囊肿为血瘀所致，在补肾健脾的基础上加强补肾填精、活血化瘀，在上方的基础上去白术、茯苓、香附，加血竭、丹参活血化瘀，艾叶温经活血，紫河车补肾填精。

三诊（2013年7月1日）　月经周期第17天，末次月经2013年6月13日，经期4天，经量已经较前稍有增多，无痛经，周期28天。舌淡胖，苔薄白，脉细。2013年6月27日B超：子宫内膜厚5mm，子宫肌瘤，左附件1.7cm×1.9cm大小低回声区（巧囊），有优势卵泡。

方药：

巴戟天10g	当归10g	白芍10g	白术10g
淫羊藿10g	茯苓10g	续断10g	菟丝子20g
何首乌10g	甘草10g		

15付，日一付，水煎服。

患者现阶段为黄体期，根据舌淡胖，苔薄白，脉细考虑肾阳亏虚，治则以补肾壮阳，养血活血。方中巴戟天、淫羊藿、菟丝子、续断补肾壮阳；当归、白芍、何首乌养血活血，白术、茯苓健脾化湿，甘草调和诸药。

四诊（2013年7月22日） 月经周期第7天，末次月经2013年7月15日，经期5天，经量偏少，经来腹痛不甚，有血块。舌淡，苔薄白，脉细。

方药：

何首乌20g	白芍10g	山茱萸10g	枸杞子10g
菟丝子10g	血竭5g	当归10g	白术10g
茯苓10g	党参12g	甘草10g	

10付，日一付，水煎服。

患者现阶段为经后期，血海空虚，应加强补肾养血，在当归芍药散的基础去川芎、泽泻，加山茱萸、何首乌、枸杞子补肾填精，党参健脾益气，血竭活血化瘀。

五诊（2013年12月20日） 停经33天，末次月经2013年11月17日，周期28天，于12月10日至12月14日出现下腹隐痛，便后缓解。现时有下腹隐痛，纳可，二便调，舌淡，苔薄白，脉细滑。2013年12月15日尿HCG：阳性。

方药：

菟丝子10g	桑寄生10g	续断10g	阿胶10g（烊化）
山茱萸10g	枸杞子10g	何首乌20g	白术10g
太子参12g	黄芪10g	当归5g	

5付，日一付，水煎服。

患者经治疗，停经33天，下腹隐痛，尿HCG阳性，提示胎动不安。患者有自然流产病史，根据中医治未病的原则，予以补肾安胎，健脾益气，方选寿胎丸加减。方中菟丝子补肾益精，肾旺自能荫胎；桑寄生、续断补肝肾，固冲任，使胎气强壮；阿胶滋养阴血。现处于妊娠初期，予加强补肾健脾益气养血。太子参、黄芪、白术补气健脾，当归、何首乌养血补血；山茱萸、枸杞子滋补肝肾安胎。

按语：该患者经治疗，足月顺产1子。患者月经过少有巧囊、子宫肌瘤。主要病机为瘀滞胞宫，气血冲任失调，久则伤及肾精，肾精不足则导致气血亏虚，从而引发月经过少。患者经色暗，白带量少，腹痛不重，舌淡脉细，为肾气受损表现。故本病诊断为：① 不孕症；② 癥瘕。辨证为肾虚血瘀。该病多为瘀血阻滞，久病伤及肾气，导致肾虚血瘀。治法：补肾填精，活血化瘀。治疗原则主要在于补肾养血，活血调经。方选当归芍药散加减，方中当归、白芍、川芎养血活血，白术、茯苓健脾益气，在此基础上予以黄芪、血竭健脾活血化瘀，使得气行则血行。补肾方面，可选用山茱萸、何首乌以补养肝肾；巴戟天、鹿角胶补养肾阳。全方共奏补肾填精，活血化瘀，行气止痛之功效，使瘀血祛，新血生，气血运行通畅，肾气盛，故有子。怀孕后予寿胎丸固肾安胎，且加太子参、黄芪、白术补气健脾，当归、何首乌、菟丝子、枸杞子滋补肝肾养血，以加强固肾安胎之功。

4　月经后期

【病例】子宫内膜异位症、多囊卵巢综合征（月经后期）之不孕－肾虚证－自然妊娠

王某某，女，28岁，已婚，初诊时间：2019年5月29日。

主诉： 流产后未避孕未孕2年，咳嗽10天。

现病史： 患者自诉2014年结婚，于2014年自然妊娠孕10周+胚胎停育行清宫术，于2017年8月行第二次人工授精后孕2月胚胎停育清宫术，术后未避孕未孕至今。丈夫精子质量正常。2015年、2018年HSG子宫未见异常，双侧输卵管通畅。2018年行腹腔镜提示子宫内膜异位症，于2019年5月7日行IVF助孕取卵13个，受精6个，现有1个囊胚，2个冻胚，未移植。取卵后感冒发热，最高体温达39℃，经治疗已无发热，现咳嗽，喉间有痰，色白，无咽痒。平时双手脚冰冷，性欲一般，现觉口苦，食欲欠佳，乏力，寐可，二便调，舌质红，苔白厚，脉细滑。

经孕胎产史： 已婚，G2P0，2014年自然妊娠孕10周胚胎停育行清宫术，2017年人工授精孕10周胚胎停育行清宫术。月经（6～7）/（34～50）天，经量偏少，色红，有血块，稍痛经，末次月经5月20日。

既往史： 有多囊卵巢综合征病史。2018年行腹腔镜提示子宫内膜异位症，无传染病史。否认药物、食物过敏史。

病情分析： 患者流产后未避孕未孕2年，咳嗽10天，2018年腹腔镜提示子宫内膜异位症。有多囊卵巢综合征病史，月经后期，两次胚胎停育史，取卵后出现发热、咳嗽，故该患者西医诊断为不孕症、子宫内膜异位症、多囊卵巢综合征、上呼吸道感染；中医诊断为不孕症、月经后期、堕胎。患者月经后期、两次堕

胎、乏力、脉细，考虑为肾气亏虚所致，堕胎损伤肾气，肾精亏虚，血海不充，故月经后期、脉细、乏力；肾精亏虚，不能摄精成孕，故不孕；肾虚封藏失职，故堕胎。患者舌质红，考虑为肾阴亏虚。现患者取卵后出现咳嗽、咳痰、口苦、苔白腻，考虑为咳嗽，伤寒少阳证。

西医诊断： ① 不孕症；② 不良妊娠；③ 子宫内膜异位症；④ 多囊卵巢综合征。

中医诊断： ① 咳嗽；② 不孕症；③ 堕胎病；④ 月经后期病。

诊疗思路： 患者流产后不孕2年，取卵后出现咳嗽、咳痰10天，根据急则治其标，缓则治其本，先治疗患者咳嗽，伤寒少阳证，方选小柴胡汤和解少阳，加补肾养阴之品，兼顾其不孕的肾阴亏虚证。

辨证： 肾阴亏虚，少阳证。

治法： 滋肾益阴，和解少阳。

方药：

党参10g	柴胡6g	黄芩6g	法半夏6g
当归10g	川芎6g	茯苓10g	薄荷6g（后下）
防风6g	麦冬10g	地黄10g	甘草6g
龟甲6g			

6付，日一付，水冲服。

方解：

本方以小柴胡汤加减，方中柴胡苦平，入肝胆经，透解邪热，疏达经气；黄芩清泄邪热；柴胡苦平升散，黄芩降泄，二者配伍，和解少阳。法半夏和胃降逆；党参、茯苓、甘草扶助正气，兼补胃气，抵抗病邪，与法半夏合用，起到化痰止咳之功效。薄荷、防风祛风解表止咳；该患者月经后期，舌红，脉细考虑为阴血不足，予当归、川芎、地黄养血活血；麦冬、地黄、龟甲补肾养阴。故全方共奏祛风解表、化痰止咳、补肾养阴之功效。

二诊（2019年6月11日） 月经周期第22天，末次月经5月20日，经期4天，周期34～50天，无痛经。形体肥胖，纳可，二便调，舌红，苔黄腻，脉沉。

方药： 六君子合左归丸加减。

陈皮6g	法半夏9g	茯苓15g	苍术10g
熟地黄10g	山茱萸10g	龟甲10g	菟丝子10g
枸杞子10g	覆盆子10g	黄柏10g	巴戟天10g
党参15g	甘草6g		

7付，日一付，水冲服。

该患者经治疗已经无咳嗽，但患者形体肥胖，舌红苔黄腻，脉沉。考虑其病机为脾肾两虚、痰湿阻滞。治则补肾健脾、化痰祛湿，方选六君子合左归丸加减。方中党参、茯苓、甘草补脾和中化湿；苍术、黄柏清热燥湿；陈皮行气，半夏降逆化痰；山茱萸、熟地黄、菟丝子、枸杞子、覆盆子、龟甲补肾填精；巴戟天性微温，味辛甘，补肾阳，壮筋骨。并嘱控制体重，予以完善糖耐量试验、胰岛素抵抗试验等检查。

三诊（2019年6月20日） 月经周期30天，现觉稍口干，无口苦，无咳嗽，无痰，易疲乏，纳寐可，二便调，舌红苔黄，脉沉细。6月15日糖耐量检查：0h 5.10mmol/L，30min 8.43mmol/L，1h 6.35mmol/L，2h 5.54mmol/L，3h 5.31mmol/L。胰岛素：0h 50.4pmol/L，30min 513.3pmol/L，1h 445.9pmol/L，2h 217.1pmol/L，3h 98.1pmol/L。甲功三项正常。

方药：处方大补阴丸加减。

黄柏10g	知母10g	生地黄10g	龟甲10g
地榆10g	菟丝子10g	甘草6g	麦冬10g
当归10g	川芎9g	沙参10g	玉竹10g
巴戟天10g	鹿角胶10g（烊化）		

12付，日一付，水冲服。

患者月经周期第30天，为经前期，根据舌红苔黄，口干，考虑阴虚有热，但易疲乏，脉沉细，考虑为肾阳亏虚，治则补肾助阳，养阴清热，方选大补阴丸加减，方中生地黄、龟甲补肾填精，知母、黄柏、地榆清热泻火；麦冬、沙参、玉竹滋阴生津；当归、川芎补血活血，以促经行；巴戟天、鹿角胶补肾壮阳。

四诊（2019年7月4日） 停经45天，末次月经5月20日，于6月30日自测尿LH阳性，现无口干口苦，纳寐可，二便调，舌红苔黄，脉沉。B超示：子宫内膜厚6.6mm，未见优势卵泡。

方药：

知母10g	黄柏10g	生地黄10g	龟甲10g
沙参10g	麦冬10g	菟丝子10g	鹿角胶10g（烊化）
当归10g	地榆10g	巴戟天10g	甘草6g

12付，日一付，水冲服。

该患者既往月经后期，B超未见优势卵泡，而且内膜较薄，但自测尿LH阳性，结合舌红苔黄，脉沉，考虑肾阴阳两虚，继续按原方案治疗以助子宫内膜和卵泡发育，而且患者经治疗已无口干，守上方去川芎、玉竹。

五诊（2019年7月16日） 停经56天，阴道流血2天复诊，末次月经5月20日，于昨日出现少许阴道流血，呈褐色，至今仍有少许出血，伴腹部坠胀感。昨日至右江民族医学院附属医院检查：血HCG 314.9mIU/mL，P 46.37ng/mL，E_2 410.5pg/mL，考虑先兆流产，予以口服叶酸、阿司匹林各每天1片。纳寐可，二便调，舌红苔白，脉细滑。

方药：

桑寄生10g	续断10g	菟丝子10g	阿胶10g（烊化）
太子参10g	麦冬10g	五味子3g	黄芪15g
墨旱莲12g	女贞子12g	山药10g	生地黄10g
当归3g	白芍10g		

7付。日一付，水冲服。

患者经治疗自然妊娠，但是出现少量阴道流血，伴腹部坠胀感，西医诊断为先兆流产，中医诊断为胎动不安。患者有两次不良妊娠，均于孕2月胚胎停育行清宫术，结合患者有月经后期、量少，两次堕胎史，为肾虚不固所致，肾虚冲任不固，胎失所系，气不固摄，发为胎动不安。根据中医治未病的原则，未病先防，已病防变，予以补肾安胎，以寿胎丸为主方；加黄芪健脾益气以固摄胎儿；患者舌红，考虑阴虚有热，以生脉散、二至丸以益气养阴，清热安胎；且患者有子宫内膜异位症病史，考虑有血瘀，以当归、白芍养血活血安胎；故全方共奏补肾安胎、健脾益气、养阴清热之功效。同时予以黄体酮胶囊和维生素E胶囊安胎。早孕复诊，阴道出血，伴有腹部坠胀，舌红苔白，考虑先兆流产，中医为胎动不安，考虑为胎漏。当固肾滋阴安胎，予生脉饮二至丸合寿胎丸加减。

六诊（2019年7月21日） 停经61天，现觉腰酸，阴道仍有少量褐色分泌物，无腹痛，口苦不干，易累，纳寐可，小便调，大便溏烂，每天2次，舌红苔黄，脉细滑。7月16日血HCG 550.5mIU/mL，E_2 1575pg/mL，P 129.8ng/mL；7月18日血HCG 1347mIU/mL，E_2 1920pg/mL，P 1531.1ng/mL；7月20日血HCG 3000mIU/mL，E_2 1576pg/mL，P 105.4ng/mL。

方药： 寿胎丸合四君子汤加减。

菟丝子10g	续断10g	桑寄生10g	党参10g
白术10g	山药10g	茯苓10g	砂仁2g（后下）

| 麦冬10g | 黄芩6g | 石斛10g | 墨旱莲10g |

甘草6g

6付，日一付，水冲服。

患者经治疗仍有腰酸、阴道少量流血，考虑为胎动不安，结合患者易累，大便溏烂，每天2次，脉细滑，考虑为脾虚所致；但患者口苦、舌红考虑有热，故治疗予以补肾安胎、健脾止泻、养阴止血，方选寿胎丸合四君子汤加减，方中菟丝子、续断、桑寄生补肾安胎，党参、白术、山药、茯苓、砂仁、甘草健脾益气止泻；麦冬、黄芩、石斛、墨旱莲养阴清热、止血安胎。

七诊（2019年7月25日）　停经65天，仍有少量阴道流血，褐色，纸擦即可，稍腹痛，无腰疼，口干不苦，疲乏，纳寐可，二便调。舌红苔薄白，脉细滑。妇检：外阴已婚式，阴道畅，宫颈口少量淡褐色分泌物。7月23日血HCG 8933.00mIU/mL，P 148.10ng/mL，E_2 1602.0pg/mL。诊断：胎动不安（肾虚）。

方药：生脉饮合寿胎丸加减。

菟丝子10g	续断10g	桑寄生15g	阿胶10g（烊化）
党参10g	麦冬10g	五味子5g	甘草6g
女贞子12g	墨旱莲12g	桑叶10g	白芍10g

山药15g

7付，日一付，水冲服。

患者经治疗已无腹泻，但仍有少量阴道流血，腹隐痛，考虑胎动不安，结合口干、舌红，脉细滑，考虑为肾虚不固、阴虚内热所致，治以补肾安胎、养阴清热，方选生脉饮合寿胎丸加减，方中党参、麦冬、五味子益气养阴生津；菟丝子补肾益精安胎；续断、桑寄生补益肝肾；阿胶、白芍养血安胎。女贞子、墨旱莲、桑叶养阴清热、止血安胎；白芍、甘草组成芍药甘草汤缓急止痛。

八诊（2019年8月18日）　患者自诉8月8日阴道流血较多，湿透卫生巾，无下腹痛，已在当地保胎治疗，现阴道仍有少量褐色分泌物，无腹痛，偶腰酸，恶心欲吐，口干不苦，易累怕冷，纳一般寐欠佳，大便干结，一日一行，小便调，舌红苔黄，脉滑。8月16日B超示：宫内早孕，相当于孕8周，可见卵黄囊及胚芽，见胎心搏动，宫腔积液24mm×11mm，子宫后壁肌瘤（6mm×6mm×6mm），左侧卵巢囊肿20mm×20mm×14mm。

方药：

| 菟丝子10g | 续断10g | 桑寄生10g | 阿胶10g（烊化） |
| 太子参10g | 麦冬10g | 五味子3g | 甘草6g |

女贞子12g   石斛10g   墨旱莲12g   山药10g

白芍10g

12付，日一付，水冲服。

患者经治疗，阴道仍时有出血，腰酸，B超提示胚胎发育良好，但有宫腔积液，说明胎元不固，结合症状以及舌脉，考虑为肾阴虚所致，继续守上方去桑叶，加山药健脾益气。

九诊（2019年8月25日） 孕9周复诊，仍有阴道少量褐色分泌物，时有腰酸，无下腹痛，舌红苔黄，脉滑。8月24日B超：早孕，宫内活胎，相当于孕9周。宫腔积液20mm×14mm，透声差。

方药：

菟丝子10g   续断10g   桑寄生10g   阿胶10g（烊化）

太子参10g   麦冬10g   五味子3g   甘草6g

女贞子12g   石斛10g   墨旱莲12g   山药10g

白芍10g

12付，日一付，水冲服。

患者经治疗，阴道仍时有出血，腰酸，B超提示胚胎发育良好，但有宫腔积液，说明胎元不固，结合症状以及舌脉，考虑为肾阴虚所致，继续守上方治疗。

按语：患者经过治疗，足月顺产1孩。该患者婚后5年不育，胚胎停育2次，月经周期推后，34～50天不等，月经量少，有多囊卵巢综合征、子宫内膜异位症等病史，病情复杂，中医诊断为不孕症、堕胎病、月经后期；西医诊断为不孕症、不良妊娠、子宫内膜异位症、多囊卵巢综合征。患者月经后期、两次堕胎、乏力、脉细，考虑为肾气亏虚所致，堕胎损伤肾气，肾精亏虚，血海不充，故月经后期、脉细、乏力；肾精亏虚，不能摄精成孕，故不孕；肾虚封藏失职，故堕胎。患者舌质红，考虑为肾阴亏虚。该患者病位在肾，病机为肾精亏虚。治以补肾填精、养阴清热。该患者治疗经过三个阶段，第一阶段为取卵后出现感冒咳嗽，为伤寒少阳证，治以和解少阳、补肾养阴，小柴胡汤加减，经治疗已经无咳嗽。第二阶段为补肾填精，结合患者具体的证候，分别予以左归丸或大补阴丸加减，使得肾气盛，精血充足，冲任得养，胎孕乃成。第三阶段孕后积极安胎，予以固肾安胎、健脾益气、养阴清热，方选寿胎丸生脉饮合二至丸，菟丝子补肾益精，固摄冲任；桑寄生、续断补肾益肝；阿胶、白芍养血安胎；女贞子、墨旱莲滋阴安胎；麦冬、五味子、太子参益气生津养阴；石斛、山药可补肝脾肾，使得肾气充盛，气血健旺，则胎自安。

5 月经先期

【病例】子宫内膜异位症、不孕症、月经先期、(肾阴虚证)FSH高

刘某某，女，37岁，于2015年6月24日就诊。

主诉： 经行腹痛2年，未避孕未孕1年。

病史： 患者自诉2年前开始出现经行腹痛，月经周期提前，周期22～23天，经量中等，有血块，经行下腹痛，以第1～2天痛甚，经期5～7天，末次月经6月15日。于2015年3月因"子宫内膜息肉"在宫腔镜下行子宫内膜息肉摘除术。觉腰酸，口干，纳寐可，二便调，舌红暗，苔黄腻，脉细弱。孕0产0。性激素：FSH 19IU/L，余正常；丈夫精液分析正常。B超提示：左卵巢巧囊（2.1cm×1.3cm）。

西医诊断： ① 不孕症；② 子宫内膜异位症；③ 卵巢功能下降。

中医诊断： ① 不孕症；② 月经先期；③ 痛经。

辨证： 肾阴虚夹湿热瘀结证。

治法： 养阴清热，活血化瘀。

方药： 大补阴丸合二妙散加减。

龟甲10g	知母10g	黄柏10g	熟地黄10g
生地黄10g	苍术10g	薏苡仁10g	山药10g
白术10g	川楝子10g	九香虫10g	五灵脂10g

15付，日一付，水煎服。

二诊（2015年7月10日） 于7月9日经行，周期25天，经量中等，经色暗红，有血块，经行第一天下腹痛，块出痛减，现经行第2天，经量中等，纳寐可，二便调。舌红苔黄腻，脉细弦。今查性激素六项：FSH 11.51IU/L，LH 5.49IU/L，PRL 11.92ng/mL，E_2 20.18pg/mL，P 0.49ng/mL，T 0.19ng/mL。治疗后FSH已经降至基本正常，考虑经行期，经后补肾养阴，继续守方加减治疗。

方药：

龟甲10g	知母10g	黄柏10g	熟地黄10g，
生地黄10g	苍术10g	薏苡仁10g	山药10g
山茱萸10g	川楝子10g	九香虫10g	枸杞子10g
地骨皮10g			

10付，日一付，水煎服。

三诊（2015年7月20日） 月经周期第12天，无不适，舌红苔黄腻，脉细弦。考虑排卵期，予以补肾养阴的大补阴丸加减促卵泡发育。

方药：

龟甲10g	知母10g	黄柏10g	熟地黄10g
山茱萸10g	山药10g	菟丝子10g	枸杞子10g
生地黄10g	地骨皮10g	川楝子10g	墨旱莲10g

15付，日一付，水煎服。

四诊（2015年8月5日） 月经周期第26天，原月经周期25天，觉下腹坠胀，偶有腰酸，纳寐可，大便干，小便黄。舌红苔黄腻，脉细滑。尿HCG：阳性。考虑血热所致胎动不安，予以补肾养阴、清热安胎的保阴煎加减。

方药：

续断10g	桑寄生10g	菟丝子10g	白芍10g
川楝子10g	黄柏10g	当归10g	阿胶10g（烊化）
茯苓10g	甘草6g	熟地黄10g	石斛10g

7付，日一付，水煎服。

五诊（2015年8月7日） 月经周期第29天，原月经周期25天，今早6点觉下腹拘急疼痛，坠胀，自行缓解，偶有腰酸，无阴道流血，纳寐可，大便干，小便黄。舌红苔黄腻，脉细滑。考虑妊娠腹痛为脾失健运，气机不畅所致，在补肾养阴清热安胎基础加健脾行气之品，在上方的基础去白芍、熟地黄加砂仁5g（后下），木香10g，白术10g，山药10g。10付，日一付，水煎服。经治疗患者无腹痛、阴道流血，2周后B超提示宫内早孕，已经立产卡定期产检。

按语：该患者因婚后不孕、痛经就诊属于中医的不孕症、月经先期、痛经。患者因先天禀赋不足、肾气亏虚、精血不足、冲任血海亏虚以致阴虚血热，热迫血妄行则月经周期提前；肾虚不能濡养外府则腰酸；肾精不足，虚热内生，上扰心神出现失眠多梦；舌红为肾精亏虚的表现。患者有痛经，有血块，舌暗红，脉弦说明患者有瘀血，瘀阻冲任，不通则痛。而且患者舌红苔黄腻说明有湿热，为脾胃失于健运，不能运化水湿，郁而化热所致。故本病诊断为不孕症、痛经；辨证为肾阴虚夹湿热瘀结证；治法为补肾养阴，清热祛湿，活血化瘀；处方选大补阴丸合二妙散加减。方中龟甲、熟地黄、生地黄滋肾养阴补血；黄柏、知母清热泻火；山药、白术健脾益气以资气血生化之源，并助脾健运祛湿；黄柏、薏苡仁、苍术清热祛湿；川楝子、九香虫、五灵脂理气止痛，活血化瘀；甘草调和诸药。并结合调周治疗，经后期补肾养阴，排卵期加菟丝子等补肾助阳，共奏补肾益精、清热祛湿之效，故肾阴充足，冲任气血充盛故有子。孕后考虑阴虚血热损伤冲任，胎元不固导致胎动不安，故予以补肾养阴、清热安胎的保阴煎治疗，使得湿热祛，肾气盛以系胎，冲任阴血充足以养胎则胎安。

6　经期延长

【病例1】不孕症、痛经、经期延长（肾虚血瘀证）

姚某某，女，29岁，于2017年2月24日就诊。

主诉：经行腹痛、发现盆腔包块1年，未避孕未孕1年。

病史：患者自述于2014年5月孕6月胎死宫内行引产手术，于2016年开始未避孕未孕至今已1年余。平素月经规则，周期27～30天，经期8～9天，末次月经2月13日，前次月经1月13日，经量中等，经行前3天痛经，经行有血块，块出痛减，纳可，夜寐尚可，二便调。G1P0。舌淡暗苔薄白，脉弦。

既往史：既往无特殊病史及传染病史。否认药物、食物过敏史。

辅助检查：2016年12月27日B超示左卵巢巧囊（40mm×38mm×42mm）。

病情分析：患者因胎儿异常行引产术，术后未避孕未孕1年，经行腹痛，B超提示左卵巢巧囊（40 mm×38mm×42mm）。该患者西医诊断为① 继发性不孕；② 子宫内膜异位症。中医诊断为① 不孕症；② 痛经；③ 癥瘕；④ 经期延长。子宫内膜异位症的关键病机为血瘀。该患者有引产手术病史，手术损伤气血，胞宫胞脉空虚，气血运行不畅，气滞血瘀，不通则痛，故痛经；瘀血阻滞，脉络不通，两精不能结合故不孕；瘀积日久，形成癥瘕；瘀血阻滞，血不归经，故见经期延长。

西医诊断：① 不孕症；② 子宫内膜异位症。

中医诊断：① 不孕症；② 痛经；③ 经期延长；④ 癥瘕。

诊疗思路：陈慧侬教授认为本病的关键在于瘀血，治疗原则以活血化瘀、行气止痛为主。故治以活血化瘀、行气止痛。方选内异痛经灵加减。

辨证：气滞血瘀证。

治法：活血化瘀，行气止痛。

方药：内异痛经灵加减。

川楝子10g	醋延胡索10g	蒲黄炭10g	五灵脂10g
续断10g	黄芪15g	地龙10g	桂枝3g
茯苓10g	赤芍10	牡丹皮10g	甘草6g
橘核10g	血竭5g		

15付，日一付，水冲服。

方中川楝子、醋延胡索理气止痛；蒲黄炭、五灵脂、血竭活血化瘀；桂枝、橘核温经散结，血得温则行；赤芍、牡丹皮、地龙活血通络；黄芪健脾益气防活血化瘀伤及正气；茯苓健脾利水；续断补肾强腰；甘草调和诸药。

二诊（2017年3月18日）停经34天，末次月经2月13日，周期30天，2天前曾出现阴道少量出血，伴腰酸腹痛，现无阴道出血，但觉左下腹隐痛，口腔溃疡3天，无腰酸，无恶心呕吐，寐差，易醒多梦，纳可，二便调，舌红苔薄，脉细滑。3月1日B超：左附件47mm×40mm囊性肿块（巧囊？），子宫肌瘤（7mm×4mm）。尿HCG（＋）。3月16日在当地人民医院查血HCG 311.00mIU/mL，P 20.70ng/mL。

方药：

当归10g	白芍10g	白术10g	茯苓15g
菟丝子10g	续断10g	桑寄生15g	女贞子10g
墨旱莲10g	太子参10g	麦冬10g	石斛10g
甘草6g			

14付，日一付，水冲服。

经治疗患者已经妊娠，但出现下腹痛、阴道少量出血，结合舌红苔薄，脉细滑，考虑为肾阴虚所致胎动不安，治以养阴清热，补肾安胎，方选寿胎丸合二至丸、生脉散加减治疗。

按语：患者因未避孕未孕1年，经行腹痛、经期延长1年，B超提示左侧卵巢巧克力囊肿直径约4cm，属于中医的不孕症、痛经、癥瘕、经期延长。患者由于引产术后损伤胞宫胞脉，损伤气血，离经之血即为瘀血；瘀滞胞宫，不通则痛，故出现痛经；瘀滞胞宫，血不归经，故经期延长，经行量多、有血块。瘀阻胞宫胞脉，使冲任不能相资，两精不能结合而致不孕。舌质淡暗，苔薄白，脉弦，为瘀血之候。故本病证属血瘀证，治则化瘀止痛，方选内异痛经灵加减。方中川楝子、延胡索理气止痛；蒲黄炭、五灵脂、血竭活血化瘀；桂枝、橘核温经散结；赤芍、牡丹皮、地龙活血通络；黄芪健脾益气防活血化瘀伤及正气；茯苓健脾利水；续断补肾强腰；甘草调和诸药。经此治疗，肝肾气血调和，冲任气血通畅，故经调成孕。孕后予寿胎丸加减以补肾养血安胎，故胎长有子。

【病例2】不孕症、妇人腹痛、月经后期、经期延长（湿热瘀结证）

梁某，女，26岁，于2015年8月7日初诊。

主诉：未避孕未孕，下腹反复疼痛2年余，月经后期3个月。

现病史：患者自诉2年余未避孕未孕，下腹疼痛，动后加重，经期加重，经行后缓解，于今年2～4月经行抗感染治疗，非经间期灌肠治疗，仍下腹痛反复发作。舌红苔白腻，脉弦。

经孕胎产史：已婚，G0P0。月经既往规律，近3个月周期推后，经期延长8～9天，周期40天，末次月经2015年7月2日，9天净，量中，色鲜红，少许血块，孕0产0。

既往史：既往无特殊病史及传染病史。否认药物、食物过敏史。

妇检：子宫后位，活动欠佳，后穹隆轻触痛，双附件未触及异常。

B超：子宫附件未见异常。

病情分析：患者未避孕未孕，下腹反复疼痛2年余，月经后期3个月，妇科检查子宫后位，活动欠佳，后穹隆轻触痛。结合患者舌红苔白腻，脉弦，考虑为湿热瘀结所致。湿热阻滞胞宫胞脉，气血运行不畅，不通则痛，故痛经；瘀血阻滞，脉络不通，两精不能结合故不孕；瘀积日久，形成癥瘕。

西医诊断：① 不孕症；② 子宫内膜异位症。

中医诊断：① 不孕症；② 妇人腹痛；③ 月经后期。

诊疗思路：陈慧侬教授认为本病的关键在于湿热瘀结，治疗原则以清热利湿，活血通络，方选二妙散合当归芍药散加减。

辨证：湿热瘀结证。

治法：清热除湿，化瘀止痛。

方药：二妙散合当归芍药散加减。

苍术10g	薏苡仁20g	黄柏10g	两面针10g
丹参10g	三棱10g	延胡索10g	川楝子10g

茯苓10g　　　　当归10g　　　　川芎10g　　　　白芍20g

黄芪20g

15付，日一付，水煎服。

方解：

（1）清热利湿：黄柏、苍术、薏苡仁、两面针。

黄柏：味苦，性寒。归肾经、膀胱、大肠经。可清热燥湿、泻火解毒。《神农本草经》："治主五脏肠胃中结气热，黄疸，肠痔；止泄痢，女子漏下赤白，阴阳蚀疮。"

苍术：味辛、苦；性温。归脾、胃、肝经。可燥湿健脾、祛风明目。《本草纲目》："治湿痰留饮，或挟瘀血成窠囊，及脾湿下流，浊沥带下，滑泻肠风。"

薏苡仁：性凉，味甘、淡。归脾、胃、肺经。可健脾渗湿，除痹止泻。

三药同用，为二妙散加薏苡仁合用，可清热燥湿。

两面针，味苦、辛，性平。归肝、胃经。具有活血化瘀、行气止痛、祛风通络、解毒消肿之功效。

（2）养血活血：当归、川芎、白芍、茯苓、苍术。

当归、川芎补血止痛；白芍味辛、苦，性温，有小毒，具温阳祛湿、补体虚、健脾胃等功效；苍术、茯苓健脾渗湿以降于小便。

以上是当归芍药散去熟地黄、泽泻，白术改用苍术，当归芍药散出自《金匮要略》，是治疗妇人腹痛的经方，共奏养血调肝、健脾利湿之功效。

（3）行气活血化瘀：延胡索、川楝子、丹参、三棱。

川楝子，味苦性寒，善入肝经，疏肝气，泻肝火；延胡索，味辛、苦，性温，行气活血，长于止痛；两药合用组成金铃子散，具有疏肝清热、活血止痛之功效。

丹参具有活血祛瘀、通经止痛、清心除烦、凉血消痈之功效。三棱，味辛、苦，性平；归肝、脾、肾经；具有破血行气、消积止痛的功效，两药合用，增强活血化瘀，消积止痛的功效。

二诊（2015年8月28日）　患者经治疗后疼痛稍有缓解，以排卵期少腹疼痛为甚，伴肛门坠胀感，以行走、骑车震动后加重，于8月11日经行，7天干净，经量中，无痛经，周期35天。舌红苔白腻，脉弦。

方药：

苍术10g　　　　薏苡仁20g　　　　黄柏10g　　　　两面针10g

丹参10g　　　　三棱10g　　　　延胡索10g　　　　川楝子10g

| 茯苓10g | 当归10g | 川芎10g | 白芍20g |

黄芪20g

15付，日一付，水煎服。

经治疗患者疼痛稍有缓解，继续守方治疗。

三诊（2015年9月17日）　治疗后下腹疼痛明显缓解，末次月经9月9日，7天净，周期32天，舌红苔白腻，脉弦细。

方药：

苍术10g	薏苡仁20g	黄柏10g	两面针10g
丹参10g	三棱10g	延胡索10g	川楝子10g
茯苓10g	当归10g	川芎10g	白芍20g

黄芪20g

15付，日一付，水煎服。

治疗有效，继续守方治疗2个月，患者已无腹痛，月经规则，已经受孕。

按语：患者反复下腹疼痛，月经周期推后属于中医的妇人腹痛、月经后期。患者舌红苔白腻说明有湿热瘀阻；以排卵期少腹疼痛为主，少腹为肝经所过，故考虑湿热瘀阻肝经；且以下腹坠胀疼痛为主，考虑为久病伤及正气导致中气不足所致；由于湿热瘀结，冲任气血运行不畅，血海不能按时满溢，故月经后期；湿热瘀阻，血不归经，故经期延长。故本病诊断：① 妇人腹痛；② 月经后期。辨证为湿热瘀结。治法为清热除湿、化瘀止痛。处方：二妙散合当归芍药散加减，方中苍术、薏苡仁、黄柏清热利湿，除下焦湿热；当归、川芎、白芍养血和营止痛；黄芪、茯苓健脾益气；川楝子、延胡索行气止痛；丹参、两面针、三棱活血化瘀，全方合用共奏清热除湿、化瘀行滞止痛调经之功效，使得湿热清、瘀血祛、气血运行通畅，故经调痛消则有子。

7　经间期出血

【病例】子宫内膜异位症、经间期出血（肾虚血瘀证）

侯某，女，38岁，已婚，初诊时间：2020年5月9日。

主诉：经间期白带褐色9月，未避孕未孕5月。

病史：诉2019年8月受寒后月经连续两月排卵期白带时呈褐色时粉色样，白带量较前较少。平素月经尚规则，周期28～30天，经期5～7天，末次月经4月9日，经行8天，经量适中，经行第五天开始呈褐色，无血块，无痛经。平时口干无口苦，无腰酸，纳寐可，大便时干时烂，小便调，舌红苔少，脉沉。G2P1，2008年顺产1孩，于2016年11月因前置胎盘行剖宫取胎，胎儿未存活。

妇检：外阴已婚式，阴道畅，宫颈轻度糜烂，见较多白色分泌物。

B超：弓形子宫，Em 8mm，LF 21mm×20mm，子宫散在小结节，较大者约9mm×6mm大小，左巧囊约23mm×17mm。白带常规示清洁度Ⅲ，白细胞2+。尿HCG阴性。

病情分析：本病例患者B超提示有左侧卵巢巧囊，经间期白带褐色2月，当属中医之"经间期出血、癥瘕"范畴。

西医诊断：① 排卵期出血；② 瘢痕子宫；③ 子宫内膜异位症。

中医诊断：① 经间期出血；② 癥瘕。

辨证：肾虚血瘀证。

治法：滋肾养阴，固冲止血。

方药：二至丸合当归补血汤加减。

黄芪20g	当归10g	桑叶10g	蒲黄炭10g
党参10g	麦冬10g	五味子5g	墨旱莲12g
女贞子12g	法半夏6g	甘草6g	

7付，日一付，水煎服。

患者经间期白带呈褐色，病属经间期出血，舌红苔少，脉沉，辨证为肾阴虚。排卵转化失常，以及重阴的病变。发病多因阴虚火旺，滋肾养阴，固冲止血，予二至丸合当归补血汤加减，方中黄芪补气升举，当归补血，加蒲黄炭化瘀止血；女贞子、墨旱莲补益肝肾、滋阴止血；加桑叶凉血止血；党参、麦冬、五味子益气敛阴生津；加半夏燥湿化痰。全方补肾滋阴、固冲止血。

二诊（2020年5月16日） 末次月经5月11日，经行5天，经量中等，色淡红，偶有血块，无痛经，周期32天。口干，有痰，黏痰，色黄，舌质嫩红，苔薄白，脉沉。血AMH 2.59ng/mL，性激素六项：FSH 6.19IU/L，LH 1.66IU/L，E_2 41pg/mL，P 0.29ng/mL，PRL 16.0ng/mL，T 0.37nmol/L。嘱咐月经第13天B

超监测卵泡。

处方：二至丸合当归补血汤加减。

方药：

黄芪20g	蒲黄炭10g	当归10g	白术10g
党参10g	麦冬10g	五味子5g	防风10g
菟丝子10g	女贞子12g	墨旱莲12g	茯神10g
山茱萸10g	甘草6g		

7付，日一付，水煎服。

患者现为经行后期，血海空虚，予以健脾益气、补肾养血之二至丸合当归补血汤加减，方中黄芪补气升举，当归补血，加蒲黄炭化瘀止血；女贞子、墨旱莲补益肝肾、滋阴止血；菟丝子补肾益精，山茱萸补肺脾肾；党参、麦冬、五味子益气敛阴生津；防风、白术与黄芪合用组成玉屏风散以健脾益气、祛风固表；茯神养心安神。全方健脾益气、补肾养血。

三诊（2020年5月23日） C12，末次月经5月11日，周期32天，排卵期白带粉色，口苦口干，舌质红苔黄腻，脉弦。丈夫精液分析：浓度42.6×10⁶/mL，PR+NP=35.1%+7.1%，正常形态4.09%，30分液化。B超：子宫内膜厚7mm，右卵泡18mm×14mm，左巧囊22mm×18mm。嘱咐：指导同房，26/5检查B超，予内异痛经灵加减治疗。

方药：

黄芪20g	当归10g	蒲黄炭10g	五灵脂10g
川楝子10g	延胡索10g	麦冬10g	赤芍10g
王不留行10g	牡丹皮10g	地龙10g	茯神10g
甘草6g			

7付，日一付，水煎服。

该患者有内异病史，血瘀贯穿始终，排卵期转化失常，则排卵出血，予内异痛经灵加减，方中五灵脂、蒲黄炭活血化瘀，王不留行、地龙活血通络；延胡索、牡丹皮、赤芍活血止痛；川楝子疏肝理气止痛；当归活血养血；黄芪补肺脾气，麦冬养阴生津，茯神养心安神。全方活血祛瘀、养血止血。

四诊（2020年5月30日） C19，末次月经5月11日，周期32天。时有气短，有痰，燥热，口干不苦，纳寐可，大便烂，小便调，同房痛，舌红苔黄腻，脉弦。

方药：

黄芪20g	党参10g	白术10g	茯苓10g
当归10g	白芍10g	麦冬10g	五味子3g
菟丝子10g	续断10g	桑寄生10g	山药10g
甘草6g			

7付，日一付，水煎服。

考虑患者有优势成熟卵泡，予以指导同房，根据中医治未病的原则，予以健脾益气、补肾安胎之寿胎丸合四君子汤加减治疗。方中菟丝子补肾益精滋阴，续断、桑寄生补肝肾；山药补肺脾；党参、白术、茯苓、甘草益气健脾；黄芪、当归补气摄血；白芍滋阴柔肝止痛；五味子、麦冬、党参补气生津敛阴。

五诊（2020年6月6日） C26，末次月经5月11日，周期32天，时觉胸闷，尿HCG（−），舌红，苔薄黄，脉沉细。

方药：

太子参10g	麦冬10g	五味子5g	桂枝10g
地黄10g	知母10g	黄柏10g	菟丝子10g
当归10g	枸杞子10g	山药10g	阿胶5g（烊化）
甘草6g			

6付，日一付，水煎服。

患者经前期复诊，根据胸闷、舌红、苔薄黄、脉沉细，考虑阴血不足所致，予以健脾益气养血、养阴清热之予生脉散合寿胎丸加减。方中太子参、麦冬、五味子益气生津敛阴；菟丝子、枸杞子补肾益精；山药补肺脾肾；知母、黄柏、熟地黄滋阴降火；阿胶养血；桂枝、甘草生阳化气。

六诊（2020年6月13日） 末次月经5月11日，周期32天，停经32天。诉6月10日自测尿HCG（＋），近日连测阳性，无恶心干呕，乏力，易疲倦，下腹牵拉感，无腹痛，久立后腰酸，无尿频尿急，大便不成形，一日一行。2016年11月停经4月因稽留流产行剖宫产术。舌红苔黄腻，脉沉细。查尿HCG（＋）。经治疗患者已经妊娠，考虑胎动不安（肾虚证），予以补肾安胎、健脾益气之寿胎丸合举元煎加治疗，并以进一步检查血HCG、P、E_2。

方药：

黄芪20g	党参10g	白术10g	升麻6g
桑寄生10g	续断10g	菟丝子10g	阿胶5g（烊化）

| 山药10g | 白芍10g | 当归5g | 茯苓10g |
| 麦冬10g | 甘草6g | | |

7付，日一付，水煎服。

患者经治疗尿HCG阳性提示早孕，既往有稽留流产病史，现觉腰酸、下腹牵扯痛，考虑胎动不安，予寿胎丸合举元煎，补肾安胎，益气固冲。方中菟丝子补肾益精、固摄冲任；桑寄生、续断补益肝肾；阿胶补血；党参、黄芪、白术、甘草补中益气；升麻助黄芪升阳举陷；当归、白芍养血活血；加麦冬养阴清心；加山药补益肺脾肾。

七诊（2020年6月20日）　停经40天，无阴道出血，无腹痛，稍腰酸，疲倦明显，犯困，恶心欲吐，稍乳房胀痛，偶有胸闷，口干稍咳，有痰，纳少，寐可，大便烂，小便频，舌淡苔白，脉细滑。今查血E_2 204pg/mL，P 20.41ng/mL，血HCG 8011.50IU/L。患者病情稳定，继续守方治疗。一周后予以B超了解胚胎发育情况。

方药：

黄芪20g	党参10g	白术10g	升麻6g
桑寄生10g	续断10g	菟丝子10g	阿胶5g（烊化）
山药10g	白芍10g	当归5g	茯苓10g
麦冬10g	甘草6g		

10付，日一付，水煎服。

八诊（2020年6月30日）　停经50天，孕7周+，现诉食欲不佳，嗜酸，恶心欲吐，2日前因感冒，自行服用姜水好转，嘴角长痘，流鼻血1次。乳胀，胸闷缓解，腰累，疲惫缓解，无腹痛、无阴道流血等。寐可，小便频，大便不成形，1～2次/天，舌红苔白，脉细滑。今查B超：子宫实性结节（小肌瘤可能），较大者9mm×6mm；宫内早孕，相当于孕7周+大小，见孕囊大小约18mm×15mm，见卵黄囊，见胚芽长约5mm，见心管搏动；左卵巢囊性病变（巧囊？）大小约17mm×12mm，内透差。患者孕后出现腰酸，考虑胎动不安（肾虚证），继续予以寿胎丸合四君子汤加减治疗。因感冒服用姜汤出现嘴角长痘，流鼻血，故去升麻，加墨旱莲养阴清热止血。守方加减治疗1月余。

方药：

| 黄芪20g | 党参10g | 白术10g | 墨旱莲12g |
| 桑寄生10g | 续断10g | 菟丝子10g | 阿胶5g（烊化） |

山药10g	白芍10g	当归5g	茯苓10g
麦冬10g	甘草6g		

守上方加减治疗21天。

九诊（2020年7月25日） 孕10周+，脸上长痘，着凉后腹部不适，无阴道流血及腰酸，无口苦口干，易累，纳可，寐欠佳，仍恶心欲吐，大便偏硬，难解，日一次，小便调，舌红苔白。B超：早孕，相当于孕10周+。经治疗患者病情稳定，胎儿发育良好，继续守上方治疗。嘱咐：立产卡，定期产检。

方药：

黄芪20g	党参10g	白术10g	墨旱莲12g
桑寄生10g	续断10g	菟丝子10g	阿胶5g（烊化）
防风6g	女贞子12g	当归5g	五味子5g
麦冬10g	甘草6g		

7付，日一付，水煎服。

按语：本案中患者排卵期白带褐色、带血9月，未避孕未孕5月余，有稽留流产病史，剖宫取胎史，检查发现子宫内膜异位症。西医诊断：① 排卵期出血；② 瘢痕子宫；③ 子宫内膜异位症。根据临床表现，属中医"经间期出血"范畴，患者舌红苔少，脉沉，辨证为肾阴虚。经间期氤氲之时，阳气内动，若肾阴偏虚，虚火内生，与阳气相搏，损伤阴络，冲任不固，因而阴道流血。排卵转化失常，以及重阴的病变。然有内异病史，本病以血瘀为基本病机，瘀血阻滞冲任，经间期阳气内动，与之相搏，脉络损伤，血不循经，故经间期出血，瘀血内阻，则出血量少，色淡，或褐色，气血阻滞，则时有下腹刺痛，故本案辨证考虑肾虚血瘀证，治疗当补肾滋阴，化瘀止血。首诊予当归补血汤合二至丸加减，方中黄芪补气升举，当归补血，加蒲黄炭化瘀止血；女贞子、墨旱莲补益肝肾、滋阴止血；加桑叶凉血止血；党参、麦冬、五味子益气敛阴生津；加半夏燥湿化痰。全方补肾滋阴、固冲止血。考虑患者有子宫内膜异位症病史，病机为血瘀，调经助孕当以补肾益气祛瘀为法，瘀血去，新血生，气血畅，肾气充实，冲任胞脉得养，方能摄精成孕。予方内异痛经灵加减以活血化瘀，行气柔肝止痛。排卵期补肾滋阴，补肾助阳，促进卵泡发育、排卵，指导同房。经治疗患者妊娠，患者有不良妊娠和子宫内膜异位症病史，根据中医治未病的原则，予以积极的补肾安胎、健脾益气治疗，予寿胎丸合举元煎加减，补肾安胎，益气固冲。方中菟丝子补肾益精、固摄冲任；桑寄生、续断补益肝肾；阿胶补血；党参、黄芪、白术、甘草补中益气；升麻助黄芪升阳举陷；当归、白芍养血活血；加麦冬养阴清心；加山药补益肺脾肾。经保胎治疗，患者孕10周余，胚胎发育较好，病情稳定。本案孕前注重补肾滋阴，化瘀止血，围绕肾虚、血瘀病机，孕后固肾安胎，补益气血，积极安胎。

第五节　经行综合征

1　经行头痛

【病例】子宫内膜异位症之不孕、痛经、月经量少、经行头痛

梁某，女，32岁，已婚，初诊时间：2016年9月5日。

主诉：未避孕未孕4年。

现病史：患者自诉近4年来未避孕而未孕，于2016年行腹腔镜，诊断"子宫内膜异位症"，术中见双侧输卵管通畅。曾行B超提示内膜不长。纳寐欠佳，入睡困难，二便调。舌淡，苔薄白，脉弦。

经带胎产史：已婚，孕0产0。平素月经30～32天一行，经行6天干净，末次月经8月22日，经行6天干净，经量少，色暗黑，经行腹痛，无血块，周期29天。

既往史：既往有"腰椎间盘突出"病史，无传染病史。否认药物、食物过敏史。

病情分析：患者未避孕未孕4年，宫腹腔镜提示为内异症，西医诊断为不孕症、子宫内膜异位症，患者经行腹痛，月经量少，中医诊断为不孕症、痛经、月经过少。中医认为子宫内膜异位症的病机为血瘀。瘀血阻滞，不通则痛，故痛经；瘀血阻滞，胞宫胞脉不通，两精不能结合，故不孕。瘀血阻滞，气血运行不畅，故月经量少，色暗。结合患者纳寐欠佳，入睡困难，舌淡，苔薄白，脉弦，考虑为肝气郁结，肝郁乘脾，脾失健运，不能荣养心神所致。

西医诊断： ① 不孕症；② 子宫内膜异位症。

中医诊断： ① 不孕症；② 痛经；③ 月经过少。

诊疗思路： 患者不孕症、痛经、月经过少为气滞血瘀所致，治以疏肝理气行滞、活血化瘀，方选逍遥散合失笑散、金铃子散加减。

辨证： 气滞血瘀证。

治法： 疏肝理气，活血化瘀。

方药： 逍遥散、金铃子散合失笑散加减。

当归10g	白芍10g	茯苓10g	白术10g
泽泻10g	川楝子10g	桂枝3g	香附10g
柴胡10g	蒲黄炭10g	五灵脂10g	延胡索10g

12付，日一付，水煎服。

方解：

（1）调和肝脾：当归、白芍、柴胡、茯苓、白术、香附、泽泻。

柴胡疏肝解郁，使肝气得以调达；当归甘辛苦温，养血和血；白芍酸苦微寒，养血敛阴，柔肝缓急；当归、白芍与柴胡同用，补肝体而助肝用，血和则肝和，血充则肝柔。白术、茯苓健脾去湿，使运化有权，气血有源。诸药合用，使肝郁得疏，血虚得养，脾弱得复，气血兼顾，体用并调，肝脾同治。以上药物组成逍遥散，具有调和肝脾、疏肝解郁、养血健脾之功效。主治肝郁血虚脾弱证，症见两胁作痛，头痛目眩，口燥咽干，神疲食少，或月经不调，乳房胀痛，脉弦而虚者。加香附以增强疏肝解郁、行气活血之功。

泽泻，味甘，性寒；入肾、膀胱经；具有利水、渗湿、泄热功效，与当归、白芍、川芎、柴胡、茯苓、白术组成当归芍药散，出自《金匮要略》，为理血剂。具有养血调肝、健脾利湿之功效。治疗妇人腹痛、妊娠腹痛。该患者痛经，为肝郁脾虚所致，故以当归芍药散治之。

（2）行气止痛：川楝子、延胡索。

川楝子、延胡索组成金铃子散，为理气剂，具有疏肝泄热、活血止痛之功效。为治疗肝郁化火之胸腹胁肋疼痛的常用方，亦是治疗气郁血滞而致诸痛的基础方。临床应用以胸腹胁肋诸痛，口苦，苔黄，脉弦数为辨证要点。肝藏血，主疏泄，性喜条达而恶抑郁。肝郁气滞，疏泄失常，血行不畅，不通则痛，故见心腹胁肋诸痛；疼痛随情志变化而波动，故时发时止；气郁化火，故见口苦，舌红苔黄，脉弦数。治宜疏肝清热，活血止痛。方中金铃子（即川楝子）味苦性寒，善入肝经，疏肝气，泻肝火。延胡索辛苦而温，行气活血，长于止痛。两药相配，气行血畅，疼痛自止，为治疗气郁血滞而致诸痛的常用组合。

（3）活血化瘀：蒲黄炭、五灵脂、桂枝。

蒲黄炭、五灵脂组成失笑散，为理血剂，具有活血祛瘀、散结止痛之功效。本方是治疗瘀血所致多种疼痛的基础方，尤以肝经血瘀者为宜。临床应用以妇人月经不调、少腹急痛等为辨证要点。瘀血内停，脉络阻滞，血行不畅，不通则痛，故见少腹急痛；瘀阻胞宫，则月经不调。治宜活血祛瘀止痛。方中五灵脂苦咸甘温，入肝经血分，功擅通利血脉，散瘀止痛；蒲黄甘平，行血消瘀，炒用并能止血，二者相须为用，为化瘀散结止痛的常用组合。调以米醋，或用黄酒冲服，乃取其活血脉、行药力、化瘀血，以加强五灵脂、蒲黄活血止痛之功，且制五灵脂气味之腥臊。诸药合用，药简力专，共奏祛瘀止痛、推陈出新之功，使瘀血得去，脉道通畅，则诸症自解。

桂枝，味辛、甘，性温；归心、肺、膀胱经，具有温通经脉、助阳化气、平冲降气之功效。寒凝则血瘀，血得温则行，陈慧侬教授选少量桂枝温通经脉，助血行通畅。

二诊（2016年9月14日） 现月经第24天，便溏，纳欠佳，入睡难，心烦易怒，稍口干，舌红苔黄，脉弦。FSH 6.09 mIU/mL，LH 3.67 mIU/mL，E_2 39pg/mL，PRL 15.25 ng/mL。

方药：

当归10g	白芍10g	茯苓10g	白术10g
泽泻10g	川楝子10g	桂枝3g	香附10g
柴胡10g	蒲黄炭10g	五灵脂10g	延胡索10g
牡丹皮10g	桃仁10g		

15付，日一付，水煎服。

患者现为经前期，症见便溏，纳欠佳，入睡难，心烦易怒，稍口干，舌红苔黄，脉弦，为肝郁化热所致，守上方加牡丹皮、桃仁以加强活血化瘀。

三诊（2016年9月28日） 末次月经9月17日，现月经第12天，寐差易醒，口干，欲饮温水，心烦易怒，大便干硬。经行咳嗽，经量少色暗，无血块，舌稍暗，有瘀斑，舌尖稍红，点刺，边有齿痕，苔少腻，脉弦。

方药：

当归10g	白芍10g	白术10g	茯苓10g
川楝子10g	延胡索10g	柴胡10g	麦冬10g
沙参10g	续断10g	太子参10g	五味子10g
山茱萸10g			

20付，日一付，水煎服。

患者心烦易怒，口干、舌暗、经行咳嗽，便干结均为肝郁化热伤阴的表现；治以疏肝清热，养阴润肺；方选逍遥散、金铃子散合生脉饮加减。逍遥散调和肝脾，疏肝解郁；金铃子散疏肝泄热，活血止痛；生脉饮益气养阴；沙参养阴清热，润肺化痰，益胃生津；续断、山茱萸补益肝肾。

四诊（2016年10月26日） 末次月经10月17日，现月经第10天，经行6天干净，周期30天，量少，无痛经，经行第一天头痛，腰酸，自觉咽部有痰，厌油腻，纳差。寐差易醒，醒后难入睡，大便溏结不调，稍口干，舌红苔薄白，脉弦。

方药：

熟地黄10g	知母10g	黄柏10g	龟甲10g
何首乌10g	山茱萸10g	枸杞子10g	钩藤10g
太子参10g	麦冬10g	五味子10g	丹参10g

20付，日一付，水煎服。

患者经行头痛，陈慧侬教授结合症状、体征，考虑为肝肾阴虚，肝阳上亢，风阳上扰清窍，治以滋阴潜阳，补肾调经，方选大补阴丸合生脉散加减。大补阴丸，《医宗金鉴》曰："是方能骤补真阴，承制相火，较之六味功效尤捷。"为大补肾阴之良方。患者现口干、寐差加太子参、麦冬、五味子清心养阴生津。加何首乌、山茱萸、枸杞子，补益肝肾，肾水充足，则可制火。钩藤有清热平肝、息风定惊的功效；丹参具有活血祛瘀、通经止痛、清心除烦之功效。

五诊（2016年12月5日） 末次月经11月13日，现月经第23日，周期27天，经量少，无痛经，经行头痛已缓解，偶有头闷痛，厌油腻，寐差，入睡困难，稍口干，大便如羊屎。舌红苔薄白，脉弦。

方药：

熟地黄10g	龟甲10g	黄柏10g	知母10g

枸杞子10g	钩藤10g	山茱萸10g	何首乌10g
当归10g	覆盆子10g	续断10g	

7付，日一付，水煎服。

经治疗后患者头痛缓解，口干，稍纳寐差，继续予滋阴生津，调补肾精，养血调经，主方仍选大补阴丸加减。

按语： 患者婚久未孕，经腹腔镜检查诊断"子宫内膜异位症"，该病多为瘀血内停，冲任受阻，胞脉不通，而致不孕。瘀阻冲任，气血不畅，血海不能满盈，故月经量少色暗，经行腹痛。故诊断为① 不孕症；② 痛经；③ 月经过少。辨证为肝郁血瘀证。治以化瘀止痛，理血调经，方选逍遥散、金铃子散合失笑散加减，方中失笑散具有活血祛瘀、散结止痛之效；金铃子散疏肝泄热，活血止痛；当归、芍药养血柔肝，止痛；茯苓、白术、泽泻补养后天之本；香附、柴胡疏肝理气调经；桂枝温阳通络。全方共奏化瘀止痛、理血调经之效。患者久病伤及肾阴，见经行头痛、腰酸、口干、纳寐差，又予大补阴丸补肾养阴清热。经治疗后患者痛经及头痛得以缓解。

2 经行呕吐

【病例】 痛经，经行呕吐，癥瘕（肝郁犯胃，气滞血瘀）

李某，女，32岁，已婚，初诊时间：2015年6月21日。

主诉： 经行腹痛、呕吐10余年。

病史： 患者自诉月经15岁初潮，19岁开始出现经行呕吐，经行1～3天呕吐胃内容物，纳差，脘腹胀满，不欲饮食，倦怠乏力，经前乳房胀痛、烦躁易怒，肛门坠胀，末次月经5月24日，周期30天，经行第一天经量少，呕吐胃内容物，经行下腹胀痛，经行2～3天经量中等，经行通畅，下腹胀痛缓解，月经5天干净。舌暗红，边有齿印，苔白腻，脉弦。孕1产1。

既往史： 既往无特殊病史及传染病史。否认药物、食物过敏史。

辅助检查： B超提示右卵巢巧囊。

病情分析： 患者经行出现下腹胀痛、呕吐、经前乳房胀痛，B超提示右卵巢巧囊，故该患者西医诊断为子宫内膜异位症，中医诊断为痛经、经行呕吐、癥瘕。患者平素性情急躁，肝气郁结，经前、经期阴血下注冲任血海，冲任气血相对旺盛，行经期子宫由藏而泻，由盈而虚，容易使得偏虚的阴血更加不足而致肝失所养，肝郁益甚，肝气挟冲气横逆犯胃，胃失和降，胃气上逆，则经行呕吐；肝经布胸胁，过乳头，肝气郁结则乳络不畅，发为经行乳房胀痛；肝郁乘脾，脾失健运，不能运化水湿故出现纳差、脘腹胀满、倦怠乏力、肛门坠胀；舌暗红、边有齿印、苔白腻、脉弦，均为肝郁脾虚的表现。肝气郁结，气机不畅，气滞血瘀，瘀积日久，渐成癥瘕。本病病机为肝郁犯胃，气滞血瘀。

西医诊断：子宫内膜异位症。

中医诊断：① 痛经；② 经行呕吐；③ 癥瘕。

诊疗思路：陈慧侬教授认为本病主要是肝郁乘脾，气机上逆所致，治疗原则以疏肝健脾、降逆止呕为主，治以疏肝健脾，降逆止呕，行气止痛，方选逍遥散合香砂六君子汤加减。

辨证：肝郁犯胃，气滞血瘀。

治法：疏肝健脾，降逆止呕。

处方：逍遥散合香砂六君子汤加减。

方药：

党参20g	白术10g	茯苓15g	当归10g
赤芍15g	柴胡9g	陈皮6g	砂仁6g（后下）
法半夏10g	黄芪20g	干姜3g	木香10g
益母草10g	牛膝10g	甘草6g	

7付，日一付，水煎服。

方中逍遥散疏肝解郁，健脾养血；香砂六君子汤健脾和胃，降逆止呕，故能使肝气得疏，脾气健旺，冲任气血运行通畅，呕吐自止，在此基础上，经期加引血下行的牛膝、益母草。

二诊（2015年6月29日） 服上药后症状缓解，于6月25日经行，经量中，经行左少腹胀痛，经色暗红，经前乳胀，经行第一天呕吐1次，第二天2次，时觉干呕，额头长痘，时口苦，舌暗红，苔白腻，脉沉细。

方药：

当归10g	白芍15g	柴胡9g	白术10g
茯苓15g	薏苡仁20g	甘草6g	苍术10g

| 党参20g | 陈皮6g | 法半夏10g | 厚朴10g |
| 木香10g | 砂仁6g（后下） | | |

14付，日一付，水煎服。

患者经治疗经行下腹胀痛，呕吐稍微缓解，结合舌白腻，口苦，考虑有湿热郁结，守上方去干姜、益母草、牛膝，加苍术、厚朴、薏苡仁清利湿热。

三诊（2015年7月20日） 月经周期第25天，腰酸缓解，时觉下腹隐痛，舌暗红，苔白腻，脉缓。

方药：

当归10g	白芍15g	柴胡9g	白术10g
茯苓15g	薏苡仁20g	甘草6g	砂仁6g（后下）
党参20g	陈皮6g	法半夏10g	木香10g
牛膝10g	干姜3g	益母草10g	

7付，日一付，水煎服。

考虑经前期，冲任气血旺盛，予以疏肝理气，降逆止呕，在原方的基础上去厚朴、苍术，加牛膝、干姜、益母草引血下行。

四诊（2015年8月3日） 于7月23日经行，经量中，无痛经，经期5天干净，周期28天，经行呕吐1次，呕吐时头晕，现月经周期第12天，但腹胀，腰酸，大便溏烂，日行2～3次，舌红暗边有齿印，苔白腻，脉沉细。

方药：

当归10g	白芍15g	柴胡9g	白术10g
茯苓15g	薏苡仁20g	甘草6g	苍术10g
党参20g	陈皮6g	法半夏10g	厚朴10g
木香10g	砂仁6g（后下）		

7付，日一付，水煎服。

患者经治疗后经行呕吐已经明显缓解，无痛经，原治疗方案有效，继续守方出入治疗。

五诊（2015年8月14日） 月经周期第22天，末次月经7月23日，5天干净，周期28天，大便溏烂，腰酸，日行1次，舌红暗边有齿印，苔白腻，脉沉细。

方药：

| 党参20g | 柴胡9g | 黄芩10g | 法半夏10g |
| 生姜5g | 大枣6g | 续断10g | 益母草15g |

牛膝10g　　　　甘草6g

7付，日一付，水煎服。

结合患者口苦，呕吐，考虑少阳证，予以小柴胡汤加减以和解少阳，平冲降逆。

六诊（2015年8月26日）　于8月22日经行，周期30天，经行已无呕吐，经行第一天腹胀，但觉干呕，腰酸，经量较前增多，精神较前改善，舌暗红，苔薄白，脉沉细。

继续守方加减治疗3个月，患者已无经行呕吐。

按语：患者经行出现下腹胀痛、呕吐、经前乳房胀痛，B超提示右卵巢巧囊，中医诊断为痛经、经行呕吐、癥瘕。患者平素性情急躁，肝气郁结，经前、经期阴血下注冲任血海，冲任气血相对旺盛，行经期子宫由藏而泻，由盈而虚，容易使得偏虚的阴血更加不足而致肝失所养，肝郁益甚，肝气挟冲气横逆犯胃，胃失和降，胃气上逆，则经行呕吐；肝经布胸胁，过乳头，肝气郁结则乳络不畅，发为经行乳房胀痛；肝郁乘脾，脾失健运，不能运化水湿故出现纳差，脘腹胀满，倦怠乏力，肛门坠胀；舌暗红，边有齿印，苔白腻，脉弦均为肝郁脾虚的表现。肝气郁结，气机不畅，气滞血瘀，瘀积日久，渐成癥瘕。本病病机为肝郁犯胃，气滞血瘀。治法疏肝理气，健脾和胃，降逆止呕；方选逍遥散合香砂六君子汤加减，方中逍遥散疏肝解郁，健脾养血，香砂六君子汤健脾和胃，降逆止呕，故能使肝气得疏，脾气健旺，冲任气血运行通畅，呕吐自止。在此基础上，经期加引血下行的牛膝、益母草；根据其临证表现经行期间出现心烦喜呕，用小柴胡汤和解少阳枢机不利起到立竿见影的疗效。

3　经行腹泻

【病例】不孕、子宫内膜异位症、经行腹泻（脾肾两虚）

方某，女，27岁，已婚，初诊时间：2021年3月15日。

主诉：经行腹泻、未避孕未孕1年。

现病史：患者未避孕未孕1年，性生活正常。平素月经规则，周期28～30

天，经期4天。末次月经2021年3月9日，行经4天干净，经量适中，色鲜红，有小血块，无痛经，经行腹泻，经行乳胀，舌淡胖苔薄白，脉弦。

婚育史： 已婚，G0P0。

既往史： 既往无特殊病史及传染病史。否认药物、食物过敏史。

病情分析： 患者未避孕未孕1年，既往月经尚规则，与丈夫性生活正常，无两地分居，其子宫输卵管卵巢功能情况及男方精子情况不详，现患者行经时伴有腹泻症状，无腹痛，考虑与其脾肾虚弱有关，中医认为脾主运化，肾主温煦，为胃之关，主司二便。经行时脾肾更虚，遂至泄泻。该患者西医诊断为原发性不孕。中医诊断为不孕症、经行腹泻。不孕的主要病机为肾气不足，冲任气血失调。肾气亏虚，精不化血，则冲任虚衰，难以受孕；肾阳不足胞宫失于温煦，则冲任虚寒，不能成孕。故应把握其主要病机进行治疗，并需排除影响冲任胞宫气血失调因素以及男方而致不孕因素。

西医诊断： 原发性不孕。

中医诊断： ① 不孕症；② 经行腹泻。

诊疗思路： 根据患者的病史、症状、体征情况，可诊断为不孕症，结合其舌脉，可辨为脾肾两虚证。肾气不足，脾失健运，气血生化乏源，冲任虚衰，胞宫失养，不能摄精成孕，故致不孕。脾失健运，加之肾气虚，不能上温脾阳，脾失温煦，运化失司，而致经行泄泻。故治以补肾健脾，调补冲任。

辨证： 脾肾两虚证。

治法： 补肾健脾，调补冲任。

方药：

党参10g	白术10g	茯苓10g	黄芪20g
熟地黄10g	当归10g	陈皮6g	菟丝子10g
枸杞子10g	覆盆子6g	巴戟天10g	山茱萸10g
甘草6g			

7付，日一付，水煎服。

方解：

（1）健脾益气：党参、黄芪、白术、茯苓、陈皮、甘草。

党参：味甘，性平。归脾、肺经。健脾益肺，养血生津。

白术：味甘、苦；性温。归脾、胃经。可补益脾胃，燥湿和中。《本草求真》言："白术缘何专补脾气？盖以脾苦湿，急食苦以燥之，脾欲缓，急食甘以缓之；

白术味苦而甘，既能燥湿实脾，复能缓脾生津。且其性最温，服则能以健食消谷，为脾脏补气第一要药也。"

黄芪：性微温，味甘。归脾、肺经。可补气升阳，固表止汗，利水消肿，生津养血，行滞通痹，托毒排脓等。《本草求真》言："黄芪，入肺补气，入表实卫，为补气诸药之最，是以有耆之称。与人参比较，则参气味甘平，阳兼有阴；耆则秉性纯阳，而阴气绝少，盖宜于中虚，而泄泻、痞满、倦怠可除。"

茯苓：性平，味甘、淡。归心、脾、肺、肾经。可渗湿利水，益脾和胃，宁心安神。《药品化义》言："白茯苓，味独甘淡，甘则能补，淡则能渗，甘淡属土，用补脾阴，土旺生金，兼益肺气。主治脾胃不和，泄泻腹胀，胸胁逆气，忧思烦满，胎气少安，魂魄惊跳，膈间痰气。"

陈皮：性温，味辛、苦，归肺、脾经。可理气健脾，燥湿化痰，在本方中起到补而不滞、补中有行之功。

以上是四君子汤加黄芪、陈皮，四君子汤是补气的常用方，具有益气健脾之功，方中加用黄芪可增强补气之功，陈皮理气行滞，增强行气和胃之功，使补中有行，补而不滞。

甘草：补益脾气，调和诸药。

（2）养血活血：熟地黄、当归、枸杞子。

当归：味甘，性温。归肝、心、脾经。补血活血；调经止痛；润燥滑肠。

熟地黄：甘，微温。入肝肾经。可补血滋阴，益精填髓。《本草纲目》言："按王硕《易简方》云：……生地黄能生精血，天门冬引入所生之处，熟地黄能补精血，用麦门冬引入所补之处。"《活法机要》言："熟地黄、当归合用名补髓剂。"

枸杞子：性平，味甘，归肝肾经。可滋补肝肾，益精明目。《重庆堂随笔》言："枸杞子，《圣济》以一味治短气。余谓其专补心血，非他药所能及也。与元参、甘草同用，名坎离丹，可以交通心肾。"

以上是取四物汤中的熟地黄、当归两味药，二者合用，一可补血养阴，二可活血，补而不滞，熟地黄、当归结合使用更胜于一药单用；而熟地黄、枸杞子同用补血同时可补肾滋阴，共奏补养阴血、养血活血之功效。

（3）补益肝肾：山茱萸、枸杞子、熟地黄、菟丝子、巴戟天、覆盆子。

山茱萸：味酸、涩，性微温。归肝、肾经。可补益肝肾、收涩固脱。山茱萸微温而不热，是一味平补阴阳的药品，不论阴虚或阳虚，都可配用。它既能补益肝肾，又能收敛固涩；能补能涩，是它的又一特点。熟地黄：《本草从新》言："滋肾水，封填骨髓，利血脉，补益真阴，聪耳明目，黑发乌须。又能补脾阴，止久泻。"枸杞子：《本草纲目》记载："补肾生精，养肝，明目，坚精骨，去疲劳，易颜色，变白，明目安神，令人长寿。"三药同用可补益肝肾之阴。

菟丝子：味甘，性平，补肝肾、调阴阳，能阴阳并补，有补肾固精、养肝明目之功，可温养肾气助生精。

巴戟天：味辛、甘，性微温，归肾、肝经。补肾阳，强筋骨，祛风湿。《本草求真》言："巴戟天，据书称为补肾要剂，能治五劳七伤，强阴益精，以其体润故耳。"

覆盆子：性温，味甘、酸；入肝、肾、膀胱经，可益肾固精缩尿，养肝明目。《开宝本草》言："补虚续绝，强阴建阳，悦泽肌肤，安和脏腑，温中益力，疗劳损风虚，补肝明目。"

（4）调和：甘草。

甘草：《雷公炮制药性解》曰："味甘，性平，无毒。入心、脾二经，生则分身、梢而泻火，炙则健脾胃而和中。解百毒，和诸药，甘能缓急，尊称国老。"

陈慧侬教授认为妇科疾病多与肝脾肾三脏相关，治疗上常以补肾为主，随证加以养肝疏肝、健脾及化痰、活血药物。结合患者以脾肾阳虚证为主，方中既有四君子汤加减健脾益气，养血活血，补后天之本资气血化生之源；又有滋补肝肾之品而益先天之本，并加用补肾温阳药，温煦脾土，助脾运化，温阳止泻，并促进精血生化，温煦胞宫，增强冲任补肾摄精之用。全方共奏补肾健脾、调补冲任气血之功。

二诊（2021年3月26日） 月经周期第18天，末次月经3月9日，周期28～30天，平素易腹泻，日1～2次，肠鸣音活跃，无口干口苦，无痰，偶有头晕不适，易疲乏，纳寐可，舌淡胖，苔薄白，脉弦。2021年3月17日丈夫精液分析：液化时间30min，浓度$25×10^6$/mL。正常率5%；PR+NP=53.5%+9.6%=63.1%。2021年3月21日B超：子宫内膜厚0.6cm；左侧卵泡1.0cm×0.5cm；右侧卵泡1.5cm×1.1cm。2021年3月24日B超：子宫内膜厚1.0cm；左侧卵泡0.8cm×0.6cm；右侧卵泡2.0cm×1.7cm。

方药：

党参10g	当归10g	陈皮6g	砂仁3g
升麻6g	白术10g	茯苓10g	菟丝子10g

柴胡3g　　　　覆盆子6g　　　　巴戟天10g　　　　黄芪20g

甘草6g

7付，日一付，水煎服。

患者丈夫精液常规检查提示精子活力尚可，监测卵泡右侧卵巢可见优势卵泡生长，为进一步明确导致不孕的原因，必要时可在月经干净2～3天行HSG检查了解两侧输卵管通畅情况。现结合患者症状、体征及舌脉象，考虑患者素体脾肾亏虚，故易出现腹泻、疲乏等不适，治宜健脾益气、温肾助阳，方选补中益气汤加减，方中黄芪补肺健脾益气为君；脾者肺之本，党参、甘草补脾益气，和中为臣；白术燥湿强脾，当归和血养阴为佐；加升麻、柴胡以升阳明、少阳清气，即所谓阳升则万物生，清升则浊阴降；加陈皮以通利其气；茯苓渗湿健脾，砂仁化湿开胃，温脾止泻；方中亦同上诊加用温补肝肾之巴戟天、菟丝子、覆盆子，使脾阳得以温煦、肾中之精得以化生。

三诊（2021年7月26日）　月经周期第4天，末次月经7月23日，量中，色红，少许小血块，小腹隐痛，经行腹泻好转，经行见腰酸，无经前乳胀，周期27天。平素胃脘部易胀气，口干不苦，少痰，乏力犯困，纳寐可，二便调，舌淡苔白，脉细弦。曾于2021年4月29日行纤维瘤切除术。2021年5月17日HSG示左侧输卵管通畅；右侧输卵管不通，远端堵塞。2021年7月8日，月经周期第13天，B超示子宫内膜厚7.1mm；左侧卵泡22mm×15mm。2021年7月9日，月经周期第14天，B超示子宫内膜厚7.6mm；左侧卵泡24mm×15mm（打破卵针）。2021年7月10日，月经周期第15天，B超示子宫内膜厚10mm；左侧卵泡（-）；右侧卵泡9mm×5mm。

方药：

党参15g　　　　黄芪20g　　　　白术10g　　　　茯苓10g

当归10g　　　　柴胡6g　　　　菟丝子10g　　　　陈皮6g

续断10g　　　　王不留行10g　　　地龙6g　　　　甘草6g

木香9g

7付，日一付，水煎服。

患者行HSG检查示右侧输卵管不通，远端堵塞；且本周期监测卵泡提示右侧未见优势卵泡，左侧卵巢可见有优势卵泡，但不能自行破卵。结合上次卵泡监测情况，患者两侧都可有优势卵泡生长，但均不能自行破卵，考虑不孕由此引起。陈慧侬教授认为输卵管性不孕以胞脉瘀阻为关键病机。结合患者症状、体征特点，考虑肾气亏虚，冲任气血运行不畅，瘀阻胞脉，冲任不能相资，不能授精成孕。且认为肾气不足，不能温煦推动卵子排出，瘀血阻滞，冲任胞宫气血运行不畅，从而导致卵子排出障碍影响受孕。治疗则以健脾补肾、活血通络为大法，并重视气血同调。现经治疗，患者腹泻症状缓解，继续予党参、黄芪、白术、茯苓等健脾益气，养后天之本，并可资先天。患者有腹胀表现，予木香、陈皮调理胃肠之气。地龙为善于行走的虫类药物，以达活血通络之效；当归、王不留行养血、活血通络；柴胡疏肝理气，助调气机；续断、菟丝子补肾温阳，温煦胞宫，助卵泡排出。

四诊（2021年8月2日） 月经周期第11日，末次月经7月23日，经量中，色红，小血块，无痛经，无乳胀，经行腹泻1～2次，周期27天。平素易胃胀气，偶有头晕，无口干口苦，少痰，夜间干咳，纳寐可，小便调，大便成形，日1～2次，舌红苔薄白，脉弦。

方药：

党参15g	黄芪20g	麦冬9g	五味子3g
当归10g	柴胡6g	菟丝子10g	续断10g
山药10g	王不留行10g	地龙6g	甘草6g
木香9g			

7付，日一付，水煎服。

患者经行腹泻症状未除，仍时有胃脘部胀气，继续同上方治疗，并加用山药同调脾肾，麦冬、五味子、党参三药为生脉散之意，起到益气养阴之用，助阴血化生，并防温补之药耗伤阴液。

五诊（2021年8月9日） 月经周期第18日，末次月经7月23日，周期27天。昨日自测尿HCG（+），今日查血HCG 48.1mIU/mL；无阴道流血、流液等不适，偶有腰酸及小腹扯痛感，口干不苦，恶心干呕，易累犯困，纳可，寐一般，二便调，舌红苔白，脉细滑。2021年8月4日B超：子宫内膜厚12mm；左侧卵泡23mm×17mm；右侧卵泡（－）（打破卵针，有同房）。

2021年8月6日B超：子宫内膜厚9.5mm；左侧卵泡25mm×14mm；右侧卵泡6.1mm×3.3mm（打破卵针，有同房）。2021年8月7日B超：子宫内膜厚14mm；左侧卵泡32mm×27mm×28mm；右侧卵泡6mm×5mm。2021年8月9日血HCG 48.1mIU/mL；E_2 142pg/mL；P 5.03ng/mL。

方药：

太子参10g	麦冬10g	五味子3g	山药10g

菟丝子10g	续断10g	桑寄生10g	女贞子12g
墨旱莲12g	甘草6g	覆盆子9g	白芍10g
石斛10g			

5付，日一付，水煎服。

患者8月6日B超检查提示左侧卵巢见优势卵泡，行破卵针后有同房，今日查血HCG：48.1mIU/mL，考虑早孕。予监测孕三项检查观察胚胎发育情况，患者口干不苦，偶见腰酸及小腹扯痛不适，治疗予口服黄体酮胶囊100mg bid×7天保胎治疗，中药选寿胎丸加减补肾安胎，合用生脉饮益气养阴、二至丸补益肝肾滋阴以养胎。

六诊（2021年8月16日） 月经周期第24日，末次月经7月23日，周期27天。平素口干欲饮，易疲倦。现觉乳胀，腰酸痛，大便溏，日1次，舌质红少苔，脉细滑。2021年8月11日血HCG 14.5mIU/mL；P 11.33ng/mL。

方药：

太子参10g	麦冬10g	五味子3g	山药10g
菟丝子10g	续断10g	桑寄生10g	女贞子12g
墨旱莲12g	甘草6g	覆盆子9g	黄芪15g
北沙参10g			

7付，日一付，水煎服。

患者复查HCG不升反降，孕酮偏低，考虑胚胎发育欠佳，根据患者口干、疲倦，舌红苔少，脉细，考虑气阴两伤，方同上继续益气养阴，补肾安胎治疗，并加用黄芪增强补气之力，北沙参清热生津。

七诊（2021年8月25日） 月经周期第6日，末次月经8月20日，月经周期第2～3天量中，现仍有少量阴道流血，周期27天，本次月经已无经行腹泻。平素口干有痰，舌质红少苔，脉细。

方药：

太子参10g	当归10g	麦冬10g	五味子3g
墨旱莲12g	山药10g	地黄10g	菟丝子10g
茯苓10g	覆盆子6g	王不留行10g	女贞子12g
甘草6g			

7付，日一付，水煎服。

患者月经来潮，现月经周期第6天，结合其HCG结果考虑生化妊娠，现患者阴道流血尚未干净，结合其口干，舌红少苔，脉细表现，考虑肾阴亏虚，虚热内扰，热迫血行，故治宜养阴清热凉血之生脉饮合二至丸，方中加王不留行助其瘀血排净，地黄清热凉血养阴合山药、菟丝子、覆盆子补肾填精，恢复冲任气血功能。

八诊（2021年9月5日）月经周期第17日，末次月经8月20日，周期27天。平素口干无口苦，少痰，易疲倦，稍腰酸，余无特殊不适。纳寐尚可，二便调，舌红苔少，脉细弦。

方药：

党参10g	柴胡9g	黄芩9g	法半夏6g
王不留行10g	当归10g	川芎6g	土茯苓15g
金银花9g	皂角刺6g	丝瓜络10g	甘草6g
荷叶10g			

7付，日一付，水煎服。

患者妊娠后生化，患者为输卵管阻塞性不孕，其主要病机为胞脉瘀阻，并结合其症状、舌脉象，考虑兼有肝郁化热表现，方予小柴胡汤加通管汤加减清热疏肝，活血通络。

九诊（2021年9月13日）月经周期第25日，末次月经8月20日，周期27天。近3日外阴痒，白带分泌物稍多，色黄绿，稍有异味，自行用药外洗，平素口干口苦，少痰，纳可，寐可，二便调，舌红苔少，脉细弦。

方药：

党参10g	柴胡9g	黄芩9g	法半夏6g
土茯苓10g	当归10g	川芎6g	茯苓10g
续断10g	王不留行10g	麦冬10g	甘草6g
薏苡仁15g			

7付，日一付，水煎服。

结合患者症状、体征、舌脉象，继续予小柴胡汤加减清热疏肝，患者外阴瘙痒，白带异常，少痰，方中用土茯苓、薏苡仁加强利湿之效。因本病主要病机以血瘀为主，故方中加用当归、川芎、王不留行养血活血通络；续断补肾益精；麦冬助小柴胡汤清热养阴。

十诊（2021年10月13日）月经周期第26日，末次月经9月17日，乳胀，腰酸，觉全身疲软，周期27天。外阴瘙痒，白带色黄，夜寐欠佳，舌淡红苔薄白，脉细弦。

方药：

党参10g	柴胡9g	黄芩9g	法半夏6g
土茯苓10g	当归10g	川芎9g	茯神10g
续断10g	王不留行10g	荷叶10g	甘草6g
薏苡仁15g			

5付，日一付，水煎服。

患者乳胀，腰酸，夜寐欠佳，继续清热疏肝，活血通络，在上方中改茯苓为茯神宁心安神，患者仍有外阴瘙痒，白带色黄，加用荷叶助土茯苓、薏苡仁利湿。

十一诊（2021年10月27日） 月经周期第10日，末次月经10月18日，经量中，无痛经，经行4天干净，周期31天。平素有痰，时有腰酸，余无特殊不适。纳寐尚可，二便调，舌淡红苔薄白，脉弦。辅助检查：性激素六项中FSH 6.04mIU/mL；LH 4.11mIU/mL；P 0.22ng/mL；PRL 24.16ng/mL；T 20.33ng/mL；E_2 32pg/mL。B超监测：窦卵泡左侧4个；右侧3个，右侧巧囊13mm×11mm。

方药：

党参10g	柴胡9g	黄芩9g	法半夏6g
王不留行10g	当归10g	僵蚕9g	茯神10g
白术10g	醋延胡索10g	地黄10g	甘草6g
川楝子6g			

7付，日一付，水煎服。

患者性激素六项检查示为早卵泡期，卵巢功能尚可。B超监测卵泡仅见多个窦卵泡，且提示有右侧巧囊，较小。考虑子宫内膜异位症易致不孕，并结合患者右侧输卵管远端梗阻病史，为导致不孕的高危因素，建议患者行IVF-ET辅助生殖助孕。陈慧侬教授认为子宫内膜异位症基本病机为血瘀，治疗以活血化瘀通络为主。而结合患者症状表现，仍有肝郁不舒，方选小柴胡汤加用延胡索、川楝子疏肝理气，合当归、地黄补血行血，瘀祛则肝自舒，僵蚕散结，促进子宫内膜异位症病灶吸收。

十二诊（2021年11月19日） 月经周期第8日，末次月经11月12日，经量中，色红，少血块，月经周期第1天腹痛及腰酸，无乳胀，经行4天干净，周期26天。平素口干不苦，时有恶心呕吐，腰酸，易累，犯困，纳可，寐欠佳，小便调，大便可，舌淡红苔黄腻，中有裂纹，脉弦。辅助检查：2021年10月26日

TCT（-）。

方药：

党参10g	黄芩20g	白术10g	茯苓10g
当归10g	川芎6g	蒲黄炭10g	五灵脂10g
续断10g	王不留行10g	地龙6g	甘草6g
巴戟天10g			

7付，日一付，水煎服。

患者本次月经来潮第1天见腰酸、腹痛，经血见有血块，考虑血瘀为其主要病机，治疗仍以活血化瘀为主。方中蒲黄炭、五灵脂活血化瘀，散结止痛；当归、川芎行气活血化瘀；王不留行、地龙活血通络；患者腰酸、易累，加用续断、巴戟天补肾助阳，党参、白术、茯苓健脾益气；患者口干，舌红苔黄仍有热，加黄芩取其清热之功。

十三诊（2021年12月3日） 月经周期第22日，末次月经11月12日，周期24天。下腹隐痛，腰酸，口干，少痰，咽部有异物，面部长痘，大便硬，难解，小便调，舌淡苔白，脉弦，现服用DHEA、辅酶Q10。

方药：

党参10g	柴胡9g	黄芩9g	法半夏6g
北沙参10g	荷叶10g	川楝子6g	醋延胡索10g
蒲黄炭10g	王不留行10g	续断10g	甘草6g
土茯苓15g			

7付，日一付，水煎服。

结合患者口干，咽部异物感，面部长痘，大便硬，脉弦等表现，考虑肝经有热，故予小柴胡汤加减疏肝清热，并根据本病基本病机为肾虚血瘀，故方中取内异痛经灵之义加用补肾活血药治疗。

十四诊（2021年12月15日） 月经周期第6日，末次月经12月10日，经量中，色红，无血块，月经周期第1天腹痛及腰酸，稍乳胀，周期28天。平素醒后腰酸明显，口干不苦，晨起有痰，纳可，寐欠佳，头胀痛，怕风，二便可，舌红苔黄中有裂纹，脉弦。辅助检查：2021年12月6日染色体（-）。

方药：

当归9g	续断10g	白芍10g	茯苓10g
五灵脂10g	川楝子6g	血竭1g	北沙参10g

王不留行 10g　　蒲黄炭 10g　　　钩藤 9g　　　　　甘草 6g

黄芪 20g

7付，日一付，水煎服。

患者查染色体未见异常，排除染色体因素导致不孕。患者本次月经周期仍有腰酸、腹痛，未见血块，平素仍有口干，症见头部胀痛，故方选内异痛经灵加减补肾助阳，行气活血化瘀通络，加钩藤平肝息风止痛。

按语： 患者未避孕未孕1年，既往月经尚规则，与丈夫性生活正常，无两地分居，根据患者病史、症状、体征及其舌脉象舌淡胖苔薄白，脉弦，中医诊断为不孕症、经行腹泻，证属脾肾两虚，本病的主要病机为肾气不足，冲任气血失调。结合患者症状表现考虑肾气亏虚，精不化血，则冲任虚衰，难以受孕；中医认为脾主运化，肾主温煦，为胃之关，主司二便。经行时脾肾更虚，遂至泄泻。治疗以健脾补肾、调补冲任为主，方中四君子汤益气健脾，加用黄芪可增强补气之功，陈皮理气行滞，增强行气和胃之功，使补中有行，补而不滞。取四物汤中的熟地黄、当归两味药，二者合用，一可补血养阴，二可活血，补而不滞，熟地黄、当归结合使用更胜于一药单用；并予补益肝肾及补肾助阳之品温煦脾土，助脾运化；更加用升麻、柴胡以升阳明、少阳清气，即所谓阳升则万物生，清升则浊阴降；加陈皮以通利其气；甘草补益脾气，调和诸药。全方益气升阳，健脾补肾。

经治疗后患者腹泻症状得以缓解。

患者行输卵管造影检查提示右侧输卵管不通，远端梗阻，且B超监测卵泡可见优势卵泡，但不能自行排卵，考虑由此导致不孕。而其关键病机均为瘀血阻滞，结合患者症状、体征特点，考虑肾气亏虚，冲任气血运行不畅，瘀阻胞脉，冲任不能相资，不能授精成孕。且认为肾气不足，不能温煦推动卵子排出，瘀血阻滞，冲任胞宫气血运行不畅，从而导致卵子排出障碍影响受孕。治疗则以补肾活血通络为大法，并重视气血同调。方选通管汤加减，方中继续用健脾益气之品调其脾胃，并加善于行走的虫类药物地龙，以达活血通络之效；当归、王不留行养血活血通络；柴胡疏肝理气，助调气机；续断、菟丝子补肾温阳，温煦胞宫，助卵泡排出。

经治疗患者成功受孕，但伴有腰酸、腹部扯痛表现，并结合孕三项结果，胚胎发育欠佳，予补肾安胎治疗后仍以生化妊娠为结局。考虑因瘀血阻滞，冲任胞宫气血运行不畅，不能养胎所致。

后期行B超检查见右侧巧囊，较小，且考虑患者右侧输卵管不通、卵不破，均为导致不孕的高危因素，病机主要为肾虚血瘀，且患者后期见痛经及腰酸不适，则选内异痛经灵进行治疗，其中血竭被李时珍誉为"活血圣药"，黄芪与之同用，气旺血行，瘀祛络通，共为君药。五灵脂、蒲黄炭活血化瘀，散结止痛；当归、王不留行活血痛经；患者左下腹隐痛、舌暗、脉弦，加延胡索、川楝子疏肝理气；患者腰酸累，加菟丝子、续断补肾助阳；茯神宁心安神；甘草调和诸药。

治疗期间患者出现肝经郁热之象，考虑血瘀日久影响气机升降失调，且患者长期使用补药及活血药，可耗伤阴液，故以小柴胡汤加减疏肝清热，加生脉散养阴生津治疗。

因本病治疗病程较长，病情易反复，故应长期予补肾、活血治疗以调节冲任气血运行，并随证加减。考虑患者诊断为子宫内膜异位症，伴有右侧输卵管梗阻及卵不破等导致不孕的高危因素，可建议患者行腹腔镜诊治或IVF-ET辅助生殖技术助孕治疗。

4 经行发热

【病例】子宫内膜异位症：痛经、经行发热、经行头痛

王某，女，27岁，已婚，初诊时间：2021年3月20日。

主诉：经行下腹疼痛7年，经期发热头痛4月。

现病史：患者自诉7年前开始出现经行下腹疼痛，服吲哚美辛治疗将近1年，现已停药半年。自4月前开始因经期感冒后出现经期发热，最高达37.4℃，经净后仍未缓解，伴头晕乏力，头痛，以双侧为主，呈胀痛，曾行B超检查，未见异常。现月经周期第10天，仍感低热，头痛，以两侧胀痛为主，食欲不佳，头晕乏力，口干苦，易累，小腹易胀，纳欠，寐可，小便溏，大便烂，日1～2次，舌红苔少，脉细。

经孕胎产史：已婚，G2P0，人工流产2次。平素月经规则，初潮14岁，经期7天，周期26～28天，末次月经3月11日，量中，色红，多血块，痛经，未服止痛药（既往痛经服吲哚美辛1年，现已停药半年），经前阴道少量流血，量点滴，色红，达2天，无腹痛，经前乳胀痛，腰累，痛经时呈紧缩感，无坠胀痛，前次月经2月13日，周期26天。

既往史： 2008年行"阑尾手术"。有青霉素、头孢类抗生素过敏史。

B超： 肾、输尿管、膀胱未见明显异常。右卵巢囊性病变（巧囊？26mm×18mm）。

病情分析： 患者反复经期发热、头痛、乳房胀痛4月余，痛经7年余，严重时需服止痛药。该患者西医诊断为① 子宫内膜异位症；② 经前期综合征；③ 痛经。中医诊断为：① 痛经；② 经行发热；③ 经行头痛。患者有人工流产手术史，有痛经、反复经期发热、头痛、乳房胀痛，B超提示：右卵巢囊性病变（巧囊？26mm×18mm）。结合病史、体征以及辅助检查可考虑以上诊断。经行发热的主要病机为客邪乘虚所伤，致气血营卫失调，值经期或行经前后的生理改变而发。该患者有人工流产手术病史，手术损伤气血，胞宫胞脉空虚，致气血运行不畅，不通则痛，故痛经；后患者4月前不慎经期感冒，邪气入体，深伏胞络，表里同病，邪气位于少阳，行于卫气血，正邪相争而发热。

西医诊断： ① 子宫内膜异位症；② 经前期综合征；③ 痛经。

中医诊断： ① 痛经；② 经行发热；③ 经行头痛。

诊疗思路： 经行发热的关键在于外感或者内伤。经行发热与女子的生理功能特点有关。其一，女子以血为本，不在经期，气血小和，营卫之气尚堪谐调；但逢经行，营血下注而愈亏，血去气耗，营卫失和，则寒热交作。其二，女子以肝为先天，肝藏血，主疏泄，经行之际，血注胞宫，肝失濡养，疏泄无权，条达失职，气机不畅，郁而化热。经净之后，污血瘀积得泄，气血逐渐复常，营卫得以和谐，发热亦随之而解。该患者经行出现发热、口苦咽干、不欲饮食、头晕均为小柴胡汤证的证候，病源于患者素有痛经，为肝胆经枢机不利，气滞血瘀所致；且经期感冒、发热，为妇人伤寒、热入血室，肝主疏泄，经期气血从满盈到空虚，变化急骤。若肝气郁结，郁而化火，肝胆互为表里，热扰少阳。少阳经脉起于目锐眦，下耳后，入耳中，其支者，会缺盆，下胸中，贯膈循胁，络肝属胆。少阳经气不利，少阳相火郁而为热，所以发热，口苦，咽干，目眩而胸胁苦满。胆热犯胃，胃失和降，故见心烦喜呕，不欲饮食。舌红苔少，脉细，为肝阴不足，阴虚内热所致。故该患者为妇人伤寒，热入血室。治宜和解少阳，养阴清热。方选小柴胡汤加减。

辨证：妇人伤寒，热入血室。

治法：和解少阳，养阴清热。

方药：小柴胡汤合大补阴丸加减。

太子参10g	黄芩6g	法半夏9g	醋柴胡9g
知母10g	黄柏10g	地黄10g	醋龟甲10g
山药10g	甘草6g	麦冬10g	醋五味子5g
当归10g			

7付，日一付，水冲内服。

方解：

（1）和解少阳：**柴胡、黄芩、半夏、太子参、甘草。**

柴胡：性凉，味苦，归肝、胆经。可透表泄热、疏肝解郁、升举阳气。

黄芩：性寒，味苦，入肺、胆、脾、大肠、小肠经。可清热燥湿、泻火解毒、止血、安胎。

半夏：性温，味辛；有毒，入肺、胃、脾经。可燥湿化痰、降逆止呕、消痞散结、消肿止痛。

太子参：性平，味甘、微苦，入脾、肺经，可益气健脾、生津润肺。

甘草：性平，味甘，入心、肺、脾、胃经，可补脾益气、清热解毒、祛痰止咳、缓急止痛、调和诸药。弘景曰："此草最为众药之主，经方少有不用者，犹如香中有沉香也。国老即帝师之称，虽非君而为君所宗，是以能安和草石而解诸毒也。"

取小柴胡汤加减，意在柴胡入肝胆经，能疏肝气，升提下陷之阳气，提举陷入血室之外邪，使之透达而出；黄芩使热邪内彻，二者配伍疏发传邪之热；半夏除烦祛满，辛散半表半里之邪；甘草、太子参缓中和气，补血室之虚。诸药配伍，可疏泄肝胆和血室之郁热，热邪去除则寒热自止，血结自散。小柴胡汤能和解表里，清气分热，治疗热入血室，使气血调则运行畅，营卫和则身热解，治疗寒热往来之经行发热屡有良效。在治疗时应注意一方面透发下陷之邪，清解内陷之热，清透兼施，引邪外出；另一方面，治疗发热的同时也要照顾到正气，使之能鼓邪外出，以防内传。

（2）滋阴降火：**地黄、知母、黄柏、龟甲。**

地黄：性寒，味甘、苦，入心、肝、肾经，可清热凉血、养阴生津。《名医别录》云："大寒。主治妇人崩中血不止，及产后血上薄心、闷绝，伤身、胎动、下血，胎不落……皆捣饮之。"《药性论》云："能补虚损，温中下气，通血脉。治产后腹痛，主吐血不止。又云生地黄，味甘，平，无毒。解诸热，破血，通利月水闭绝。"

知母：性寒，味苦、甘，入肺、胃、肾经。可清热泻火、生津润燥。

黄柏：性寒，味苦，入肾、膀胱经，可清热燥湿、泻火除蒸、解毒疗疮。《本草纲目》云："古书言知母佐黄檗滋阴降火，有金水相生之义，黄檗无知母，犹水母之无虾也。盖黄檗能制膀胱、命门阴中之火，知母能清肺金，滋肾水之化源。"

龟甲：性微寒，味咸、甘，入肝、肾、心经，可滋阴潜阳、益肾强骨、养血补心、固经止崩。为血肉有情之品，擅补精血，又可潜阳。

四药合用意在使水充而亢阳有制，火降则阴液渐复，共收滋阴填精、清热降火之功。

（3）健脾生津：山药、当归、麦冬、五味子。

山药：性平，味甘，入脾、肺、肾经，可补脾养胃、生津益肺、补肾涩精。《神农本草经》云："补中，益气力，长肌肉，强阴。久服，耳目聪明，轻身不饥延年。"

当归：性温，味甘、辛，入肝、心、脾经，可补血活血、调经止痛、润肠通便。

麦冬：性微寒，味甘、微苦，入肺、胃、心经，可养阴生津、润肺清心。

五味子：性温，味酸、甘，入肺、心、肾经，可收敛固涩、益气生津、补肾宁心。

四药合用可补气健脾，益肺生津，鼓舞正气，防邪内传。

二诊（3月27日）　月经周期第17天，末次月经3月11日，经期7天，周期26天。现诉3月24日出现右下腹部隐痛，现已无腹部疼痛，口干苦，少痰，疲倦，无腰酸，易腹胀，食欲改善，寐一般，大便软，日1～2次，小便调，舌红苔少，脉细。

方药：

知母10g　　　　醋五味子5g　　　麦冬10g　　　　　甘草6g

川芎9g	党参9g	当归10g	法半夏9g
醋柴胡9g	丹参10g	地黄10	醋龟甲10g
黄芩6g			

10付，日一付，水冲内服。

患者服上药后症状、舌脉稍有好转，续用前方加减，考虑患者位于经前期，酌加川芎、丹参等活血之品，改太子参为补气养血之党参。

三诊（4月8日）　月经周期第3天，末次月经4月6日，周期26天，量中，色鲜红，少许小血块，痛经较前缓解，经行发热，腰酸，经前乳胀，现咽痛，口干苦，少痰，无头痛头晕，纳可，寐欠，易醒，二便调，舌淡红苔薄黄，脉细。

方药：

当归10g	墨旱莲10g	地黄12g	麦冬10g
柴胡9g	法半夏9g	党参10g	甘草6g
川芎9g	黄芩9g	赤芍10g	酒女贞子12g
益母草10g			

7付，日一付，水冲内服。

患者现予行经期，仍有经期发热，仍以小柴胡汤为主方，予上方加减，加用清热凉血、补肾调经之品。

四诊（4月22日）　月经周期第17天，末次月经4月6日，经期7天，周期26天，现口干苦，无咽痛，少痰，无腰酸、腹痛等不适，纳寐可，小便调，诉服上药大便次数增多，3～4次/天。舌淡胖苔薄白，脉细。

方药：

地黄10g	党参10g	当归10g	黄芪20g
菟丝子10g	醋五味子5g	麦冬10g	醋柴胡6g
白术10g	法半夏6g	茯神10g	山药10g
甘草6g			

7付，日一付，水冲内服。

患者有备孕需求，因大便溏烂，在和解少阳、滋阴降火的基础上，健脾祛湿。

五诊（4月29日）　月经周期第24天，末次月经4月6日，周期26天，现诉乳房稍胀，经行头痛，脸上痤疮，无小腹坠胀，稍口干口苦，少痰，疲乏较前好转，腹胀，肠鸣音活跃，大便偏烂，日3次，尿频，纳寐可，舌红苔黄腻，脉弦细。丈夫精液分析正常。

方药：

党参10g	钩藤10g	荷叶10g	黄芪15g
柴胡9g	法半夏9g	麦冬10g	甘草6g
白术10g	茯苓10g	黄芩9g	陈皮6g
菟丝子10g			

7付，日一付，水冲内服。

考虑患者有经行头痛，痤疮，为肝郁化火所致，在上方的基础上加息风、平肝、清热的钩藤以及清暑利湿、升发清阳之荷叶。

六诊（5月13日） 月经周期第13天，末次月经5月1日，量中，色暗红，有血块，经行腹痛，放射至腰骶痛，可忍受，经后腰痛，经行体温37.1℃，无乳胀，周期25天。现口干苦，喉中少许痰，疲倦，脾气急，无腰酸腹痛，纳寐可，二便可，舌淡苔薄白，脉细。5月3日性激素六项：FSH 9.2mIU/mL；LH 3.18mIU/mL；E_2 34pg/mL；P 0.37ng/mL；PRL 24.36mIU/L；T 0.28ng/mL。AMH：0.80ng/mL。B超监测：子宫内膜厚11mm；右卵泡17mm×10mm，16mm×10mm。右卵巢中等回声（大小15mm×12mm，性质待定）。

方药：

柴胡9g	麦冬10g	炒僵蚕10g	钩藤10g
白芍10g	黄芩9g	当归10g	菟丝子10g
地黄10g	甘草6g	党参10g	醋五味子3g
法半夏9g			

7付，日一付，水冲内服。

患者此次行经最高体温37.1℃，控制尚可。辅助检查AMH降低，FSH升高，考虑患者卵巢储备功能下降。该卵巢功能下降考虑为焦虑所致肝肾亏虚，继续予以补肾养阴，疏肝清热，守上方加减治疗。

七诊（2021年5月22日）：月经周期第22天，末次月经5月1日，周期25天。现诉无乳胀腰酸、小腹坠胀，觉易累，口干不苦，少痰，烦躁，寐欠佳，多梦易醒，纳可，小便调，解烂便，2～3次/日，伴有一过性腹痛，舌淡红苔薄白，脉细。5月15日B超监测：月经周期第15天，子宫内膜厚10～11mm，左卵泡23mm×17mm（透声差），21mm×16mm（考虑黄体）。

方药：

醋五味子5g	墨旱莲12g	白芍10g	菟丝子10g
续断10g	麦冬10g	党参10g	阿胶5g

| 酒女贞子 12g | 甘草 6g | 山药 10g | 桑寄生 10g |

7付，日一付，水冲内服。

考虑患者有优势成熟卵泡，根据治未病的原则，予以补肾养阴清热之寿胎丸合二至丸加减治疗。

八诊（2021年5月29日）：月经周期第2天，末次月经5月28日，量中，色暗红，无血块，经前1～2天腹部坠胀痛明显，现腹部稍胀痛，腰酸累，易累，周期27天。近几日低烧，5月25日最高体温37.4℃，现体温36.8℃，头晕头痛，烦躁，口干不苦，少痰，纳寐可，便溏，日2～3次，小便可，舌红少苔，脉细。

方药：

甘草 6g	墨旱莲 10g	益母草 10g	地黄 10g
黄芩 9g	柴胡 9g	法半夏 9g	党参 10g
丹参 10g	当归 10g	赤芍 10g	醋延胡索 10g
炒川楝子 6g			

7付，日一付，水冲内服。

患者稍有发热，在上方基础上予疏肝泻火、清热调经之品加减调服。

九诊（2021年6月3日）：月经周期第7天，末次月经5月28日，周期27天。现月经基本干净，经期仍有低热，自觉发热，头晕，易累易怒，口干不苦，少痰，现无腰酸，纳一般，寐可，大便烂，3次/日，小便调，舌淡苔薄黄，脉弦。嘱其月经周期第12、14、16天B超监测。

方药：

甘草 6g	地骨皮 10g	麦冬 10g	知母 10g
菟丝子 10g	柴胡 9g	法半夏 9g	党参 10g
墨旱莲 12g	当归 10g	醋龟甲 10g	黄芩 9g
地黄 12g			

14付，日一付，水冲内服。

根据患者舌脉及临床症状考虑阴虚火旺，予以养阴清热之品。

十诊（2021年6月22日）：月经周期第26天，末次月经5月28日，周期27天。口干欲饮，口不苦，少痰，腰酸，易累，纳可，寐一般，易醒，夜尿1次，大便成形，2～3次/天，舌质红苔黄，脉弦。6月8日行B超监测右卵巢有优势成熟卵泡：19mm×17mm，透声差。今查尿HCG阴性。

方药：

| 甘草 6g | 知母 10g | 醋鳖甲 10g | 地骨皮 10g |

地黄10g	柴胡9g	法半夏9g	薄荷3g（后下）
党参10g	蒲黄炭10g	当归10g	川芎9g
黄芩9g			

7付，日一付，水冲内服。

患者右侧可见成熟卵泡，可自然排卵，经将至，可予小柴胡汤合青蒿鳖甲汤加减，可滋阴养血，活血清热。

十一诊（2021年6月29日） 月经周期第7天，末次月经6月23日，月经周期第2天量多，色鲜红，余量少，护垫即可，色深红，有血块，轻微小腹不适，月经周期第3天发热，夜汗多，动则汗出，腰酸，乳房胀痛，周期26天。现口干不苦，少痰，疲乏较前好转，烦躁，纳寐可，小便调，大便时硬时溏，2～3次/日，舌红苔黄，脉弦。

方药：

太子参10g	醋鳖甲10g	牡丹皮10g	墨旱莲12g
醋五味子5g	麦冬10g	甘草6g	山药10g
当归10g	地黄15g	黄柏10g	知母10g
地骨皮10g			

14付，日一付，水冲内服。

患者现于行经期，自汗明显，予青蒿鳖甲汤合大补阴丸加益气养阴之麦冬、五味子。

十二诊（2021年7月13日） 月经周期第21天，末次月经6月23日，周期26天。现口干不苦，少痰，偶有乳房刺痛，前胸及后背出汗多，无腰酸，纳可，寐一般，眠浅梦多，大便不成形，2～3次/日，小便调，舌红苔薄黄，脉弦。7月7日行B超监测：月经周期第15天，子宫内膜厚8mm，右卵泡25mm×15mm。7月10日行B超监测：月经周期第18天，子宫内膜厚9mm，右卵泡35mm×26mm，黄体；右卵巢囊性病变（巧囊？ 26mm×18mm），左附件区囊性结节。

方药：

地黄15g	甘草6g	麦冬10g	金银花10g
地骨皮10g	墨旱莲12g	知母10g	黄柏10g
石斛10g	当归10g	太子参10g	醋鳖甲10g
牡丹皮10g			

7付，日一付，水冲内服。

考虑患者卵泡未破裂黄素化综合征，考虑患者阴虚血热所致，治宜补益肝肾，养阴清热，方选大补阴丸合青蒿鳖甲汤加减。

十三诊（2021年7月20日） 月经周期第2天，末次月经7月19日，现月经周期第2天量少，色暗红，无血块，无痛经，无腰酸乳胀，自觉身热，最高体温36.8℃，伴头晕头痛，周期26天。现口干不苦，有痰，易累，汗多，纳寐可，小便调，大便不成形，2～3次/日，舌红苔薄黄，脉弦。

方药：

法半夏9g	金银花10g	牡丹皮10g	知母10g
醋鳖甲10g	青蒿10g	黄芩9g	麦冬10g
地黄10g	柴胡9g	地骨皮10g	太子参10g
甘草6g			

14付，日一付，水冲内服。

患者经治疗已无经行发热、痛经，原治疗方案有效，继续予补肾养血，滋阴清热治疗，守上方加减。

十四诊（2021年8月26日） 月经周期第14天，末次月经8月13日，量在月经周期第3天开始多，第5天减少，护垫即可，色红，有血块，无痛经，腰酸乳胀。经期后觉小腹隐痛，腰酸，周期25天。现觉手足心热，汗出，易累，口干不苦，无痰，纳寐可，二便调，舌红苔薄黄，脉弦。2021年8月26日B超监测：子宫内膜厚8mm，右卵泡18mm×14mm，左卵泡21mm×18mm。予注射用绒促性素10000U肌内注射，嘱其8月28日监测B超并指导同房。

患者经调理后，现身体状况尚可，监测卵泡可见有成熟卵泡，考虑上月患者卵泡未破裂，可予促排，指导同房使其受孕。继续守上方治疗。

十五诊（2021年9月9日） 月经周期第4天，末次月经9月6日，月经周期第1天、第2天量少，第3天开始量多，色鲜红，少血块，无痛经，腰累，无乳胀，经行无发热、腹泻，周期24天。现诉腰累乏力，小腹凉，虚寒多，口干不苦，无痰，纳寐可，二便调，大便2次/天，舌淡苔薄黄，脉弦。2021年8月28日B超监测：子宫内膜厚8mm，左卵泡已破，右卵泡已破。患者经治疗已无痛经，有优势成熟卵泡，而且可排卵，原方案治疗有效。继续予补肾养血、滋阴清热治疗，守上方加减。

方药：

知母10g	地骨皮10g	地黄10g	茯苓10g
当归10g	续断10g	党参10g	菟丝子10g

| 柴胡9g | 甘草6g | 麦冬10g | 醋鳖甲10g |

青蒿6g

7付，日一付，水冲内服。

十六诊（2021年10月28日） 月经周期第26天，末次月经10月3日，量少，可湿透1/3卫生巾，色鲜红，少血块，稍痛经，可耐受，周期28天。自诉经行腰酸胀明显，稍痛，经前乳胀、发热、头痛、怕冷。现口干不苦，少痰，腰酸乳胀，近期有同房，未避孕，余无特殊不适，纳寐可，二便调，大便成形，日1～2次，舌红苔黄腻，脉弦。

方药：

甘草6g	北沙参10g	土茯苓15g	当归10g
地黄10g	柴胡9g	法半夏9g	党参10g
炒川楝子6g	青蒿9g	醋鳖甲9g	黄芩9g

钩藤10g

5付，日一付，水冲内服。

患者临床症状已明显缓解，守上方加减，酌加石斛、北沙参等养脾阴，以后天养先天。

十七诊（2021年11月6日） 停经33天，末次月经10月3日，周期28天。诉昨日下午少量阴道流血，内裤可见褐色印迹，无腹痛腰酸等不适，至医院测尿HCG（+），今日已无出血，现服叶酸片2月余，平素偶有乳胀，口干不苦，少痰，不易累，纳寐可，夜尿1次，大便调，日2次，舌红苔薄黄，脉细滑。11月5日尿HCG（+），血P 33.56ng/mL，β-HCG 3346.49IU/L。

方药：

麦冬10g	墨旱莲12g	白芍10g	菟丝子10g
续断10g	酒女贞子12g	太子参10g	阿胶5g
醋五味子5g	甘草6g	山药10g	桑寄生10g

14付，日一付，水冲内服。

患者经治疗已经妊娠，根据中医治未病原则，根据患者舌脉考虑血热，予以补肾安胎，清热养阴，方选寿胎丸合生脉饮加减。方中菟丝子补肾益精，肾旺自能荫胎；阿胶、白芍滋阴养血，使冲任血旺，则胎气自固；桑寄生、续断、墨旱莲、女贞子滋补肝肾、固冲任，使胎气强壮；五味子、麦冬、太子参益气，养阴生津；山药健脾以益生化之源；甘草调和诸药。使肾气盛以系胎，脾气健以养胎，胎元得固。

十八诊（2021年11月25日） 停经53天，孕7周+，现觉恶心呕吐，干呕，食入即吐，呕吐物为食物，舌红苔黄，脉滑。2021年11月25日血$E_2 > 1000pg/mL$，P 28.62ng/mL，β-HCG 22.5×10^4IU/L。B超：宫内早孕（相当于孕7周+）。

方药：

续断10g	石斛10g	麦冬10g	白芍10g
阿胶5g	太子参10g	酒女贞子12g	紫苏叶6g
菟丝子10g	甘草6g	墨旱莲12g	山药10g
桑寄生10g			

7付，日一付，水冲内服。

患者孕酮等数值尚可，续予补肾安胎、清热养阴治疗，守上方加减治疗。

按语：患者有人工流产术史，因平素肝气郁结、气滞血瘀、血行不畅导致痛经。又因经期感冒，客邪乘虚所伤，致气血营卫失调、正邪相争而发热。其病机为本虚标实，治宜和解，不宜攻伐，根据患者的病史、症状、体征及辅助检查，可诊断为经行发热、痛经，结合其舌脉，可诊断为肝郁阴虚证，治宜和解少阳，补肾滋阴。因小柴胡汤为和解圣方，汪韧庵云："小柴胡在经主气，在脏主血，故更能入血室。"故以小柴胡汤治其标，大补阴丸滋阴降火治其本，使水充而亢阳有制，火降则阴液渐复，可滋阴填精，清热降火。

调理两月后，患者症状明显缓解，因其有备孕要求，嘱其双方完善相关检查。患者AMH、FSH提示卵巢储备功能下降，予大补阴丸合小柴胡汤加减补肾养阴、和解少阳。患者阴虚症状明显，予青蒿鳖甲汤合大补阴丸加减补肾填精，清热养阴。患者肾阴足，精血充，胞宫胞脉通畅，故有子，孕后方选寿胎丸合生脉饮加减补肾养阴清热安胎。

5 经行乳胀

【病例】巧囊术后子宫内膜息肉、经行乳胀、经间期出血——肾阴虚证——自然受孕

许某，女，26岁，于2019年8月24日初诊。

主诉：右巧囊术后10月余，未避孕未孕4月，经行乳胀4月。

病史：患者自诉2018年10月因"右侧巧克力囊肿"在区妇幼行宫腹腔镜手术，术后予亮丙瑞林治疗，2019年4月开始备孕，性生活正常，至今未孕。平素月经6/28～30天，量中，色暗红，有血块，经行第2天下腹隐痛，经前乳胀，腰酸，末次月经8月15日，8天，周期27天。现口苦口干，易累，怕冷，纳一般，寐欠佳，难入睡，有梦，大便干结，2～3天一行，小便调。舌红苔少，脉细。G0P0。

辅助检查：2019年8月22日性激素示FSH 6.08IU/L，LH 4.28IU/L，PRL 18.24ng/mL，E₂ 44.48pg/mL，P 1.51ng/mL，T 0.74 ng/mL。B超示子宫内膜厚3mm，宫腔内实质性强回声团（大小约15mm×8mm，子宫内膜息肉？），右侧卵巢巧克力囊肿约15mm×12mm。

西医诊断：① 子宫内膜异位症；② 子宫内膜息肉。

中医诊断：① 癥瘕；② 经行乳房胀痛。

辨证：肾虚血瘀证。

治法：补肾活血。

方药：归肾丸加减。

当归10g	白芍15g	菟丝子10g	枸杞子10g
太子参10g	麦冬10g	五味子5g	知母10g
合欢皮10g	山茱萸10g	熟地黄10g	覆盆子10g
甘草6g			

7付，日一付，水煎服。

嘱丈夫行精液分析，月经周期第13天、第15天B超监测卵泡。

分析：患者有巧克力囊肿剔除史，根据B超辅助检查有子宫内膜息肉、右巧克力囊肿复发。西医诊断：① 子宫内膜异位症；② 子宫内膜息肉。根据患者经行乳房胀痛和体征，本病属于中医"癥瘕、经行乳房胀痛"病范畴。根据患者行卵巢巧克力囊肿剔除术，术后予以亮丙瑞林治疗，出现口干口苦，大便干结，舌红苔少，脉细，考虑为肾阴虚所致。腰为肾之外府，肾气虚，故见腰膝酸软；肾气虚，日久病损及阳，肾阳不足，故平素畏寒怕冷；若肾阴偏虚，阴津不足，不能上濡，故口苦口干。故治法当为补肾养阴清热。患者于经后初期，血海空虚，滋阴养血，予归肾丸加减，方中菟丝子补肾益精；熟地黄、山茱萸、枸杞子、覆盆子滋肾养肝；太子参、麦冬、五味子益气生津敛阴；白芍柔肝养血敛阴；知母滋阴清热生津；当归活血养血调经。

二诊（2019年8月31日） 月经周期第17天，末次月经8月15日，周期27天，8月28日阴道出现点滴褐色分泌物，至今阴道仍有少许红色分泌物。口干口苦，怕冷，纳寐可，小便调，双下腹偶有胀痛，今日腹泻，水样便，日行3次，舌淡红，苔黄腻，脉弦。8月27日B超：Em 9.9mm，RF 11mm×9mm，LF 9mm×5mm。8月29日B超：Em 10.8mm，RF 9mm×5mm，LF 11mm×9mm。考虑患者卵泡发育不良以及经间期出血，根据患者舌红苔黄腻，口干口苦，大便水样，为阴虚兼有湿热所致，予以清热利湿、养阴止血之大补阴丸合当归补血汤加减。

方药：

太子参10g	麦冬10g	五味子5g	当归10g
白芍15g	女贞子12g	墨旱莲12g	知母10g
黄柏10g	龟甲10g	生地黄10g	甘草6g
黄芪20g	蒲黄炭10g		

10付，日一付，水煎服。

患者经间期出血，卵泡不长，考虑肾阴虚兼有湿热，肾阴亏虚，阴虚内热，于氤氲之时，阳气内动，湿热损伤阴络，冲任不固，因而阴道流血。应予以滋肾养阴，固冲止血，予大补阴丸合当归补血汤加减，方中生地黄滋阴清热凉血，龟甲滋阴填精；黄柏、知母滋阴降火；女贞子、墨旱莲补肾滋阴，凉血止血；当归、黄芪益气止血；蒲黄炭化瘀止血；太子参、麦冬、五味子益气生津敛阴。

三诊（2019年9月26日） 末次月经9月12日，经期3天，量少，色暗红，无血块，无经前乳胀痛，无腰酸，周期28天。觉腹胀，口干不苦，大便黏，一日行1～2次，小便调，纳寐可，舌红苔黄，脉沉细。

方药：

苍术10g	黄柏10g	当归10g	白芍15g
太子参10g	麦冬10g	五味子5g	龟甲10g
菟丝子10g	枸杞子10g	生地黄15g	甘草6g
覆盆子15g	山药10g		

10付，日一付，水煎服。

经治疗患者已无经间期出血，无经前乳房胀痛，原方案治疗有效，继续守方加减治疗。方中黄柏滋阴降火，生地黄滋阴清热凉血，龟甲滋阴填髓，菟丝子、覆盆子、枸杞子补益肝肾，山药补益肺脾肾，益气生津，太子参、麦冬、五味子益气生津敛阴，当归、白芍养血活血调经，苍术燥湿健脾。

四诊（2020年10月8日） 产后3月恶露不净。诉2020年7月2日剖宫产1女孩，过程顺利。产后恶露不尽，三周前恶露未见，昨日阴道开始出现少量褐色分泌物，点滴量，无明显异味，无腹痛，今日仍有少量。现哺乳，腰酸痛，掉发多，易累，无头晕，无口苦，觉口干，纳可，寐欠佳，多梦，难入睡，二便调，舌红苔少。2020年9月29日B超：膀胱后角开放，宫腔少量积液，双附件未见明显异常。考虑为产后恶露不绝，为气虚血瘀所致，治以健脾益气，固摄止血，方选当归补血汤合举元煎加减治疗。

方药：

蒲黄炭10g	升麻6g	甘草6g	黄芪20g
当归10g	仙鹤草10g	党参10g	白术10g
茯苓10g	女贞子10g	墨旱莲10g	

7付，日一付，水冲服。

黄芪注射液10mL，隔日1次，穴位注射。

方中黄芪、当归益气止血，党参、白术、茯苓、甘草健脾补中益气，升麻升阳举陷，仙鹤草收敛止血，蒲黄炭化瘀止血，加女贞子、墨旱莲养阴止血，全方共奏补气健脾、摄血固冲之效。

按语：本案中患者行巧克力囊肿剔除术后，经行乳房胀痛，B超提示：巧囊复发以及子宫内膜息肉，西医诊断为子宫内膜异位症、子宫内膜息肉。中医无此病名，根据患者症状和体征，本病属中医"癥瘕、经行乳房胀痛"范畴，患者腰酸，经行乳胀，月经有血块，口干口苦，大便秘结，舌红苔少，脉沉细，四诊合参，考虑肾阴虚证。肾阴偏虚，阴津不足，不能上濡，故口苦口干。故治法当为补肾活血，并根据月经周期不同调治。首诊患者于经后初期，血海空虚，当滋阴养血，予归肾丸加减，方中菟丝子补肾益精；熟地黄、山茱萸、枸杞子、覆盆子滋肾养肝；太子参、麦冬、五味子益气生津敛阴；白芍柔肝养血敛阴；知母滋阴清热生津；加当归活血养血调经。二诊患者经间期出血，卵泡不长，考虑肾阴虚兼有湿热，予以清热利湿，养阴止血之大补阴丸合当归补血汤加减。方中生地黄滋阴清热凉血，龟甲滋阴填精；黄柏、知母滋阴降火；女贞子、墨旱莲补肾滋阴，凉血止血；当归、黄芪益气止血；蒲黄炭化瘀止血；太子参、麦冬、五味子益气生津敛阴。三诊经治疗患者已经无经间期出血、无经行乳胀原方案治疗有效，继续守方加减治疗。经治疗患者自然受孕并顺利生产1女孩，因产后恶露不绝复诊。

综上，本案患者巧囊术后用亮丙瑞林，肾阴虚之象为主，氤氲之期，肾阴偏虚，阴阳失调，当补肾滋阴，经水调，择的候而合阴阳，自然受孕。

第六节　其他特殊病症

1　内异气胸

【病例】肺子宫内膜异位症、痛经、崩漏

陈某，女，38岁，未婚，初诊时间：2015年8月5日。

主诉： 反复痛经11年余，加重4年。

现病史： 患者11岁月经初潮，月经规律，当时无痛经不适，于2004年开始出现痛经，以经行第一天疼痛明显，冷痛为主，伴小腹坠胀感，尚可忍受，痛经呈进行性加重，偶有上腹部胀痛、胸闷等不适。2013年在柳州妇幼保健院诊断为"子宫内膜异位症"，予药物治疗（具体不详）后症状未见明显好转。2015年5月19日因诊断"右侧气胸"在广西医科大学第一附属医院住院治疗，检查提示内异症肺大泡，当时行"右肺大泡部分切除术+胸腔穿刺引流术"，术中诊断为"胸腔子宫内膜异位症"术后反复出现液气胸，现仍住院治疗。末次月经2015年6月20日，目前已行达菲林肌内注射治疗第三针，阴道出血淋漓不尽，无腹痛及腰酸，舌暗红，苔薄白，脉弦涩。

婚育史： 未婚，无性生活史。

既往史：既往无特殊病史及传染病史。否认药物、食物过敏史。

病情分析：患者为育龄期女性患者，症见痛经，呈进行性加重，伴下腹坠胀不适，因反复出现液气胸，曾在外院诊断为胸腔子宫内膜异位症，病灶在肺，考虑因定植于胸部的功能性子宫内膜组织发生周期性变化而引起相应症状。现患者已行达菲林治疗三个周期，出现月经淋漓不尽，时有痛经。本病中医诊断为① 痛经；② 月经失调；③ 癥瘕。陈慧侬教授认为"宿瘀内结"是本病的基本病机，病灶在肺，肺主一身之气，气为血之帅，久病伤正气，气不足则无力推动血行，渐成瘀血内阻，"不通则痛"，故经期腹痛，小腹坠胀。瘀血阻滞，肾-天癸-冲任-胞宫轴功能发生失常，扰乱经水正常的盈泄，使得出现月经淋漓不尽，结合其舌脉象，舌淡胖、苔薄白，脉沉涩，为气虚血瘀之象。故应把握其主要病机进行治疗，以活血祛瘀为主，兼补气健脾行气，从而起到调经作用。

西医诊断：肺子宫内膜异位症。

中医诊断：① 痛经；② 月经失调；③ 癥瘕。

诊疗思路：陈慧侬教授认为治疗本病需病证结合，辨清在气在血，属寒属热，肾虚、肝郁而分别论治，在内异痛经灵的基础上施以疏肝理气、温经散寒、补肾益气健脾治疗。现根据患者的病史、症状、体征情况，可诊断为子宫内膜异位症，病灶在肺，结合其舌脉，可辨为气虚血瘀证。气虚无力推动血行，而致瘀血停滞，冲任二脉不利，导致经血不畅，"不通则痛"，故见痛经及小腹坠胀不适；瘀血内阻，影响肾-天癸-冲任-胞宫轴生理功能，导致血海蓄溢失常，月经淋漓不尽。故治以行气活血为主，兼以健脾益气。

辨证：气虚血瘀。

治法：行气活血，健脾益气。

方药：

黄芪20g	党参20g	白术10g	茯苓10g
甘草10g	蒲黄炭10g	五灵脂10g	续断6g
川楝子10g	白芍10g		

15付，日一付，水煎服。

方解：

（1）活血祛瘀：五灵脂、蒲黄炭。

五灵脂：性温，味甘、咸，具有活血、化瘀、止痛之功。《本草衍义补遗》言："能行血止血。治心腹冷气，妇人心痛，血气刺痛。"常用于痛经、经闭、产后血瘀疼痛等妇科病。

蒲黄炭:《本草经集注》言:"味甘,平,无毒。主治心腹膀胱寒热,利小便,止血,消瘀血。"陈慧侬教授常用活血祛瘀药,用于帮助内异术后病灶的吸收消散,并可抑制内异症患者子宫内膜的增生,促进包块吸收、粘连软化,帮助组织修复和再生。

(2)行气疏肝柔肝:白芍、川楝子。

白芍:味酸苦,《滇南本草》记载:"调养心肝脾经血,舒肝降气,止肝气痛。"陈慧侬教授在此取白芍之养血和营、柔肝缓急之效而重用白芍,从而减轻痛经不适。

川楝子,《玉楸药解》记载:"味苦,性寒,入足厥阴肝经。泻火除狂,利水止痛。"具有疏肝行气止痛之效,气为血之帅,气行则血行,且与健脾益气之品配伍,使补中有行。

(3)健脾益气:黄芪,茯苓、白术、党参、甘草。

黄芪:性微温,味甘,归脾、肺经。可补气升阳、固表止汗、利水消肿、生津养血、行滞通痹、托毒排脓等。

茯苓:性平,味甘、淡,归心、脾、肺、肾经。可渗湿利水、益脾和胃、宁心安神。

白术:味甘、苦;性温,归脾、胃经。可补益脾胃、燥湿和中。

党参:味甘,性平,归脾、肺经。健脾益肺,养血生津。

以上是四君子汤加黄芪,四君子汤是补气的常用方,具有益气健脾之功,因气为血之帅,方中加用黄芪可增强补气之功,使气行则血行。

(4)补肾调经:续断。

续断,味苦、辛,性微温,入肝、肾经。患者补益肝肾,帮助恢复胞宫生理功能,促进其他药物的吸收。

(5)调和:甘草。

甘草:《雷公炮制药性解》曰:"味甘,性平,无毒。入心、脾二经,生则分身、梢而泻火,炙则健脾胃而和中。解百毒,和诸药,甘能缓急,尊称国老。"

陈慧侬教授认为瘀血内阻为本病关键病机,又引起病位在胸腔,曾行手术治疗可致气机损伤。全方共奏行气活血、健脾益气、调补冲任气血之功。

二诊(2015年8月19日) 末次月经6月20日,现已用达菲林三针,现阴道流血淋漓不尽,色暗黑,无腹痛,舌红苔薄白脉弦。

方药:

| 黄芪20g | 党参20g | 白术10g | 蒲黄炭10g |

| 益母草10g | 麦冬10g | 五味子10g | 桑叶10g |
| 墨旱莲3g | 丹参10g | 三七3g | |

7付，日一付，水煎服。

患者为子宫内膜异位症，现主要以月经淋漓不尽为其主要症状，结合舌脉象，考虑本病发生因气虚无力推动血行，而致瘀血停滞，冲任二脉不利，导致经血不畅，瘀血内阻，影响肾-天癸-冲任-胞宫轴生理功能，导致血海蓄溢失常，月经淋漓不尽，故治疗上予黄芪、白术、党参健脾益气，丹参、益母草、蒲黄炭、三七化瘀止血；方中加用麦冬、五味子、墨旱莲以益气养阴。

三诊（2015年8月26日）　诉服上药后血色分泌物较前减少，现左侧少腹隐痛，潮热、盗汗，汗多，大便稀溏，夜尿多，舌红少津，脉细弦。方同上。

经上方治疗，患者症状较前好转，结合其症状表现，内兼虚热之象，继续同上方。

四诊（2015年8月31日）　诉服上药后现阴道流血基本干净，阴道分泌物呈黑色，无痛经，大便日行2次，时溏时干，夜间烦闷不适，舌红苔白，脉细弦。

方药：

黄芪20g	当归10g	桑叶10g	蒲黄炭10g
五灵脂10g	甘草10g	续断10g	墨旱莲10g
益母草10g	阿胶10g		

7付，日一付，水煎服。

患者阴道流血已基本干净，现治疗主要以活血化瘀治其本为主，方中当归、蒲黄炭、五灵脂、益母草主要起到活血祛瘀之效，患者仍见少量黑色分泌物，予阿胶、桑叶、墨旱莲养血、凉血、止血；并以黄芪、续断补益脾肾治疗。

五诊（2015年9月9日）　患者于9月2日漏气稍多后逐渐减少，昨日开始大漏气，阴道分泌物增多，色暗，有膜样组织排出，无痛经，时有烦热不适，舌红苔少津。

方药：

黄芪20g	当归10g	桑叶10g	墨旱莲10g
白花蛇舌草10g	续断10g	甘草10g	益母草10g
何首乌20g	太子参10g	麦冬10g	阿胶10g

7付，日一付，水煎服。

结合患者症状，患者阴道分泌物较前稍增多，色暗，体内仍残留瘀血，阻滞冲任，影响气机升降功能，且郁久可生内热，出现烦热、出汗等气阴两虚之象，故本方继续予当归、桑叶、益母草活血化瘀治疗，配合黄芪、太子参、麦冬、墨旱莲益气养阴，何首乌温通经脉，使补而不滞。

六诊（2015年9月16日）服上药后内膜脱落较前减少，昨日出现点滴出血，今日只见少量内膜，无出血，今早未见有漏气。大便时烂时硬。辅助检查：9月10日B超检查示子宫肌壁实质性占位子宫肌瘤32mm×22mm×24mm，内膜厚4mm，右卵巢巧囊32mm×36mm×27mm。（上月彩超提示巧囊47mm×53mm×44mm）。方药：上方+白术10g、砂仁10g。共15付，日一付，水煎服。

患者经治疗，行彩超检查提示右卵巢巧囊较前减小，患者时有腹部不适，大便时硬时烂，予上方加用白术健脾化湿、砂仁行气化湿治疗。

按语：患者既往有"子宫内膜异位症、胸腔子宫内膜异位症"病史，曾行手术治疗，有继发性痛经，并进行性加重病史，经行达菲林肌内注射治疗症状未见明显好转，出现月经淋漓不净，本病病机关键在于"瘀血内结"。瘀血阻滞，气血运行不畅，血不归经而逸于脉外则出血，故出现经血非时而下，或肺部有离经之血。瘀血阻滞，表现为舌暗红。该患者脉弦涩提示瘀血阻滞为其主要病机。由于患者病程比较长，耗伤气血，故容易出现气血虚弱。故本病诊断为：①癥瘕；②痛经；③崩漏。辨证为气虚血瘀。治法：行气活血化瘀，健脾益气。以当归补血汤加减，方中黄芪补气升阳为君药；配以五灵脂、蒲黄、益母草、当归等助君药活血化瘀；党参、茯苓、白术助君药补气健脾，助气血生化，使气旺血行；瘀血日久易影响气血运行，故方中合用川楝子、白芍疏肝柔肝理气之品调理气机，使气行则血行。由于阴道出血时间较长，容易耗伤阴血，加上用达菲林容易出现阴虚内热的表现，治疗加以益气养阴之生脉饮，墨旱莲养阴清热止血，甘草调和诸药，与白芍合用组成芍药甘草汤可以起到养血柔肝、缓急止痛的作用。故本病病机为气虚血瘀，予以健脾益气、活血化瘀治疗，经治疗脾气健、瘀血祛，则经血止。

2 子宫内膜异位症合并HCG持续异常

【病例】子宫内膜异位症合并HCG持续异常

患者陈某某，女，23岁，桂林人，于2014年4月11日因"清宫术后HCG持续异常3个月，反复阴道流血2个月"就诊。

患者既往于5年前诊为子宫内膜异位症，末次月经2013年10月22日，行辅助生育助孕技术于2014年1月3日在桂林医学院附院因孕10周"稽留流产"行清宫术，2月24日因B超提示"① 子宫内膜异位症；② 宫腔积液，有强回声团"行清宫术，于3月10日因"清宫术后2月余，反复阴道流血2月"入院，B超提示"宫腔积液，有强回声团"，于3月11日在宫腔镜直视下行清宫术，宫腔镜直视下宫腔未见明显的组织残留，于3月10日服用米非司酮50mg/天，共3天，一周后于3月17日复查后血β-HCG 77mIU/mL，于3月18日复查β-HCG 97mIU/mL，分别于3月18日、3月28日使用氨甲蝶呤注射液50mg肌内注射治疗，于3月28日复查HCG 95mIU/mL。现阴道流血，无腹痛。舌淡白有瘀点，苔薄白，脉细弱。

初潮13岁，经期5天，周期26～28天，末次月经2013年10月22日，G3P0，3次均为自然流产，孕周分别为14周、7周、10周。

妇科检查：外阴发育正常，阴道畅，宫颈光，见宫口有少量的血液流出，子宫前位，呈球形增大如孕9周大小，质地较硬，活动尚可，无压痛，双附件未触及异常。

第一次宫内容物送病检为坏死样绒毛组织和蜕膜组织，第二、第三次宫内容刮出物送病检为出血坏死内膜组织。B超：子宫增大79mm×67mm×66mm，提示子宫腺肌病，宫内异常回声。X线以及CT检查：心肺未见异常。盆腔核磁共振提示子宫内膜异位症合并子宫腺肌病。

西医诊断：① HCG异常原因待查；② 子宫内膜异位症；③ 子宫腺肌病。

中医诊断：① 恶露不绝（湿瘀互结）；② 癥瘕（湿瘀互结）。

方药：

黄芪20g	血竭5g	当归10g	赤芍20g
川芎10g	丹参15g	防风10g	鸡血藤15g
白花蛇舌草10g	急性子5g	益母草10g	鬼箭羽10g
牛膝10g			

水煎服，每日1剂，连服7剂。

二诊（2014年4月18日） 经上治疗后，服药3天后已无阴道流血，无腹痛。舌淡白，边有瘀点，苔薄白，脉细弦。于2014年4月11日复查血β-HCG 52.17mIU/mL，B超提示内膜显示欠清，子宫腺肌病？子宫腺肌瘤，宫腔积液。于2014年4月14日查CA125 180.30 U/L，CA199 38.21 U/L。方药：继续守4月11日方15剂，每日1剂，水复煎服。

三诊（2014年5月5日） 经未行，现无不适。舌淡白，边有瘀点，苔薄白，脉细弦。于2014年4月30日复查血β-HCG 22.2mIU/mL，B超检查：子宫增大79mm×67mm×66mm，提示子宫腺肌病。方药：继续守4月11日方15剂，每日1剂，水复煎服。

四诊（2014年5月21日） 末次清宫术后3个月，经未行，现无不适。舌淡白，边有瘀点，苔薄白，脉细弦。于2014年5月20日复查血β-HCG 27.63mIU/mL，P 34ng/mL，B超检查：子宫球形增大79mm×80mm×70mm，提示子宫腺肌病？宫腔内稍强回声积液，子宫内膜厚0.8cm，子宫腺肌瘤，双侧卵巢内囊样结构。方药：于4月11日方的基础上去益母草、牛膝、急性子，加橘核10g、荔枝核10g、川楝子10g、九香虫10g。水煎服，每日1剂，连服15剂。

五诊（2014年6月20日） 患者于2014年6月2日经行，经量中，无血块，无痛经，月经6天干净，已清宫术后4个月，现周期第19天，无不适。舌淡红，边有瘀点，苔薄白，脉细弦。于2014年6月10日复查β-HCG 0.1mIU/mL。方药：守4月11日方加制何首乌20g、山茱萸15g。水煎服，每日1剂，连服15剂。

六诊（2014年7月18日） 患者于2014年6月28日经行，痛经，但较前缓解，经量中，无血块，月经6天干净，周期26天，现无不适。舌淡红，边有瘀点，苔薄白，脉细弦。于2014年7月4日和7月17日复查β-HCG 0.1mIU/mL，CA125 288.8U/L。

方药：

当归10g	白芍10g	川芎9g	血竭5g
白术10g	茯苓15g	鸡血藤15g	蒲黄炭10g
五灵脂10g	川楝子10g	延胡索10g	橘核10g
荔枝核10g	甘草6g		

水煎服，每日1剂，连服15剂。

七诊（2014年8月6日） 患者于2014年7月23日经行，痛经较前缓解，经量中，无血块，月经6天干净，周期25天，现无不适。舌淡红，边有瘀点，苔薄白，脉细弦。于2014年8月2日复查β-HCG 0.1mIU/mL。

方药：

当归10g	白芍20g	川芎10g	白术10g
茯苓15g	补骨脂10g	黄芪20g	血竭5g
三七10g	鸡血藤15g	桂枝5g	川楝子10g
延胡索10g	荔枝核10g	橘核10g	

每日1剂，水煎服，连服15剂。

在该方基础上加减服药3月后于2014年11月24日复查B超：提示子宫腺肌病，子宫大小为67mm×67mm×65mm。

按语： 子宫内膜异位症是以盆腔疼痛、月经失调、不孕不育为主要特征的疾病。该患者有妊娠合并子宫腺肌病后出现稽留流产，三次清宫术，宫腔镜未见宫内异常残留组织，但术后3个月HCG持续异常，可能与滋养细胞侵蚀子宫内膜组织有关。该患者有子宫腺肌瘤病史，子宫腺肌瘤属于中医的癥瘕血瘀证，妇人宿有癥疾，瘀血阻滞胞宫，由于瘀血阻滞胞宫胞脉，孕后新血不得下归血海以养胎元，胎元失养则出现胚胎停育。而多次的清宫手术损伤胞宫胞脉，引起气血的损伤，离经之血即为瘀血；而且多次的清宫术，正气虚损，邪气乘虚而入，由于胞宫胞脉位于下焦，容易感受湿邪之气，故湿邪与血瘀相互搏结，湿瘀阻滞胞宫，新血不得归经，离经而走，故阴道不时少量下血，色红或暗红；舌边有瘀点，苔白，脉弦，为癥病而有瘀血内滞之征。故中医诊断：① 恶露不绝（湿瘀互结）；② 癥瘕（湿瘀互结）。治疗原则：调和肝脾，化瘀利湿。方药予以丹参、当归、赤芍、川芎养血柔肝，黄芪健脾益气，气行则血行；鬼箭羽、鸡血藤、血竭化瘀散结，由于该患者素有瘤疾，反复清宫，胞宫胞脉受损，风邪乘虚而入络，与瘀血湿邪搏结阻滞胞宫胞脉引起气血运行不畅，在活血化瘀利湿的基础上加用防风、白花蛇舌草以引药入络祛风散邪，急性子、益母草、牛膝引药下行至胞宫胞脉。全方共奏调和肝脾、化瘀利湿之功。经治疗后1周血止，血β-HCG逐渐下降至阴性，治疗2月后月经恢复正常，治疗7月后子宫缩小，起到很好的治疗作用。

第七节　复发性流产、胚胎停育

1　复发性流产

【病例】滑胎（癥瘕伤胎）

郭某某，女，35岁，已婚，初诊时间：2012年11月22日。

主诉：反复自然流产4次。

病史：患者自述于2006年药物流产1次，2007年右侧输卵管妊娠行腹腔镜保守性手术治疗，盆腔炎治疗半年，于2008年开始有生育要求未孕，2011年1月因"右输卵管不通，子宫内膜异位症，子宫肌瘤，盆腔慢性炎症"在腹腔镜下行子宫肌瘤剥除术和盆腔粘连松解术，术后半年至今已经出现自然流产4次，分别于2011年6月、9月、12月以及2012年8月，于孕40～50天"生化"。现觉腰酸，纳可，二便调，舌淡暗苔薄白，脉沉细。

经孕胎产史：已婚，孕5产0，于2006年药物流产1次，分别于2011年6月、9月、12月以及2012年8月，于孕40～50天"生化"。月经规则，26～30天，经期4～7天，末次月经11月20日，经量中等，有血块，经行下腹隐痛。

既往史：既往无特殊病史及传染病史。否认食物、药物过敏。

辅助检查： B超提示子宫小肌瘤。

西医诊断： ① 复发性流产；② 子宫内膜异位症；③ 盆腔炎性疾病。

中医诊断： ① 滑胎；② 妇人腹痛；③ 癥瘕。

诊疗思路： 该患者子宫内膜异位症已行手术剔除病灶，患者舌淡，苔薄白，脉沉细为肾气不足之征。舌暗说明患者有瘀血，具体表现在患者多次手术损伤气血，而且有子宫内膜异位症、子宫肌瘤等癥瘕之征。手术损伤肾气，肾气亏虚，肾虚封藏不固，冲任不固，胎失系载，故屡孕屡堕；腰为肾府，肾主骨生髓，肾虚则腰酸腿软；髓海不足，则头晕耳鸣，面色晦暗。辨证为肾虚血瘀型，治则为在补肾健脾壮阳的基础上予以活血化瘀，孕前予左归丸加减。

辨证： 肾气亏损，瘀血阻滞。

治法： 补肾健脾，养血固冲。

方药： 左归丸加减。

茯苓10g	巴戟天10g	山茱萸10g	鹿角胶10g（烊化）
何首乌20g	枸杞子20g	菟丝子20g	覆盆子10g
当归10g	白芍20g	麦冬10g	太子参12g

12付，日一付，水煎服。

二诊（2012年12月7日） 月经周期第17天，无不适，舌淡暗苔薄白，脉沉细。

方药：

淫羊藿10g	仙茅10g	菟丝子10g	白芍20g
当归10g	香附10g	续断10g	白术10g
桑寄生20g	丹参12g	甘草5g	

15付，日一付，水煎服。

患者正值排卵期，舌淡暗，考虑肾阳不足而且有瘀血，治予补肾健脾壮阳，加以养血活血，方选寿胎丸加减。方中菟丝子、桑寄生、续断补肾壮腰，淫羊藿、仙茅补肾壮阳，当归、白芍补血养血，丹参、香附行气活血；白术健脾益气，甘草调和诸药。

三诊（2013年1月13日） 月经周期第15天，末次月经12月28日，周期39天，经行5天干净，量中，有少量血块，余无特殊不适，舌淡暗苔薄白，脉沉细。

方药：

当归10g	川芎5g	白术10g	茯苓10g
续断10g	菟丝子20g	桑寄生20g	覆盆子10g

| 香附10g | 黄芪20g | 太子参12g | 甘草10g |

12付，日一付，水煎服。

考虑患者现为排卵期，予当归芍药散合寿胎丸加减补肾养血，固冲调经。

四诊（2013年3月11日） 停经37天，末次月经2月4日，无不适，舌淡暗苔薄白，脉细滑。尿HCG阴性。

方药：

菟丝子20g	续断10g	桑寄生10g	阿胶10g（烊化）
巴戟天10g	当归10g	白芍20g	白术10g
甘草10g			

7付，日一付，水煎服。

考虑患者备孕中，予当归芍药散合寿胎丸加减补肾养血，固冲安胎。

五诊（2013年3月18日） 停经44天，末次月经2月4日，周期39天，无不适，舌淡暗苔薄白，脉细滑。尿HCG阳性。

方药：

菟丝子10g	续断10g	桑寄生20g	阿胶10g（烊化）
党参12g	白术10g	茯苓10g	人参10g（焗服）
太子参10g	白芍20g	墨旱莲10g	甘草10g

14付，日一付，水煎服。

患者摄精成孕，考虑多次滑胎气血损伤，阴血不足，予补肾养血，固冲安胎，方中予以人参大补元气，使得肾气充盛，胎有所系；菟丝子、续断、桑寄生、阿胶组成寿胎丸，固肾安胎；党参、白术、茯苓、甘草组成四君子汤，健脾益气安胎；太子参、墨旱莲益气养阴；白芍、甘草组成芍药甘草汤可以缓急止痛安胎。

六诊（2013年4月1日） 停经58天，觉体倦乏力，无腹痛以及阴道流血，舌淡暗，苔薄白，脉细滑。血HCG 14347IU/L，P 69nmol/mL，B超孕囊21mm×16mm×16mm，有胚芽和胎心。

方药：

菟丝子20g	续断10g	桑寄生20g	阿胶10g（烊化）
党参12g	白术10g	茯苓10g	白芍20g
当归5g	泽泻10g	甘草10g	

考虑患者有子宫内膜异位症病史，妊娠合并子宫肌瘤，舌淡暗为脾肾两虚，夹有瘀血，予补肾健脾，养血安胎，方用寿胎丸合当归芍药散加减。

按语： 患者经过积极治疗，孕13周立产卡定期产检，于2013年11月17日顺产1男婴。该患者反复胚胎停育4次属于中医的滑胎。患者舌淡、苔薄、脉沉细为肾气不足之征。舌暗说明患者有瘀血，具体表现为患者多次手术损伤气血，而且有子宫内膜异位症、子宫肌瘤等癥瘕之征。手术损伤肾气，肾气亏虚，肾虚封藏不固，冲任不固，胎失系载，故屡孕屡堕；腰为肾府，肾主骨生髓，肾虚则腰酸腿软；髓海不足，则头晕耳鸣，面色晦暗。故本病诊断为滑胎，辨证为肾虚血瘀型，治则为在补肾健脾壮阳的基础上予以活血化瘀。

该患者治疗分为两个阶段。一是孕前予以左归丸加减，方中何首乌、山茱萸、枸杞子滋肾而益精血，当归、白芍养血调经，太子参、麦冬益气养阴，白术、茯苓健脾益气以资后天生化之源，菟丝子、巴戟天、覆盆子补肾壮阳，加鹿角胶等血肉之品填精养血，大补奇经，全方共奏滋肾养血调经之效，并结合月经周期进行治疗，经后期予以补肾养阴；排卵后补肾健脾活血，加丹参、川芎、香附等活血养血之品，使得精血充足，冲任得滋，自能受孕。二是孕后胎元要靠肾气的封藏、脾气健运以化生气血养胎，若患者的气血运行不畅，则胎元失于气血的濡养则容易引起胎动不安。根据中医治未病原则，未病先防，孕后防止患者屡孕屡堕，予以补肾健脾，固冲安胎的寿胎丸合当归芍药散加减，方中菟丝子、续断、桑寄生、阿胶补肾益精髓，固冲安胎；当归、白芍养血而安胎；人参大补元气，使得肾气充盛，胎有所系；党参、白术、茯苓健脾益气以资化源。全方合用，使肾气健旺，胎有所系，载养正常，则自无堕胎之虑。

2 胚胎停育

【病例】不良妊娠史、内异症Ⅰ期、失眠

陈某某，女，35岁，已婚，初诊时间：2020年11月15日。

主诉： 不良妊娠1次，月经量少1年，未避孕未孕5个月。

病史： 患者自诉因不孕2年于2019年9月15日行腹腔镜下子宫内膜异位病灶去除+粘连松解术+左阔韧带囊肿切除术+肌瘤剔除术+子宫修补术，术中见大网膜+左盆壁膜状粘连，双骶韧带见有散状结节，术后双管有美蓝液流出，术后用3个月GnRH。于2020年3月孕7周胚胎停育行清宫术，术后出现月经量少，失眠，经行乳胀。舌淡胖，苔薄白，脉弦。

经孕胎产史： 已婚，G2P0，人工流产1次，于2020年3月孕7周胚胎停育行清宫术。

月经4～5/28～30天，末次月经11月10日，经量偏少，不湿透卫生巾，色鲜红。

既往史：既往无特殊病史及传染病史。否认药物、食物过敏史。

辅助检查：2020年8月19日，AMH 6.4ng/mL，性激素六项中FSH 5.07mIU/mL，LH 3.58mIU/mL，E_2 45.82pg/mL，PRL 7ng/mL，T 0.31ng/mL。

病情分析：患者有人工流产术病史，因不孕行腹腔镜手术发现盆腔粘连，子宫内膜异位症，术后自然妊娠出现胚胎停育行清宫术，术后出现月经量少、经前乳房胀痛，该患者西医诊断为不良妊娠史、子宫内膜异位症Ⅰ期、盆腔炎性疾病。中医诊断为月经过少、经行乳房胀痛。子宫内膜异位症的关键病机为血瘀。该患者有人工流产、腹腔镜、清宫术等手术病史，手术损伤气血以及肾精，气血不畅，肾精亏虚，血海不充，遂致经行量少；久不受孕，孕后胚胎停育，则肝气郁结，气机不畅，阻滞经脉，故见经行乳胀；舌淡胖，苔薄白，脉弦，为肝郁肾虚之象。

西医诊断：① 不良妊娠史；② 子宫内膜异位症Ⅰ期；③ 盆腔炎性疾病。

中医诊断：① 月经过少；② 经行乳胀。

诊疗思路：该患者现为月经周期的经后期，血海空虚，结合患者肝郁肾虚，治疗以补肾养血、疏肝理气为主。方选定经汤加减。

辨证：肾虚肝郁证。

治法：补肾疏肝，养血调经。

方药：定经汤加减。

当归10g	白芍10g	白术10g	茯神10g
柴胡6g	菟丝子10g	熟地黄10g	黄芪15g
蒲黄炭10g	王不留行10g	续断10g	巴戟天10g
甘草6g			

7付，日一付，水冲服。

方解：方中当归、白芍养血疏肝，熟地黄、菟丝子补肾益精，柴胡疏肝解郁，茯苓淡渗利湿，宁心；黄芪补气升阳，巴戟天、续断补肾助阳；柴胡疏肝解郁，使肝气得以调达；当归甘辛苦温，养血和血；白芍酸苦微寒，养血敛阴，柔肝缓急；熟地黄滋阴补血。菟丝子、巴戟天、续断补肝肾、益精壮阳；黄芪、白术、茯苓健脾祛湿，使运化有权，气血有源，炙甘草益气补中，缓肝之急。王不留行、蒲黄炭活血化瘀通络，祛除内异症的瘀血；诸药合用共奏补肾疏肝、养血调经之功。

二诊（2020年11月22日） 月经周期第13天，末次月经11月10日，经行4天，周期28天，口干口苦，纳可，多梦，早醒，大便干结，日1次，小便调，舌淡胖，苔薄白，脉弦。2020年11月16日丈夫精液分析：浓度366.7×10^6/mL，液化时间30min，PR+NP=71.8%+4.6%=76.4%，正常形态6%。

方药：

当归10g	赤芍10g	白术10g	茯神10g
柴胡6g	菟丝子10g	熟地黄10g	党参10g
麦冬10g	王不留行10g	川芎9g	合欢皮10g
甘草6g			

7付，日一付，水冲服。

患者正值排卵期，有口干，多梦，治疗予以定经汤加党参、麦冬健脾益气养阴，合欢皮宁心安神，王不留行、川芎活血通络。

三诊（2020年11月29日） 月经周期第20天，末次月经11月10日，周期28天，现乳房胀痛，口干不苦，纳可，夜寐较前改善，多梦，大便干结，日1次，小便调，舌淡胖苔薄黄，边有齿痕，脉弦。

方药：

当归10g	赤芍10g	白术10g	茯神10g
柴胡6g	续断10g	法半夏9g	党参10g
橘核10g	王不留行10g	川芎9g	合欢皮10g
甘草6g			

7付，日一付，水冲服。

患者排卵后出现乳房胀痛，考虑为肝气郁结所致，治疗疏肝理气通络，方选逍遥散加减。方中柴胡疏肝解郁；当归、白芍养血疏肝；黄芪、白术、茯苓、法半夏健脾祛湿，使运化有权，气血有源；续断补肝肾、益精壮阳；王不留行、橘核理气散结，活血化瘀通络，祛除内异症的瘀血；甘草调和诸药。

四诊（2020年12月6日） 月经周期第26天，末次月经11月10日，周期28天，现诉乳房胀痛，两少腹隐痛，大便干，1次/天。稍口干，纳可，寐欠，梦多，小便调，舌淡苔白，边齿痕，脉弦。自测尿HCG阴性。

方药： 逍遥散合寿胎丸加减。

当归10g	柴胡6g	白芍10g	茯苓10g
白术10g	菟丝子10g	党参10g	续断10g

桑寄生10g　　　　地黄10g　　　　川楝子6g　　　　醋延胡索10g

甘草6g

5付，日一付，水冲服。

患者正处于经前期，乳房胀痛、两少腹隐痛，脉弦，均为肝气郁结的表现，故予以疏肝理气的逍遥散合金铃子散，而且患者未避孕有受孕的可能，根据中医治未病思想，予寿胎丸加减补肾安胎。

五诊（2020年12月11日）　停经30天，末次月经11月10日，周期28天，下腹坠胀，乳房胀痛。无腰酸，无阴道流血。舌淡苔薄白，脉细滑。尿HCG阳性。

方药：寿胎丸加减。

党参10g　　　　白术10g　　　　茯苓10g　　　　甘草6g

菟丝子10g　　　续断10g　　　　桑寄生10g　　　阿胶6g（烊化）

山茱萸10g　　　黄芪20g　　　　山药10g　　　　白芍15g

升麻6g

7付，日一付，水冲服。

经治疗患者月经逾期未行，尿HCG（+），已经妊娠。患者有胚胎停育史，结合下腹坠胀，舌淡，脉细滑，考虑脾肾不足，治以补肾安胎，健脾益气，方选寿胎丸合举元煎加减。

六诊（2020年12月18日）　停经38天，现诉腹胀，稍腰酸，犯困，晨起恶心欲吐，无阴道流血，无口干苦，纳可，梦多，二便调，舌淡红苔薄白。脉细滑。12月14日血HCG 1883.0mIU/mL，P 32.2ng/mL，E_2 162.0pg/mL；12月18日血HCG 14697.34mIU/mL，P＞40ng/mL，E_2 251pg/mL。

方药：寿胎丸加减。

党参10g　　　　白术10g　　　　茯苓10g　　　　甘草6g

菟丝子10g　　　续断10g　　　　桑寄生10g　　　阿胶6g（烊化）

山茱萸10g　　　黄芪20g　　　　山药10g　　　　白芍15g

升麻6g

7付，日一付，水冲服。

患者病情稳定，继续守方治疗。

七诊（2020年12月25日）　停经45天，诉近1周偶有阴道褐色分泌物，量少，擦纸可示，无需护垫，腹胀，稍隐痛，腰酸痛，现已无腹痛，偶有阴道褐色分泌物，腰酸痛，恶心干呕，纳一般，食欲不振，寐欠，易醒，二便调。舌淡红苔白微腻，苔裂，脉滑。12月25日血HCG 79211.74mIU/mL，P 25.9ng/mL，E_2

825pg/mL；12月25日B超示宫内早孕（孕6周大小），可见卵黄囊及胚芽，胚芽长4mm，见胎心，双附件未见明显异常。

方药：寿胎丸加减。

党参10g	白术10g	茯苓10g	甘草6g
菟丝子10g	续断10g	桑寄生10g	阿胶6g（烊化）
女贞子12g	墨旱莲12g	黄芪15g	山药10g
白芍15g			

7付，日一付，水冲服。

患者妊娠后出现下腹隐痛，腰酸、阴道少量流血，考虑为胎动不安，结合症状和舌脉，考虑为脾肾两虚，继续予以健脾益气，补肾安胎，上方去山茱萸、升麻，加二至丸。经治疗患者已无阴道流血，无腰酸腹痛，继续守方加减治疗至孕12周。

按语：患者有人工流产术病史，因不孕行腹腔镜手术发现盆腔粘连，子宫内膜异位症，术后自然妊娠出现胚胎停育行清宫术，术后出现月经量少、经前乳房胀痛，该患者中医诊断为月经过少、经行乳房胀痛。子宫内膜异位症的关键病机为血瘀。该患者有人工流产、腹腔镜、清宫术等手术病史，手术损伤气血以及肾精，气血不畅，肾精亏虚，血海不充，遂致经行量少；久不受孕，孕后胚胎停育，则肝气郁结，气机不畅，阻滞经脉，故见经行乳胀；舌淡胖，苔薄白，脉弦，为肝郁肾虚之象。当治以补肾疏肝，养血调经，方选定经汤加减。方中柴胡疏肝解郁，使肝气得以调达；当归、白芍、熟地黄养血补血；菟丝子、巴戟天、续断补肝肾、益精壮阳；黄芪、白术、茯苓健脾祛湿；甘草益气补中，缓肝之急；王不留行、蒲黄炭活血化瘀通络，祛除内异症的瘀血；诸药合用共奏补肾疏肝、养血调经之功。经治疗患者已经妊娠，根据既往有过不良妊娠病史，考虑素来肾气亏虚，根据治未病的原则，当以寿胎丸加减补肾固冲，益气安胎。方中党参、白术甘温益气，健补脾；菟丝子、山茱萸补肾益精，固摄冲任，肾旺自能荫胎；桑寄生、续断补益肝肾，养血安胎；阿胶补血养血安胎；黄芪补气升阳，气旺则生血；升麻升举阳气；茯苓健脾益气；山药补肾涩精；白芍养血敛阴，缓解止痛；甘草调和诸药，诸药合用，使得肾气盛，气血旺，则胎自安。

第八节　内异不孕症——中医结合辅助生育技术助孕

【病例1】不孕（肾虚血瘀证），子宫内膜异位症，试管婴儿移植不良妊娠1次

陈某，女，28岁，初诊时间：2017年4月17日。

主诉：未避孕未孕2年。

现病史：患者自述于2014年B超提示双卵巢巧克力囊肿，2015年结婚，婚后未避孕未孕2年，于2016年3月行腹腔镜下双卵巢巧克力囊肿剔除术，术后诊断为子宫内膜异位症Ⅳ期，盆腔粘连。于2016年行IVF助孕，于2016年8月31日移植1个鲜胚，孕21周流产1次。现余2个冻胚。刻下症：纳可，二便调，夜寐尚可。舌淡胖，苔薄白，边有瘀点，脉沉。

经孕胎产史：已婚，G1P0。13岁初潮，月经5/30天，量适中，有血块，无痛经，末次月经2017年3月30日。

既往史：既往无特殊病史及传染病史。否认药物、食物过敏史。

辅助检查：丈夫精液分析密度$4.4×10^6/mL$，PR+NP=16.25%+1.25%。

病情分析：患者未避孕而未孕2年，行腹腔镜术确诊为子宫内膜异位症，行双巧囊剔除术+盆腔粘连分解术。术中提示患者盆腔粘连较为严重，而且丈夫有少弱精子症，建议行辅助生育技术。患者行辅助生育技术移植失败。结合患者病

情和舌脉，手术剔除双侧卵巢巧克力囊肿以及盆腔粘连分解，损伤气血，行辅助生育技术，脏腑气血不充，则不能摄精成孕，故不孕。

西医诊断： ① 不孕症；② 子宫内膜异位症Ⅳ期；③ 丈夫少弱精子症。

中医诊断： 不孕症。

诊疗思路： 陈慧侬教授认为子宫内膜异位症的出血是异位内膜随孕激素的变化发生异位出血，中医认为离经之血即瘀血，瘀血阻滞胞宫胞脉，两精不能结合故不孕。患者舌边有瘀血，说明瘀血内阻。脉沉，说明患者气血损伤，久病损伤肾气，肾气虚弱，不能摄精成孕，故不孕。此乃本虚标实。治疗予以活血化瘀，补肾养血，调理脏腑气血，提高受孕率。

辨证： 肾虚血瘀证。

治法： 补肾养血，活血化瘀。

方药： 当归芍药散合左归丸加减。

黄芪20g	当归10g	白术10g	茯苓10g
白芍15g	甘草6g	丹参10g	菟丝子10g
巴戟天10g	枸杞子10g	蒲黄炭10g	鹿角胶10g（烊化）
川芎9g			

15剂，水冲服，每日2次。

方解： 全方以活血化瘀、健脾补肾为主，用当归芍药散的当归、白术、茯苓、白芍、川芎养血活血，健脾益气；丹参、蒲黄炭加强活血化瘀；黄芪补气升阳，与活血化瘀的丹参、蒲黄炭配合使用，使气旺血行，瘀去络通，同时补脾益气，常用于久病之人；菟丝子、巴戟天、枸杞子、鹿角胶补肾填精；甘草调和诸药。

二诊（2017年4月24日） 月经周期第25天，末次月经2017年3月30日，大便成型，次数较多，日行2～3次，口干，纳可，夜寐梦多，舌暗红，苔薄白，边有瘀点，脉弦。

方药：

黄芪20g	白术10g	茯苓10g	党参10g
三棱10g	牡丹皮10g	麦冬10g	莪术10g
甘草6g	蒲黄炭10g	丹参10g	桂枝3g
续断10g			

6剂，水冲服，每日2次。

考虑患者现处在经前期，现觉口干、梦多，乃阴虚有热、上扰心神之象，故在当归芍药散基础上加牡丹皮清虚热，麦冬清心除烦养阴。大便次数增多，又有脾虚之象，因当归有润肠通便之功，故去当归。患者舌暗红，结合子宫内膜异位症病史，体内瘀血停滞，故用三棱、莪术、丹参活血化瘀，蒲黄炭化瘀，桂枝温通经脉以化瘀滞。黄芪大补脾胃元气，与三棱、莪术、丹参等活血化瘀药同用，使气旺血行，瘀去络通。白术、茯苓、党参、甘草合为四君子汤，共奏益气健脾之功，助黄芪补脾胃元气。续断补肾壮阳。

三诊（2017年4月30日） 月经周期第3天。末次月经2017年4月28日，量偏少，色鲜红，周期29天，经行大便烂，舌暗红，苔薄白，边有瘀点，脉弦。

方药：

黄芪20g	川楝子10g	延胡索10g	蒲黄炭10g
五灵脂10g	当归10g	川芎9g	白术10g
茯苓10g	甘草6g	菟丝子10g	续断10g
白芍10g			

12剂，水冲服，每日2次。

考虑患者目前月经第三天，行经期以活血祛瘀为主，兼行气止痛。方中用蒲黄炭、五灵脂活血化瘀；川芎活血、行气；延胡索、川楝子理气止痛。患者经量偏少，以当归、芍药养血，白术、茯苓健脾，使后天得养则血生化有源；黄芪大补脾胃元气使气旺血行，瘀去络通。菟丝子、续断温肾助阳，肾之阳气充足则经血排出通畅，使瘀血排泄有度。

四诊（2017年5月12日） 月经周期第14天，末次月经2017年4月28日，经行5天，经量中等，无痛经，周期29天，口干，脸上长痘。舌暗红，苔薄白，脉弦。

方药：

黄芪20g	川楝子10g	延胡索10g	蒲黄炭10g
五灵脂10g	生地黄10g	荷叶10g	血竭5g
茯苓10g	甘草6g	菟丝子10g	麦冬10g

14剂，水冲服，每日2次。

考虑患者现为排卵期，且结合患者子宫内膜异位症病史，肾虚血瘀为病机，补肾活血切中病机。治病与调经相结合。继续用延胡索、蒲黄炭、五灵脂、血竭活血化瘀，黄芪补气健脾，使气旺则血行通畅；菟丝子补肾益精；茯苓健脾渗湿。口干，脸上长痘，舌质红说明有热，予以生地黄、荷叶、麦冬养阴清热。

五诊（2017年5月29日） 月经第2天，末次月经5月28日，周期30天，经前腹胀，量多，少许血块，稍痛经，久站时腰酸，纳可，夜寐较前好转，舌红苔薄白有瘀点，脉弦。

方药：

黄芪20g	川楝子10g	延胡索10g	蒲黄炭10g
五灵脂10g	当归10g	川芎9g	白术10g
茯苓10g	甘草6g	菟丝子10g	续断10g
白芍10g			

21剂，水冲服，每日2次。

患者现处经后初期，宜养血活血为主。考虑患者既往子宫内膜异位症病史，肾虚血瘀，为避免有留胞宫之旧血，此时更应排尽瘀血，瘀血去则新血生，故经后初期仍需活血化瘀药治疗，以失笑散、金铃子散活血祛瘀，行气止痛。以当归、白芍补血养血，黄芪、白术、茯苓益气健脾使后天之血生化有源；菟丝子、续断补肾助阳，体现善补阴者必于阳中求阴，则阴得阳升而泉源不竭。

六诊（2017年6月19日） 月经周期第23天，末次月经5月28日，口干，无口苦，纳可，寐尚可，精神可，久站腰酸，大便稀，日一行，小便可。舌暗红，苔厚，有瘀点，脉弦。2017年6月14日查：CA125 37.47U/mL，CA199 0.07U/mL。

方药：

三棱10g	莪术10g	党参15g	白术10g
茯苓15g	黄芪20g	当归10g	川芎9g
川楝子10g	延胡索10g	蒲黄炭10g	五灵脂10g
续断10g	甘草6g	杜仲10g	

12剂，水冲服，每日2次。

现患者经前期。治以补肾活血助阳。考虑患者子宫内膜异位症病史，体内瘀血停聚，且患者舌暗红，有瘀点，体内仍有瘀血停聚，故加强活血化瘀的药力，用三棱、莪术破血行气消积。蒲黄炭、五灵脂活血化瘀止痛，川芎、延胡索活血行气，党参、白术、茯苓、甘草益气健脾，使气血生化有源；黄芪、当归益气补血活血，续断、杜仲补肾强腰。全方紧密围绕补肾活血助阳，瘀血得消，肾阳得长，脉络乃通。

七诊（2017年7月3日） 月经周期第10天，末次月经6月24日，经行5天，量中，色红，无血块，无痛经，周期28天。口干，无口苦，纳可，夜寐差，难入睡，二便调，舌红，苔白腻，有瘀点。

方药：

三棱10g	莪术10g	党参15g	白术10g
茯苓15g	黄芪20g	当归10g	川芎9g

| 川楝子10g | 延胡索10g | 蒲黄炭10g | 五灵脂10g |
| 续断10g | 甘草6g | 杜仲10g | |

12剂，水冲服，每日2次。

继续守上方治疗。

八诊（2017年7月17日） 月经周期第23天。末次月经6月24日，周期28天，夜寐梦多，舌淡边有齿印，苔薄白，脉弦。

方药：

三棱10g	莪术10g	党参15g	白术10g
茯苓15g	黄芪20g	当归10g	川楝子10g
延胡索10g	蒲黄炭10g	五灵脂10g	续断10g
甘草6g	合欢皮10g	首乌藤10g	

7剂，水冲服，每日2次。

患者现处经前期，宜补肾养血活血。患者夜寐梦多，予合欢皮、首乌藤养血安神。

九诊（2017年7月24日） 月经周期第2天，末次月经7月23日，量中，痛经轻，周期30天。腰酸，咳嗽但无咳痰，口干，乏力，寐可，经前腹泻。舌淡，边有齿痕，有瘀斑，苔白。

方药：

黄芪20g	党参10g	白术6g	山药15g
知母12g	三棱10g	莪术10g	鸡内金9g
蒲黄炭10g	五灵脂10g	当归10g	川芎10g
白芍10g	甘草6g		

6剂，水冲服，每日2次。

患者舌有瘀斑乃瘀血积聚体内，舌淡胖、边有齿印，经行腹泻为脾虚失于健运所致，故应活血化瘀，健脾益气，选方理冲汤加减，方中党参、黄芪、白术、山药健脾益气，用三棱、莪术、五灵脂、蒲黄炭活血化瘀；当归、白芍、川芎养血活血；知母养阴清热；鸡内金健脾消积。

十诊（2017年8月6日） 月经周期第15天，末次月经7月23日，腰酸痛，纳寐可，二便调，舌淡红，苔薄黄，边有瘀点，脉弦。拟8月8日移植。

方药：

| 当归6g | 白芍15g | 白术10g | 茯苓15g |
| 菟丝子10g | 桑寄生10g | 续断10g | 阿胶10g |

| 党参10g | 甘草6g | 黄芪20g |

12剂，水冲服，每日2次。

目前患者拟移植，根据中医治未病的原则，未病先防，患者肾虚血瘀，予以养血活血，补肾固冲安胎，方选当归芍药散合寿胎丸加减，方中当归、白芍养血活血；党参、黄芪、白术、茯苓健脾益气；寿胎丸的菟丝子、桑寄生、续断、阿胶补肾固冲养血安胎；甘草调和诸药。

十一诊（2017年8月20日）　患者于8月8日移植2个冻胚，于8月15日自测尿HCG阳性，于8月17日查血HCG 400mIU/mL，现腰酸，有少量水样分泌物，于8月18日早上白带夹有血丝，口干，无口苦，纳寐可，二便调，舌暗红苔薄白，有瘀点。

方药：

当归6g	白芍15g	白术10g	茯苓15g
菟丝子10g	桑寄生10g	续断10g	阿胶10g
党参10g	甘草6g	黄芪20g	杜仲10g
墨旱莲10g			

6剂，水冲服，每日2次。

患者妊娠后出现腰酸，白带夹有血丝，考虑胎动不安，应及时安胎。以寿胎丸合当归芍药散进行辨证加减。菟丝子补肾益精、壮胎元以安胎为君药；桑寄生强筋骨，能养血，使胎气强壮；续断、杜仲补肝肾、强筋骨、固冲任。阿胶补血滋阴，使血脉安伏以养胎安胎。当归养血活血，白芍养血缓急止痛；党参、白术、茯苓健脾益气，既能行气又能使后天气血生化有源，有利于胎儿生长发育。墨旱莲补肾养阴止血。全方共奏补肾益气、益气活血、培育胎元之效，使胎元有肾气所系，有血所养，达到益母安胎的目的。

十二诊（2017年8月27日）　移植第19天，现头晕，恶心微吐，易犯困，小便多，大便稀，一天2次，舌暗红苔白，边有瘀点。脉细滑。2017年8月20日查血HCG 2100.0mIU/mL，2017年8月23日查血HCG 7311.0mIU/mL，E_2 1816.0pmol/L，P 125.2nmol/L。

方药：

当归6g	白芍15g	白术10g	茯苓15g
菟丝子10g	桑寄生10g	续断10g	阿胶10g
党参10g	甘草6g	黄芪20g	陈皮6g
墨旱莲10g			

12付，日一付，水冲服。

患者经治疗已无腰酸，但出现头晕、恶心欲吐，考虑为脾气亏虚，失于健运所致，守方加减，上方去杜仲，加陈皮健脾理气。

十三诊（2017年9月11日） 移植第34天，有肛门坠胀感，大便次数增多，大便软，日2～3次，无腹痛、腰酸。9月1日见少量阴道流血，无口干，寐差，入睡难，乏力，纳欠佳，食入稍硬则食后吐，舌暗红，苔白腻，脉滑。2017年9月3日查血HCG 89545mIU/mL，E₂ 4964pmol/L，P 133nmol/L。2017年9月6日B超：宫内双胎妊娠，均存活，见心管搏动。

方药：

当归6g	白芍15g	白术10g	茯苓15g
菟丝子10g	桑寄生10g	续断10g	阿胶10g
党参10g	甘草6g	黄芪20g	陈皮6g
墨旱莲10g			

12付，日一付，水冲服。

患者经治疗，现已经妊娠，但出现食欲欠佳，大便次数多，考虑为脾虚所致，继续守方治疗。

按语： 患者因有子宫内膜异位症病史，其病机乃肾虚血瘀。肾虚为本，血瘀为标。"瘀血阻滞"胞宫胞络，精卵不能结合而导致不孕症；久病损伤肾气，肾气亏虚，不能摄精成孕，故出现不孕。瘀血阻滞，故出现舌暗，舌有瘀斑瘀点。故本病诊断为：① 不孕症；② 子宫内膜异位症。辨证为肾虚血瘀。该病多为瘀血阻滞，久病伤及肾气，导致肾虚血瘀；肾虚日久，无论肾阴虚还是肾阳虚都会发生因虚致瘀的病理改变。脉络瘀阻，血行不畅，则有碍于肾阴肾阳的化生，唯瘀去而新生。因此，活血有助于肾阴、肾阳的化生。故孕前治疗"以通为用"。由于血液的运行有赖于气的推行温煦，气行则血行，气滞则血瘀；血得温则行，得寒则凝。该病多因肾虚血瘀所致，故治疗应活血化瘀、补肾助阳、理气止痛。方中延胡索、蒲黄炭、五灵脂活血化瘀；川芎活血、行气；川楝子理气止痛；党参、白术、茯苓、甘草益气健脾，使气血生化有源；当归补血活血，杜仲、续断温补肾阳，桂枝鼓舞阳气，温经通脉。黄芪大补脾胃之气，与血竭同用使气旺则血行，瘀去络通；孕后应及时安胎。患者现已受孕，应及时安胎。以寿胎丸合当归芍药散进行辨证加减。菟丝子补肾益精，壮胎元以安胎为君药；桑寄生强筋骨，能养血，使胎气强壮；续断补肝肾、强筋骨、固冲任。阿胶补血滋阴，使血脉安伏以养胎安胎。当归养血活血，白芍养血缓急止痛；党参、白术、茯苓健脾益气，既能行气又能使后天气血生化有源，有利于胎儿生长发育。全方共奏补肾益气、益气活血、培育胎元之效，使胎元有肾气所系，有血所养，达到益母安胎的目的。

【病例2】不孕症，癥瘕，痛经（脾胃虚弱，痰湿瘀滞证）

韦某，女，33岁，已婚，初诊时间：2017年8月25日。

主诉： 婚后未避孕未孕4年余。

现病史： 患者自诉于2013年结婚，婚后未避孕未孕4年余。经行腹痛，平素下腹牵扯痛，口干，寐欠佳，难入睡，易醒，纳可，二便调，舌淡红苔白腻，脉沉细。

经孕胎产史： 已婚，G0P0。初潮15岁，月经7/28～29天，末次月经2017年8月15日，经量中，有血块，经行下腹疼痛。

既往史： 既往无特殊病史及传染病史。否认药物、食物过敏史。

辅助检查： 2017年8月19日东兴市人民医院CT检查提示右侧卵巢巧囊35mm×34mm、右侧胸腔大量积气及小许积液、右背下侧胸膜局限性增厚，不除外内异症可能。B超示右侧卵巢巧囊35mm×34mm。血CA125 94.42U/mL。（2016年9月10日丈夫精液分析：密度$36.5×10^6$/mL，PR+NP=53.3%+4.5%，30min完全液化；2016年10月26日B超提示左侧精索静脉曲张。）

病情分析： 根据患者婚后未避孕未孕4年余，CT和B超检查提示右侧卵巢巧囊，以及血CA125 94.42U/mL。考虑该患者西医诊断为不孕症以及子宫内膜异位症，结合症状、体征，中医诊断为痛经、癥瘕、不孕症。子宫内膜异位症的中医关键病机为血瘀，瘀血阻滞胞宫胞脉，气血运行不畅，不通则痛，故出现痛经；瘀血阻滞胞宫胞脉，胞宫胞脉不畅，两精不能结合，故不孕；瘀血阻滞，瘀积日久，气机阻滞，渐成癥瘕。

西医诊断： ① 不孕症；② 子宫内膜异位症。

中医诊断： ① 不孕症；② 癥瘕；③ 痛经。

诊疗思路： 结合患者婚久不孕，平素月经情况，量中、色暗红、有血块、有痛经，经前B超情况提示巧克力囊肿，考虑不孕、痛经、癥瘕均为血瘀所致，治疗予以活血化瘀为主，消癥散结。结合患者的脉沉细，考虑气血虚弱，故在活血化瘀的基础上予以健脾益气，气为血之帅，气行则血行。苔白腻考虑有痰湿，加用二陈汤以燥湿化痰，祛痰消癥。

辨证：脾胃虚弱，痰湿瘀滞。

治法：燥湿化痰，活血化瘀，健脾益气。

方药：

白术10g	茯苓15g	法半夏10g	陈皮6g
党参10g	山药10g	丹参10g	桂枝10g
荔枝核10g	川楝子10g	延胡索10g	黄芪10g
甘草6g			

15付，日一付，水煎服。

方解：

（1）活血化瘀：丹参、桂枝。

丹参，味苦，性微寒，可"破宿血，补新血"，《玉楸药解》曰："调经安胎，磨坚破滞，一切痈疽、痂癞、瘿瘤、疥癣皆良，癥瘕崩漏兼医。"陈慧侬教授选其破血祛瘀，消癥散结。

桂枝，味辛、甘，性热，气味俱薄，体轻而上行，浮而升阳也；《重订本草征要》言桂枝："助阳散寒，温经通脉，达营卫，和表里。无汗能发，有汗能止。理心腹之痛，搜关节之痹。"陈慧侬教授用桂枝以鼓舞阳气、温经通脉、散结消癥。

（2）行气止痛：川楝子、延胡索、荔枝核。

陈慧侬教授在治疗子宫内膜异位症予以活血化瘀的同时，常配伍行气止痛的药物，且能增强活血化瘀止痛之功效。

延胡索，味辛、苦，性温，调妇人月经，经行瘀滞，除血积，《本草纲目》记载："妇女血气前，腹中刺痛，用延胡索。"

川楝子，《玉楸药解》记载："味苦，性寒，入足厥阴肝经，泻火除狂，利水止痛。"川楝子、延胡索组成金铃子散，行气止痛，陈慧侬教授常用于痛经，妇人腹痛，而且川楝子为果实类药物，含有丰富的鞣酸物质，具有濡养的作用，行气而不伤阴血。

荔枝核：味甘、微苦，性温；归肝、肾经。行气散结，祛寒止痛。《妇人良方》记载其治妇人血气刺痛。陈慧侬教授常用荔枝核行气止痛、散结消癥。

（3）燥湿化痰：茯苓、法半夏、陈皮、甘草。

法半夏：味辛，性温，辛散温燥，有燥湿化痰、降逆止呕、消痞散结之功。

陈皮：味辛、苦，性温，理气行滞，燥湿化痰。与半夏合用不仅相辅相成，增强燥湿化痰之力，而且体现治痰先理气、气顺则痰消之意。

茯苓：味甘、淡，性平。健脾渗湿，渗湿以助化痰之力，健脾以杜生痰之源。

甘草：健脾和中，调和诸药。

以上四味药组成二陈汤，共奏燥湿化痰、理气和中之功效。

（4）健脾益气：党参、白术、山药、黄芪、甘草。

黄芪补气升阳，《本草经解》曰："人身之虚，万有不齐，不外乎气血两端。黄芪气味甘温，温之以气，所以补形不足也；补之以味，所以益精不足也。"

党参：味甘，性平。既能补气又能补血，可生津，不燥不腻，善于补脾养胃，健运中气。

山药：味甘，性平。质润平和，不寒不热不燥，补而不滞，滋而不腻，为平补气阴之品。

白术：味苦、甘，性温，归脾、胃经，健脾益气，燥湿利水，止汗，安胎。

甘草：《雷公炮制药性解》曰："味甘，性平，无毒。入心、脾二经，生则分身、梢而泻火，炙则健脾胃而和中。解百毒，和诸药，甘能缓急，尊称国老。"

陈慧侬教授多以四君子汤健脾益气，配伍黄芪增强补气健脾之功效，使气旺则血行，瘀去络通。

二诊（2017年9月19日） 月经周期第8天，末次月经9月12日，经血7天，量中，色暗红，有血块，有痛经，周期29日。经前乳房胀痛，经期服药后月经第三天至第四天下腹抽痛，晚上尤甚。经后头晕，现下腹有牵扯痛，口干、纳可、睡眠浅，二便调。舌淡红，少苔，舌中有裂纹，脉沉。

方药：

桂枝10g	五灵脂10g	蒲黄炭10g	川楝子10g
延胡索10g	橘核10g	荔枝核10g	半夏10g
陈皮6g	茯苓15g	炙甘草6g	枳壳10g

15付，日一付，水冲服。

患者仍有痛经，经色暗红，陈慧侬教授考虑瘀血积聚体内，不通则痛。故以五灵脂、蒲黄炭活血化瘀、祛瘀止痛；经前乳房胀痛，经期下腹部牵扯痛，考虑肝气郁滞，气滞则血行不畅，不通则痛，故以川楝子、延胡索、橘核、荔枝核、枳壳理气止痛；经后期头晕乃血虚不能上荣脑窍所致，故以茯苓、炙甘草益气健脾，使后天气血生化有源；半夏、陈皮消痞散结、理气健脾；全方共奏活血化瘀、理气健脾之功。

三诊（2017年10月16日） 末次月经10月10日，现月经周期第7天，经未净，尚有少量黑色分泌物，月经第一天至第三天色黑褐，量少，月经第四天量多，下腹扯痛，疼痛较前减轻，已无胸痛，咳嗽少痰，腰部酸累。寐好转，口干好转，大便溏，小便调，舌红苔白，周期28天。

方药：

桂枝10g	五灵脂10g	蒲黄炭10g	川楝子10g
延胡索10g	橘核10g	荔枝核10g	半夏10g
陈皮6g	茯苓15g	甘草6g	枳壳10g
莱菔子10g	苦杏仁10g		

15付，日一付，水冲服。

患者现经期，治疗以活血调经为主。陈慧侬教授考虑患者巧囊病史，经色黑、腹痛，瘀积体内，不通则痛，继续予五灵脂、蒲黄炭活血化瘀，川楝子、延胡索、橘核、荔枝核、枳壳理气止痛；桂枝温经通脉，茯苓、炙甘草益气健脾，使后天气血生化有源，且脾健则运化水谷功能恢复；半夏、陈皮消痞散结，理气健脾；莱菔子、苦杏仁降气止咳化痰，全方共奏活血化瘀、理气健脾之功。

四诊（2017年11月1日） 末次月经10月10日，现月经周期第22天，自觉阴部不适，服上药后尿多，夜尿1～2次/天，既往有气胸，自觉胸膜牵扯感，口干稍缓解，大便黏，易腹胀，夜寐可，易醒，舌红苔薄白。2017年10月28日查白带清洁度Ⅱ，白细胞++。

方药：

五灵脂10g	蒲黄炭10g	川楝子10g	延胡索10g
橘核10g	荔枝核10g	白芍10g	瓜蒌子10g
枳壳10g	鱼腥草10g	丹参10g	

10付，日一付，水冲服。

服上药后患者病情缓解，继续活血化瘀、理气散结治疗，可守方加减。时有气胸、腹胀，加瓜蒌子宽胸散结。阴部不适，白带常规稍有异常，予鱼腥草清热解毒、除湿止带。

五诊（2017年11月8日） 月经周期第30天，末次月经10月10日，周期29天，乳胀，下腹不适，近日晨起饭后耳鸣，无头晕，经行无头晕，口干缓解，便软，排便不爽，寐可。舌红，少苔，脉弦。

方药：

五灵脂10g	蒲黄炭10g	川楝子10g	延胡索10g
橘核10g	荔枝核10g	白芍10g	瓜蒌子10g

| 枳壳10g | 鱼腥草10g | 丹参10g | 九香虫10g |
| 三棱10g | 菟丝子10g | | |

15付，日一付，水冲服。

现患者处于经前期，治疗以养血活血、温肾通络为主。结合巧囊病史，治疗上以五灵脂、蒲黄炭、丹参活血化瘀；延胡索活血行气止痛，三棱活血行气止痛，橘核、荔枝核、枳壳理气散结，白芍养血缓急止痛，九香虫性温，行气止痛。时有耳鸣，考虑肾虚髓海空虚，故以菟丝子温肾助阳。全方共奏活血化瘀、温肾助阳、理气养血之功。使瘀血去则新血生。

六诊（2017年12月1日） 月经周期第21天，末次月经11月9日，周期30天，量中色红有血块，痛经较前减轻，计划行试管婴儿助孕，于11月24日打降调针，服用"优思明"一周期。自觉胸膜牵扯感，无口干口苦，不服药时难入睡，二便调，舌红苔薄白，脉弦。

方药：

当归10g	川芎10g	白术10g	茯苓10g
白芍10g	泽泻10g	菟丝子10g	枸杞子10g
车前子10g	覆盆子10g	五味子10g	麦冬10g
山茱萸10g			

15付，日一付，水冲服。

患者既往内异症病史，考虑有血瘀阻滞，现行试管婴儿助孕降调期，肾主生殖，应补肾填精以助养卵，提升卵泡的质量，为孕育胎儿奠定基础。方选当归芍药散合五子衍宗丸加减。方中川芎养血活血，行血中之滞；当归、白芍养血缓急止痛；白术、茯苓、泽泻健脾益气，有利于气血生化；菟丝子、枸杞子、山茱萸滋补肝肾；覆盆子养肾阴；五味子补肾水，益肺气；麦冬养阴；车前子利小便，补中寓泻，补而不腻。全方共奏补肾填精、养血活血之功，使肾气盛，气血充，以提高卵泡的数量和质量。

七诊（2017年12月18日） 月经周期第15天，末次月经12月4日，经量少，经行腹泻，呕吐2天，有血块，于11月24日打降调针，12月9日打促排，现促排第9天，舌淡，苔薄白，脉弦。

方药：

党参10g	白术10g	茯苓15g	甘草6g
瓜蒌子10g	枸杞子10g	覆盆子10g	菟丝子10g
五味子10g	太子参10g	桔梗10g	

15付，日一付，水冲服。

陈慧侬教授根据患者出现经行腹泻，呕吐，舌淡苔薄白，考虑为脾胃虚弱所致，党参、白术、茯苓、甘草组成四君子汤，四君子汤益气健脾，脾旺则后天气血生化有源，冲任气血充盛，卵子可以得以充养，宫腔"土壤肥沃"；促排卵多致肾阴亏虚，故治疗中应兼顾补肾阴，方中太子参、五味子益气养阴；促排阶段，关键是使得卵泡生长，而卵子的生成和生长均靠肾精的充养，陈慧侬教授喜用五子衍宗丸的菟丝子、覆盆子、枸杞子、五味子等果实类的药物以补益肝肾，助卵泡发育；瓜蒌子宽胸散结，桔梗开宣肺气。全方共奏益气健脾、补肾填精之功，培土固肾。

八诊（2018年1月8日） 移植后15天，于2017年12月取得11个卵子，配得7个优胚，1个中胚，12月22日移植2个鲜胚，余4个冻胚。现觉耳鸣，腰累，下腹偶有牵扯痛，乳房触痛，乳头痒，稍反胃，夜寐难入睡，易醒，二便正常，舌红，苔白腻，脉细滑。2018年1月6日血HCG 342.58mIU/mL，E_2＞1000pg/mL，P＞40ng/mL。

方药：

桑寄生10g	续断10g	阿胶10g	菟丝子10g
杜仲10g	当归10g	白术10g	川楝子10g
茯苓10g	石斛10g		

10付，日一付，水冲服。

患者已移植着床，应及时安胎。故以补肾安胎、益气养血为主。方中菟丝子补肾益精，味甘性平，温而不燥，滋而不腻，益阴而固阳，乃壮胎之要药；桑寄生既能强筋骨又能养血，使胎气强壮；续断补肝肾，固冲任。阿胶补血，使血液足则胎有所养，血脉安则宜养胎；腰酸、耳鸣予以杜仲补肾壮腰安胎；下腹偶有牵扯痛，乳房触痛，乳头痒，予以川楝子疏肝泄热，行气止痛；患者反胃，夜寐难入睡，舌红，考虑阴虚有热，故以石斛养阴清热。当归补血活血，既能补血养胎又能兼顾内异症血瘀特点，使养胎与治病并重。白术、茯苓益气健脾，脾气旺则气血生化有源，有利于胎儿生长发育；全方共奏补肾健脾、养血安胎之功。使胎元有肾气所系，有血所养，以达到益母安胎之功效。

按语：此病案疗程3个多月，第一阶段针对子宫内膜异位症治疗。该患者因有子宫内膜异位症引起的不孕、痛经病史，病机关键在于瘀血阻滞胞宫胞络，精卵不能结合而导致不孕症。结合患者的苔白腻，脉沉细，考虑为脾虚所致，脾虚不能运化水湿，聚湿成痰，痰湿阻滞，气血运行不畅，不通则痛，故出现疼痛；两精不能结合，故不孕；痰湿阻滞，日久渐成癥瘕。故本病中医诊断为不孕、癥瘕、痛经。辨证为脾胃虚弱、痰湿瘀滞。治疗为健脾益气、燥湿化痰、活血化瘀。方选黄芪四君子合二陈汤金铃子散加减，全方共奏活血化瘀、健脾益气、燥湿化痰之功，使脾气健运，痰湿祛，气血旺，瘀血去则新血生。第二阶段针对患者行试管婴儿助孕，陈慧侬教授在降调期和促排期注重提高卵子的质量，因肾主生殖，肾藏精，故以五子衍宗丸等果实类药物补肾填精，以助卵子的生成和发育。第三阶段是移植期和受孕后，根据中医治未病的思想，陈慧侬教授在移植和孕后予以补肾安胎，兼顾养血活血，因子宫内膜异位症的关键病机为血瘀，孕后常出现下腹隐痛，治疗常选《金匮要略》治疗妇人腹痛和妊娠腹痛的当归芍药散；而且陈慧侬教授认为胎之成和胎之养均有赖于肾的封藏，常选用张锡纯《医学衷中参西录》的寿胎丸补肾安胎，使胎元得以肾气所系，有血所养，方有子。

【病例3】不孕症（肾阴虚兼血瘀证）

吴某，女，35岁，已婚，初诊时间：2017年5月5日。

主诉： 婚后未避孕未孕7年余，IVF-ET失败2次。

病史： 患者自述婚后未避孕未孕7年余，月经周期26～33天，经期5天，经量中，色红，有血块，有痛经。2014年行子宫内膜异位症手术治疗，诊断为子宫内膜异位症Ⅳ期，术后服用孕三烯酮半年，经治疗后痛经缓解。于2016年8月、11月行IVF-ET，取卵13个，配成胚胎3个，于8月、11月移植均未着床，现已经无胚胎。丈夫精液正常。小便调，大便溏。舌红，苔裂，脉弦。

经孕胎产史： 14岁初潮，周期26～33天，经期5天，经量中，色红，有血块，有痛经。末次月经2017年4月30日，经行5天。G0P0。

既往史： 既往无特殊病史及传染病史。否认药物、食物过敏史。

病情分析： 患者婚后未避孕未孕7年余，经行腹痛，2014年行子宫内膜异位症手术治疗，术后2年不孕，行IVF-ET取卵2次，移植2次均失败。西医诊断为不孕、子宫内膜异位症；结合患者症状、体征，诊断为不孕、痛经。子宫内膜异位症的中医关键病机为血瘀，瘀血阻滞胞宫胞脉，气血运行不畅，不通则痛，故出现痛经；瘀血阻滞胞宫胞脉，胞宫胞脉不畅，两精不能结合，故不孕；瘀血阻滞，瘀积日久，气机阻滞，渐成癥瘕。

西医诊断： ① 原发性不孕；② 子宫内膜异位症。

中医诊断： ① 不孕症；② 痛经。

诊疗思路：患者子宫内膜异位症的关键病机为血瘀，虽然已行手术祛除病灶，瘀血已祛，但手术伤及气血，且久病伤肾，加上多次取卵均损伤肾气，患者舌红，苔裂，脉弦均提示肾阴亏虚。故该患者为肾虚血瘀，治疗予以补肾养阴，活血化瘀，方选当归芍药散合大补阴丸加减。《辨舌指南·辨舌之质本》认为平人之舌无纹，有纹为血衰，裂纹多少深浅，反映血衰之甚微。患者舌脉象为阴虚火旺之征，热盛伤阴，陈慧侬教授喜用大补阴丸补肾填精。

辨证：肾阴虚兼血瘀证。

治法：补肾养阴，活血化瘀。

方药：当归芍药散合大补阴丸加减。

黄芪20g	知母10g	黄柏10g	龟甲10g
石斛10g	川楝子10g	山药10g	蒲黄炭10g
当归10g	白芍10g	甘草6g	生地黄10g
续断10g			

7付，日一付，水煎服。

方解：知母、黄柏、龟甲、生地黄、石斛补肾养阴；当归、芍药补血活血，养血缓急止痛；蒲黄炭活血化瘀，治疗内异症瘀积体内；川楝子理气止痛；续断补肾助阳，肾阳充足方能鼓动血液运行；黄芪大补脾胃之气，使气旺则血行。全方共奏补肾养阴、活血化瘀之功效。

二诊（2017年5月15日）　月经周期第15天，末次月经4月30日，周期26～33天。经治疗精神较前好转，口干，二便调。舌红，苔裂，脉弦。

方药：

黄芪20g	知母10g	黄柏10g	龟甲10g
石斛10g	川楝子10g	山药10g	蒲黄炭10g
当归10g	白芍10g	甘草6g	生地黄10g
续断10g	地龙10g		

7付，日一付，水煎服。

该患者经治疗后症状明显改善，原方案治疗有效，现月经第15天，正值排卵期，考虑患者瘀血阻滞胞宫胞脉，易导致输卵管粘连，故在原方的基础上加地龙通经活络。

三诊（2017年6月5日）　停经35天，经未行，汗多，脚跟疼痛，掉发，舌淡，苔裂，脉弦。

方药：

当归10g	黄芪20g	白芍15g	三棱10g
白术10g	党参15g	续断10g	茯苓10g
菟丝子10g	熟地黄10g	甘草6g	石斛10g

14付，日一付，水煎服。

该患者出现掉发、汗多，舌淡胖，考虑为气血不足所致，故益气养血，活血化瘀，方选八珍汤加减；患者脚跟疼痛，为肾虚不能荣养所致，加菟丝子、续断补肾强筋；苔裂说明阴伤，加石斛养阴，阴血足则经血有源。全方共奏活血化瘀、补益肝肾、益气健脾之功。

四诊（2017年7月2日） 月经周期第23天，末次月经6月9日，经行7天，经量正常，有血块，无痛经，周期40天。舌淡，苔裂，脉弦。

方药：

当归10g	黄芪20g	白芍15g	三棱10g
白术10g	党参15g	续断10g	茯苓10g
菟丝子10g	熟地黄10g	甘草6g	石斛10g
龟甲10g	鹿角胶6g		

7付，日一付，水煎服。

现患者处于经前期，治以补肾活血、益气养阴为主。在上方基础上加龟甲、鹿角胶，二者为血肉有情之品，可补肾填精益髓。

五诊（2017年7月13日） 月经周期第8天，末次月经7月5日，经行6天，周期26天，下腹胀痛，经行量多，有血块，无痛经。舌质稍红，苔裂，边有齿痕，脉弦。血 CA125 352.2IU/L，CA199 31IU/L。血 AMH 2.72ng/mL。性激素：FSH 7.7mIU/mL，LH 5.67mIU/mL，E_2 31.4pg/mL，PRL 2.18ng/mL，T 0.17ng/mL。甲状腺功能正常。

方药：内异痛经灵加减。

黄芪20g	蒲黄炭10g	五灵脂10g	血竭5g
九香虫10g	桂枝10g	橘核10g	陈皮6g
白术10g	茯苓15g	甘草6g	当归10g
白芍10g			

7付，日一付，水煎服。

患者内异症术后，现复查CA125偏高，考虑为血瘀所致，药理证明活血化瘀药物能够抑制异位内膜的生长、增殖，促进局部循环，促进炎症吸收，缩小包块，故方中使用失笑散、血竭活血化瘀；黄芪大补脾胃之气，使气行则血行，与血竭配伍则气旺血行，瘀去络通；当归补血活血，白芍养血缓急止痛；九香虫行气止痛，温肾壮阳；患者腹胀，乃气滞所致，治以橘核、陈皮理气；考虑患者经后期，故用白术、茯苓益气健脾，使气血生化有源。桂枝温经通络，促进血液运行。

六诊（2017年7月21日）　月经周期第17天，患者诉夜间汗出，白天疲惫，自觉服上药后上火，咽痒，声嘶，近两日腹泻，日2次，夜寐可，舌红苔黄腻，边有齿痕，脉弦。

方药：内异痛经灵加减。

黄芪20g	蒲黄炭10g	五灵脂10g	血竭5g
九香虫10g	橘核10g	陈皮6g	白术10g
茯苓15g	甘草6g	当归10g	白芍10g
黄柏10g	牡丹皮10g		

7付，日一付，水煎服。

患者夜间汗出，咽痒、声嘶，是因阴虚火旺，热盛伤阴所致，故在原方基础上去桂枝，加黄柏清虚热、牡丹皮凉血化瘀。全方共奏活血化瘀、益气健脾、清热凉血之功。

七诊（2017年8月11日）　月经周期第7天，末次月经8月3日，经行6天，痛经重，痛经时冷汗出，量中，色暗，有血块，周期29天，口干欲饮，纳寐可，二便调，舌淡边有齿痕，苔薄白，脉弦。

方药：内异痛经灵加减。

方药：

黄芪20g	蒲黄炭10g	五灵脂10g	血竭5g
九香虫10g	橘核10g	陈皮6g	白术10g
茯苓15g	甘草6g	当归10g	白芍10g
太子参10g	五味子10g	牡丹皮10g	熟地黄10g

7付，日一付，水煎服。

患者此次痛经重，现经后期，血海空虚。故在前方基础上用熟地黄、白芍滋阴养血；患者口干，考虑阴液不足，故用太子参、五味子益气养阴生津；白术、茯苓、甘草益气健脾；失笑散、血竭活血化瘀，散结止痛。全方共奏补益阴血、益气健脾、活血化瘀之功。

八诊（2017年8月18日）　月经周期第16天，末次月经8月3日。感冒2天，头胀、鼻塞流涕，咳嗽、咳白痰，纳寐可，二便调。舌淡红，苔白，脉浮数。

方药：

当归10g	川芎9g	茯苓15g	白术10g
泽泻10g	山茱萸10g	赤芍10g	鹿角胶10g（烊化）
紫河车10g	熟地黄10g	太子参10g	牛膝10g
桂枝10g	淡豆豉10g	苦杏仁10g	薄荷6g（后下）

12付，日一付，水煎服。

患者内异症术后，肾虚血瘀为关键，现月经周期第16天，处于排卵期，行试管婴儿助孕，中医治疗以促进卵泡生长及改善宫腔环境为主，治疗以活血化瘀抑制异位内膜增殖及促进炎症吸收，补肾填精长卵泡。方中以当归芍药散为基础改白芍为赤芍清热凉血，散瘀止痛，合当归、川芎、茯苓、白术、泽泻、太子参疏肝养血，益气健脾；肾主生殖，藏精，精、血为卵泡生长所需，予血肉有情之品鹿角胶、紫河车补肾填精益髓，山茱萸、牛膝补肾固精，熟地黄滋阴养血，增长卵泡。加淡豆豉、桂枝、苦杏仁、薄荷疏风散寒。

九诊（2017年9月1日） 月经周期第29天，末次月经8月3日，周期26～33天，稍有腰酸，偶有乳房胀痛，感冒已痊愈，经前腹泻，近两日腹泻，日2次，口干，寐可，自觉下腹冷，行艾灸治疗，舌淡红，苔薄白，有裂纹，汗多，脉沉细。

方药：内异痛经灵加减。

黄芪20g	蒲黄炭10g	五灵脂10g	血竭5g
九香虫10g	桂枝10g	橘核10g	陈皮6g
白术10g	茯苓15g	甘草6g	当归10g
白芍10g	牛膝10g	川楝子10g	

9付，日一付，水煎服。

患者现正处于经前期，经行腹泻，治疗以健脾益气、活血化瘀为主。以蒲黄炭、五灵脂、血竭活血化瘀，桂枝温经通脉，当归、白芍补血养血，白术、茯苓、甘草益气健脾使气血生化有源。患者腰酸，以牛膝补肝肾强腰膝。川楝子理气止痛。黄芪大补脾胃之气，使气旺则血行。全方共奏活血化瘀、补肾养血、理气止痛之功。

十诊（2017年9月11日） 月经周期第8天，末次月经9月4日，经行7天，量中，经行下腹酸胀，血块多，质稠，周期31天。现觉腰酸胀，潮热，汗多，口干，经行腹泻，嗜食酸甜，纳可，寐可，便溏。舌红胖，苔薄白，脉弦。

方药：内异痛经灵加减。

黄芪20g	蒲黄炭10g	五灵脂10g	血竭5g
太子参10g	五味子10g	橘核10g	陈皮6g
白术10g	茯苓15g	甘草6g	当归10g
白芍10g	麦冬10g	川楝子10g	熟地黄10g

7付，日一付，水煎服。

患者痛经较前缓解，现处经后期，出现潮热、口干，考虑阴血亏虚，在活血化瘀的基础上去桂枝、九香虫、牛膝，加生脉饮、熟地黄以益气养阴。

十一诊（2017年9月22日） 月经周期第18天，末次月经9月4日，患者诉排卵期下腹疼痛，时有干咳，夜间加剧，伴汗出。B超监测排卵提示子宫内膜厚10.5mm，左卵泡24mm×17mm，已排卵，有同房。舌红苔薄白，脉沉细。

方药：当归芍药散合寿胎丸加减。

当归10g	白芍10g	川芎9g	茯苓15g
白术10g	泽泻10g	菟丝子10g	桑寄生10g
续断10g	阿胶10g	甘草6g	黄芪20g

12付，日一付，水煎服。

患者排卵期有优势卵泡，指导同房，根据中医治未病原则，当以补肾活血改善胞宫环境，促进胎元着床，以寿胎丸合当归芍药散进行辨证加减。胎在母腹，如果善吸其母之气化，自无下坠之虞。且男女生育，皆赖肾脏作强。菟丝子能补肾，肾旺自能荫胎也。桑寄生能养血，强筋骨，能使胎气强壮，故《神农本草经》载其能安胎。续断亦补肾之药。阿胶系驴皮所熬，最善伏藏血脉，滋阴补肾，故《神农本草经》亦载其能安胎也。当归、川芎养血活血改善内膜容受性，白芍养血缓急止痛；黄芪、党参、白术、茯苓、泽泻健脾益气，既能行气又能使后天气血生化有源，有利于胎儿生长发育，甘草调和诸药。全方共奏补肾益气、益气活血、培育胎元之效，使胎元有肾气所系，有血所养，达到益母安胎目的。

十二诊（2017年10月1日） 月经周期第2天，末次月经9月30日，经量多，色红，无血块，稍痛经，腰酸，周期26天。汗多，口干欲饮，无口苦，疲乏，畏寒，纳少，夜寐可，大便次数增多，质稀。舌红，苔腻，脉沉。

方药：

黄芪20g	川楝子10g	延胡索10g	蒲黄炭10g
五灵脂10g	当归10g	川芎9g	白术10g

茯苓10g	甘草6g	菟丝子10g	续断10g
白芍10g			

12付，日一付，水煎服。

患者上月有成熟卵泡，指导同房未能受孕，考虑子宫内膜异位症血瘀所致，现处月经期，治疗以活血化瘀止痛为主。方中用蒲黄炭、五灵脂活血化瘀；川芎活血行气；川楝子、延胡索理气止痛。以当归、白芍养血，黄芪、白术、茯苓健脾，使后天得养则血生化有源；菟丝子、续断补益肝肾，肾之阳气充足则经血排出通畅，使瘀血排泄有度。甘草调和诸药。建议再次行IVF-ET助孕。

十三诊（2017年10月15日） 月经周期第16天，IVF-ET超长方案，10月4日用曲普瑞林，11月1日拟降调。末次月经，9月30日，经行7天，量中，色红，血块多，痛经，经期下腹胀，腰酸，口干，纳寐可，大便烂，小便正常。舌红，苔裂，脉弦。

方药：大补阴丸加减。

知母10g	龟甲10g	黄柏10g	熟地黄10g
枸杞子10g	覆盆子10g	菟丝子10g	何首乌10g
芡实10g	生地黄10g	地骨皮10g	白芍10g
茯苓15g			

14付，日一付，水冲服。

患者从卵泡期开始降调，出现腰酸、口干、舌红、苔裂、脉弦等症状，考虑为肾阴虚所致，以大补阴丸合五子衍宗丸加减补肾养阴，以助卵子的生成和提高卵子的质量。熟地黄、龟甲补肾滋阴，阴复则火自降；黄柏、知母苦寒泻火，火降则阴可保；诸药合用，共收滋阴降火之效。生地黄清热养阴；《摄生众妙方》中道五子衍宗丸具有添精益髓、补肾固精之功。肾藏精，主生殖，胞络者系于肾，生殖的根本在于肾气，如《妇科玉尺》所言："男子以精为主，女子以血为主，阳精溢泻而不竭，阴血下时而不愆，阴阳交畅，精血合凝，胚胎结而生育滋矣。"方中菟丝子滋补肝肾，温肾益精，枸杞子滋补肝肾，益精，二者相合阴阳并补，为君药，覆盆子温肾固精，何首乌补益精血，白芍滋阴养血，芡实、茯苓健脾祛湿，地骨皮清虚热。

十四诊（2017年11月3日） 于11月1日用达菲林第2针，现觉尿道涩痛，阴道少量粉色分泌物。舌红，少苔，有裂纹，脉弦。查血CA125 10.65IU/L。

方药：

知母10g	龟甲10g	黄柏10g	熟地黄10g

枸杞子10g	覆盆子10g	菟丝子10g	何首乌10g
芡实10g	生地黄10g	地骨皮10g	白芍10g
茯苓15g	麦冬10g	太子参10g	

14付，日一付，水冲服。

患者现处于降调期，舌红，少苔，有裂纹，仍为阴虚火旺，热盛易伤阴，故在前方基础上加用太子参、麦冬加强健脾益气生津作用。

十五诊（2017年11月20日） 末次月经10月21日，于昨日开始促排，现觉腰酸，潮热，纳寐可，大便偏烂，舌红苔薄白，边有齿痕，脉弦。

方药：

知母10g	龟甲10g	黄柏10g	枸杞子10g
覆盆子10g	菟丝子10g	何首乌10g	芡实10g
地骨皮10g	白芍10g	茯苓15g	麦冬10g
太子参10g			

9付，日一付，水冲服。

患者现促排期，予以补肾填精、养阴清热的大补阴丸合五子衍宗丸加减治疗，以促卵泡发育生长，提高卵泡的质量。

十六诊（2017年12月6日） 移植后4天，于12月2日移植两个鲜胚，现鼻炎发作，鼻塞、口干，无腰酸，末次月经10月21日，寐差，便软。舌红，少苔，有裂纹，脉弦。

方药： 寿胎丸加减。

党参10g	白术10g	茯苓10g	黄芪20g
山药10g	山茱萸10g	菟丝子10g	桑寄生10g
续断10g	杜仲10g	甘草6g	阿胶10g（烊化）
当归10g	陈皮6g		

9付，日一付，水冲服。

患者内异症行IVF-ET移植后，根据中医治未病的思想，应及时安胎。故以补肾安胎、益气养血为主。方选寿胎丸合四君子汤加减，寿胎丸、山茱萸补肾安胎，四君子汤、黄芪、山药健脾益气，黄芪加强补气健脾。脾气旺则气血生化有源，有利于胎儿生长发育；当归、白芍补血活血，既能补血养胎又能兼顾内异症血瘀特点，使养胎与治病并重。陈皮健脾理气；全方共奏补肾健脾、养血安胎之功，使胎元有肾气所系，有血所养，以达到益母安胎之功效。

十七诊（2017年12月18日） 移植后16天，12月2日移植，现无腹痛腰酸，无阴道流血，觉中午头晕，未见明显早孕反应，无口干，口淡。纳可，寐调，夜尿3次，便调，舌暗红，边有齿痕，苔薄白，脉弦滑。12月16日查血HCG 668.71IU/L，P＞42ng/mL。

方药：

党参10g	白术10g	茯苓10g	黄芪20g
山药10g	山茱萸10g	菟丝子10g	桑寄生10
续断10g	阿胶10g	杜仲10g	甘草6g
当归10g	陈皮6g		

12付，日一付，水冲服。

患者现移植后16天，已经成功受孕，原治疗方案有效，守方治疗。

十八诊（2017年12月31日） 移植后29天，现偶有腰酸，午饭后觉头晕，纳可，乳房胀，乳头痒痛，肛门排气较多，下腹稍胀，夜寐可，夜尿3次/晚，大便正常。舌暗红，边有齿痕，苔薄白，脉弦滑。12月30日B超示早孕，宫内双胎妊娠，一胎存活，双侧卵巢妊娠黄体，G1 16mm×13mm×11mm（连左侧宫角），胚胎长2mm，可见卵黄囊及胎心搏动，G2（15mm×10mm×7mm），囊内可见卵黄囊。

方药：

党参10g	白术10g	茯苓10g	黄芪20g
山药10g	山茱萸10g	菟丝子10g	桑寄生10g
续断10g	杜仲10g	甘草6g	阿胶10g（烊化）
当归10g	陈皮6g		

12付，日一付，水冲服。

患者经治疗现移植后29天，宫内见胎心，原治疗方案有效，守方辨证治疗至孕12周。

按语：患者经治疗喜添一千金。此病案疗程7个多月，第一阶段针对子宫内膜异位症治疗，该患者因有子宫内膜异位症引起的不孕、痛经，病机关键在于瘀血阻滞胞宫胞络，精卵不能结合而导致不孕症。结合患者的舌红、苔裂、脉弦，考虑为肾阴虚所致。辨证为肾虚血瘀证，治法为补肾养阴、活血化瘀，方选当归芍药散合大补阴丸加减。经治疗患者痛经缓解，有成熟卵泡但未受孕，建议行试管婴儿助孕。第二阶段针对患者行试管婴儿助孕，陈慧侬教授在降调期和促排期注重提高卵子的质量，因肾主生殖，肾藏精，患者有肾阴亏虚，故以大补阴丸合五子衍宗丸等果实类药物补肾填精，以助卵子的生成和发育。第三阶段是移植期和受孕后，根据中医治未病的思想，陈慧侬教授在移植和孕后予以补肾安胎，兼顾养血活血，因子宫内膜异位症的关键病机为血瘀，孕后常出现下腹隐痛，治疗常选《金匮要略》治疗妇人腹痛和妊娠腹痛的当归芍药散；而且陈慧侬教授认为胎之成和胎之养均有赖于肾的封藏，常选用张锡纯《医学衷中参西录》的寿胎丸补肾安胎，使胎元得以肾气所系，有血所养，方有子。

第九节　复发性卵巢巧克力囊肿不孕

【病例】

谭某，女，28岁，已婚，初诊时间：2020年8月16日。

主诉：巧囊剔除术后1年余，未避孕未孕1年。

现病史：患者于2019年8月开始未避孕未孕至今已1年，2019年4月3日行右侧卵巢巧囊剔除术+左侧卵巢肿物切除术+肠粘连松解术，术后予达菲林治疗5个月，术后于2019年11月10日经行，术后痛经较为严重，月经基本规律，周期26～27天，术后复查AMH 1.46ng/mL，性激素六项基本正常。现口干，多梦，大便溏烂。舌红，苔薄白，边有齿痕，脉沉细。

末次月经8月16日，经期1天，痛经明显，前次月经7月18日，周期28天，耳鸣、多梦，腰酸痛，G0P0。

既往史：既往无特殊病史及传染病史。否认药物、食物过敏史。

辅助检查：FSH 7.7IU/L；LH 3.81IU/L；E_2 40pmol/L；P 0.3ng/L；PRL 31.84mIU/L；T 0.16nmol/L。AMH 1.46ng/mL。抗心磷脂抗体、抗精子抗体、抗内膜抗体阴性。

2020年7月29日B超示月经第11天内膜厚7mm；LF 8mm×7mm；Rf 4mm×2mm。左侧卵巢内低回声区（10mm×9mm），性质待定。2020年7月31日B

超：月经第13天内膜厚9mm；LF 12mm×11mm；Rf 4mm×2mm。左卵巢巧囊（13mm×7mm）？

西医诊断： ① 子宫内膜异位症；② 复发性卵巢巧克力囊肿；③ 不孕。

中医诊断： ① 癥瘕；② 不孕；③ 痛经。

诊疗思路： 该患者有卵巢巧克力囊肿手术病史，术后出现痛经，口干，耳鸣，多梦，腰酸痛，大便溏烂。舌红，苔薄白，边有齿痕，脉沉细，为肾虚血瘀证。治疗原则为补肾填精，活血化瘀。方选左归丸加减治疗。

辨证： 肾虚血瘀证。

治法： 补肾填精，活血化瘀。

方药： 左归丸加减。

黄芪10g	当归10g	三七10g	人参10g
白芍10g	枸杞子10g	菟丝子10g	鹿角胶10g（烊化）
艾叶10g	蒲黄炭10g	芡实10g	白术10g
桑叶10g			

7付，日一付，水冲服。

患者现正值月经期，经行腹痛，说明有血瘀阻滞，治疗则因势利导，予以三七、当归、艾叶、蒲黄炭活血化瘀；而且患者有耳鸣、腰酸、大便溏烂，舌红苔薄白边有齿痕，脉沉细，为脾肾两虚，治疗在活血化瘀的基础上，还应予以黄芪、人参、白术、芡实健脾益气，枸杞子、菟丝子、鹿角胶、桑叶补肾填精；白芍柔肝缓急止痛，与甘草组成芍药甘草汤，可以治疗痛经。全方共奏补肾填精、健脾益气、活血化瘀之功。

二诊（2020年8月24日） 末次月经8月16日，经期5天，量偏少，色暗红，少量血块，稍痛经，月经周期第2天明显，前次月经7月18日，周期29天。现月经第9天，口干，易上火，多梦，大小便尚调。舌红苔白边有齿痕，脉沉细。

方药：

枸杞子10g	女贞子10g	人参10g	墨旱莲10g
菟丝子10g	白芍10g	当归10g	茯苓10g
白术10g	覆盆子10g	鹿角胶10g（烊化）	

7付，日一付，水冲服。

三诊（2020年9月2日） 末次月经8月16日，经期5天，量偏少，色暗红，少量血块，稍痛经，月经周期第2天明显，前次月经7月18日，周期29天。现月经第17天，口干，易上火，便秘，腰酸，多梦，舌淡苔厚白边有齿痕，脉沉细。2020年8月26日B超：月经周期第10天，子宫大小在正常范围，内膜厚7mm，回声欠均。左侧附件区巧囊（13mm×9mm）？右侧卵巢内无回声（9mm×9mm），考虑为卵泡。左侧卵巢内无回声（11mm×7mm），考虑为卵泡。

方药：

菟丝子10g	龟甲10g	枸杞子10g	淫羊藿10g
山药10g	黄芪10g	人参10g	鹿角胶10g（烊化）
女贞子10g	当归10g	山茱萸10g	

15付，日一付，水冲服。

四诊（2020年9月16日） 末次月经9月15日，前次月经8月16日，周期30天。现月经周期第2天，量可，色红，痛经，腰酸，多梦，舌淡、苔厚白、边有齿痕，脉沉细。2020年9月16日：月经周期第2天性激素六项FSH 7.60mIU/mL；LH 4.42mIU/mL；E_2 43pg/mL；P 0.22ng/mL；PRL 27.62ng/mL；T 0.2ng/dL。AMH 1.25ng/mL；CA125 28.9U/L。

方药：

白术10g	当归10g	白芍10g	枸杞子10g
车前子10g	菟丝子10g	覆盆子10g	五味子5g
人参10g	淫羊藿10g	山茱萸10g	鹿角胶10g（烊化）

10付，日一付，水煎服。

考虑患者上月的卵泡发育不良，予以枸橼酸氯米芬（克罗米芬）促排，中药予左归丸合五子衍宗丸加减补肾填精，温煦胞宫助卵泡生长。

五诊（2020年10月13日） 末次月经9月15日，前次月经8月16日，周期30天。现月经第28天，今日查血HCG 14.22mIU/mL，腰酸，腹痛，无阴道流血流液，余无特殊不适，盗汗，舌红苔黄腻，脉沉滑。9月30日B超示月经周期第15天，内膜厚12mm，左卵泡28mm×19mm；右卵泡20mm×17mm。于10月2日B超内膜厚13mm，双侧卵巢内成熟卵泡已排。盆腔少量积液。

方药：

桑寄生10g	续断10g	菟丝子10g	阿胶10g（烊化）
人参10g	五味子5g	小麦10g	白芍10g
黄芪10g	白术10g	远志10g	石斛10g

14付，日一付，水冲服。

患者经治疗已经妊娠，根据中医治未病的原则，予以健脾益气、补肾安胎的寿胎丸加减治疗。

六诊（2020年11月7日） 停经54天，末次月经9月15日。B超示宫腔内见稽留回声团2.5cm×1.3cm，内膜厚1.5cm，11月03日血HCG 482.2mIU/mL；E_2 344pg/mL，P 14.1ng/mL。考虑患者胚胎停育，予以药物流产促使胚胎排出，结合中药活血化瘀加强其功效。

方药：

花蕊石20g	川芎10g	当归10g	黄芪20g
益母草20g	急性子4g	桃仁10g	红花10g
桂枝5g	赤芍10g	蒲黄炭10g	五灵脂5g

5付，日一付，水冲服。

患者胚胎停育予以药物流产，陈慧侬教授认为胚胎停育相当于中医的瘀血阻滞，应予以活血化瘀的中药促进胚胎排出，方选桃红四物汤合失笑散加减。

七诊（2020年11月12日） 于11月7日已经药物流产排出胚胎组织，阴道流血4天，量一般，色暗，血块多，痛经，腰酸痛。舌淡苔黄腻，脉沉滑。

方药：

山茱萸10g	鸡血藤10g	枸杞子10g	白芍10g
菟丝子10g	当归10g	川芎10g	脐带粉10g
丹参10g	黄芪10g	鹿角胶10g（烊化）	龟甲10g
人参10g			

15付，日一付，水冲服。

考虑患者胚胎停育药物流产损伤肾气，肾气亏虚予左归丸加减以补肾填精。守方调理3个月。

八诊（2021年2月2日） 末次月经2月2日，前次月经1月4日，周期29天。现月经第1天，量少，色红，腰酸，盗汗，梦多。舌红苔黄腻，脉沉滑。拟行试管婴儿助孕。2021年1月18日B超示子宫大小正常，内膜厚12mm。左侧卵巢巧囊（14mm×11mm）？左卵泡18mm×13mm。

方药：

鹿角胶10g（烊化）	龟甲10g	山茱萸10g	菟丝子10g
枸杞子10g	小麦10g	何首乌10g	黄精10g

| 五味子10g | 桑椹10g | 覆盆子10g | 酸枣仁10g |
| 熟地黄10g | 人参10g | | |

7付，日一付，水冲服。

患者经调理3个月拟行辅助生育技术助孕，治疗予以左归丸加减补肾填精，以助卵泡发育。

九诊（2021年3月3日） 末次月经3月1日，前次月经2月2日，周期27天，失眠，口干。现月经第3天。舌红苔黄，脉沉细。本月拟予以来曲唑促排。2021年2月4日月经第3天性激素六项FSH 7.70mIU/mL；LH 3.49mIU/mL；E2 36pg/mL；P 0.2ng/mL；PRL 39.56ng/mL；T 17.19ng/dL。AMH 0.910ng/mL。

方药：

人参10g	黄芪20g	白术10g	鹿角胶10g（烊化）
酸枣仁10g	枸杞子10g	菟丝子10g	山茱萸10g
龟甲10g	覆盆子10g	当归10g	山药10g
熟地黄10g			

10付，日一付，水冲服。

患者经检查发现AMH数值较低，卵巢功能下降，考虑巧囊手术损伤肾精，肾精亏虚，不能充养胞宫胞脉，不能摄精成孕，故不孕，治疗予以补肾养阴。

十诊（2021年7月7日） 患者于3～5月促排未孕，而且卵巢功能下降，于6月行试管婴儿助孕，末次月经6月13日，经期4天，量偏少，稍痛经，6月25日取卵4枚（均为左侧），养囊成1个4BC囊胚，现潮热、盗汗，口干，脾气急，夜寐多梦，舌红苔少，脉沉细。

方药：

知母15g	龟甲15g	黄柏10g	熟地黄15g
生地黄20g	肉苁蓉10g	当归10g	白芍15g
鸡血藤15g	墨旱莲15g	川芎10g	牡蛎30g
丹参10g			

5付，日一付，水冲服。

考虑患者卵巢功能下降，而且行试管婴儿助孕取卵更伤肾精，结合患者潮热、盗汗、口干、脾气急、夜寐多梦、舌红苔少、脉沉细，均为肾精亏虚的表现，治疗予以补肾填精、养阴清热的大补阴丸加减促卵巢功能恢复。

十一诊（2021年7月12日） 末次月经7月10日，前次月经6月13日，周期

27天。现月经周期第3天，量偏少，色暗，有血块，稍痛经。舌红苔少，脉沉细。B超示内膜厚6mm，左侧卵泡12mm×11mm（上次促排剩余？），窦卵泡为0。

方药：

黄芪15g	白术10g	丹参10g	紫河车5g
山茱萸10g	覆盆子10g	人参10g	枸杞子10g
当归10g	桑椹10g	熟地黄10g	补骨脂10g
蛤蚧1只			

15付，日一付，水煎服。

患者因子宫内膜异位症行巧囊剔除术后2年，卵巢功能下降，上月行辅助生育技术取卵，卵泡少，本月B超检查未见窦卵泡，肾藏精，卵巢内的卵泡属于中医的肾精、天癸，考虑患者手术损伤卵巢功能，导致肾精亏虚，加上辅助生育技术取卵，加重肾精的损伤，治疗予以补肾填精，在左归丸的基础上加紫河车、蛤蚧等血肉有情之品补益肾精，在此基础上守上方随证加减3个月调理卵巢功能，拟于10月份再次取卵。

十二诊（10月30日） 停经31天，末次月经9月29日，周期26～28天，现觉下腹隐痛，腰酸，无阴道流血，舌淡红苔少，脉细滑。血β-HCG 1352.8mIU/mL，E_2 240pg/mL，P 10ng/mL。患者经治疗，现已经妊娠，有不良妊娠史，予以补肾安胎、健脾益气的寿胎丸合四君子汤加减。

方药：

菟丝子10g	续断10g	桑寄生10g	阿胶10g（烊化）
党参10g	白术10g	茯苓10g	黄芪20g
白芍10g	苎麻根10g	甘草6g	山药10g
当归5g			

7付，日一付，水煎服。

患者妊娠后出现腰酸、下腹隐痛，考虑胎动不安，应及时安胎。结合患者的症状、舌脉，考虑为脾肾两虚，予以补肾安胎、健脾益气的寿胎丸合四君子汤加减。以寿胎丸合四君子汤进行辨证加减。菟丝子补肾益精、壮胎元以安胎为君药；桑寄生强筋骨，能养血，使胎气强壮；续断、山药补肝肾，强筋骨，固冲任。阿胶补血滋阴，使血脉安伏以养胎安胎。当归养血活血，白芍养血缓急止痛；黄芪、党参、白术、茯苓健脾益气，既能行气又能使后天气血生化有源，有利于胎儿生长发育。苎麻根补肾养阴止血。全方共奏补肾益气、益气活血、培育胎元之效，使胎元有肾气所系，有血所养，达到益母安胎目的。

守方随证加减，孕11周胚胎发育良好。

按语： 患者治疗疗程1年余，经治疗喜获1女孩。治疗分为3个阶段。

第一阶段为患者巧囊剔除术后1年余未避孕未孕，术后1年B超提示左卵巢巧囊，患者痛经明显，耳鸣、多梦，腰酸痛，舌红苔少，脉沉细。根据患者的临床表现，西医诊断为子宫内膜异位症、复发性卵巢巧克力囊肿、不孕，中医诊断为癥瘕、不孕、痛经。子宫内膜异位症多由于具有生长的子宫内膜异植在宫腔以外，随激素的变化发生周期性出血所导致，其病机关键为血瘀，多由于外邪入侵、情志失调等原因导致机体脏腑功能失调，气血失和，致部分经血不循常道而逆行，以致离经之血瘀积，留结下腹，阻滞冲任、胞宫、胞脉、胞络而发病。瘀血阻滞，不通则痛，则导致痛经。瘀血阻滞胞宫、胞脉，不能摄精成孕故不孕。手术剔除卵巢巧囊，损伤卵巢，卵巢内藏卵泡，肾主生殖，藏精，手术损伤肾精，肾精亏虚，不能摄精成孕而致不孕。耳鸣、多梦，腰酸痛，大便溏烂，舌红苔薄白边有齿痕，脉沉细，为肾虚的表现。故本病的病机为肾虚血瘀，治疗原则为补肾填精，活血化瘀。方选左归丸加减治疗。中药以三七、当归、艾叶、蒲黄炭活血化瘀；黄芪、人参、白术、芡实健脾益气，枸杞子、菟丝子、鹿角胶、桑叶补肾填精；白芍与甘草组成芍药甘草汤，柔肝缓急止痛。全方共奏补肾填精、健脾益气、活血化瘀之功。经治疗患者得以妊娠，但是出现胚胎停育，予以药物流产，药物流产更损伤肾气，肾气更虚。

第二阶段为患者术后2年发现卵巢功能下降，再次予以促排未孕，行辅助生育技术助孕取卵少，配成胚胎1个，质量欠佳，拟调理重新取卵。患者因子宫内膜异位症行巧囊剔除术后2年，卵巢功能下降，再次予以促排未孕，行辅助生育技术取卵，卵泡少，取卵后B超检查未见窦卵泡。肾藏精，卵巢内的卵泡属于中医的肾精、天癸，考虑患者手术损伤卵巢功能，导致肾精亏虚，加上多次促排以及辅助生育技术取卵，加重肾精的损伤，肾精亏虚，卵巢功能下降，治疗予以补肾填精，方选左归丸加减，方中山茱萸、熟地黄、补骨脂、覆盆子、枸杞子、桑椹补肾养阴，黄芪、人参、白术健脾益气，当归、丹参补血养血，活血化瘀，紫河车、蛤蚧等血肉有情之品补益肾精，使得肾精充足，气血充盛，瘀去络通，故有子。

第三阶段患者妊娠后出现腰酸、下腹隐痛，考虑胎动不安，应及时安胎。以寿胎丸合四君子汤进行辨证加减。菟丝子补肾益精、壮胎元以安胎为君药；桑寄生强筋骨，能养血，使胎气强壮；续断、杜仲补肝肾，强筋骨，固冲任。阿胶补血滋阴，使血脉安伏以养胎安胎。当归养血活血，白芍养血缓急止痛；黄芪、党参、白术、茯苓健脾益气，既能行气又能使后天气血生化有源，有利于胎儿生长发育。苎麻根补肾养阴止血。全方共奏补肾益气、益气活血、培育胎元之效，使胎元有肾气所系，有血所养，达到益母安胎的目的。